SpringerWienNewYork

Springer Science+Business Media, LLC

Alain Zeimet
Annemarie Frank
Petra Wiesbauer
Sina Schwarzl

Systemische Malignomtherapie
in der Gynäkologischen Onkologie

Ein Leitfaden für Ärzte und Pflegepersonen

SpringerWienNewYork

Univ.-Prof. Dr. Alain Zeimet
DGuKS Annemarie Frank
Dr. Petra Wiesbauer
DGuKS Sina Schwarzl
Universitätsklinik für Frauenheilkunde, Medizinische Universität Innsbruck, Innsbruck, Österreich

Das Werk ist urheberrechtlich geschützt.
Die dadurch begründeten Rechte, insbesondere die der Übersetzung, des Nachdruckes, der Entnahme von Abbildungen, der Funksendung, der Wiedergabe auf photomechanischem oder ähnlichem Wege und der Speicherung in Datenverarbeitungsanlagen, bleiben, auch bei nur auszugsweiser Verwertung, vorbehalten.

© 2007 Springer-Verlag/Wien
Printed in Germany
SpringerWienNewYork ist ein Unternehmen von Springer Science + Business Media
springer.at

Die Wiedergabe von Gebrauchsnamen, Handelsnamen, Warenbezeichnungen usw. in diesem Buch berechtigt auch ohne besondere Kennzeichnung nicht zu der Annahme, dass solche Namen im Sinne der Warenzeichen- und Markenschutz-Gesetzgebung als frei zu betrachten wären und daher von jedermann benutzt werden dürften.
Produkthaftung: Sämtliche Angaben in diesem Fachbuch/wissenschaftlichen Werk erfolgen trotz sorgfältiger Bearbeitung und Kontrolle ohne Gewähr. Insbesondere Angaben über Dosierungsanweisungen und Applikationsformen müssen vom jeweiligen Anwender im Einzelfall anhand anderer Literaturstellen auf ihre Richtigkeit überprüft werden. Eine Haftung des Autors oder des Verlages aus dem Inhalt dieses Werkes ist ausgeschlossen.

Druck: Strauss GmbH, 69509 Mörlenbach, Deutschland

Gedruckt auf säurefreiem, chlorfrei gebleichtem Papier – TCF
SPIN: 11607892
Umschlagbild: Getty Images / Hospital Drip / Color Day Production

Mit 3 Abbildungen

Bibliografische Informationen der Deutschen Nationalbibliothek
Die Deutsche Nationalbibliothek verzeichnet diese Publikation in der Deutschen Nationalbibliografie; detaillierte bibliografische Daten sind im Internet über http://dnb.d-nb.de abrufbar.

ISBN 10 3-211-33617-6 SpringerWienNewYork
ISBN 13 978-3-211-33617-5 SpringerWienNewYork

Geleitwort

Die gynäkologische Onkologie hat in den letzten Jahren rasche Veränderungen und einen grundlegenden Wandel erlebt. Während früher nur einzelne Zytostatika zur Verfügung standen, sind heute eine Vielzahl von antitumoral wirksamen Präparaten im Einsatz. Dadurch konnten die Indikationen beträchtlich erweitert werden. Mehrere Behandlungslinien sind für das Ovarialkarzinom und die Mehrheit der gynäkologischen Tumore zum Standard geworden. Dies ermöglicht es, immer wieder Remissionen zu induzieren und damit nicht nur die Lebenszeit der Patientinnen zu verbessern, sondern, durch die Palliation, auch mehr Leben in die Zeit zu bringen. Die Empfindlichkeit der Tumoren für die Strahlentherapie kann durch eine Kombinationsbehandlung mit Zytostatika gesteigert werden. Dieser wichtige Aspekt wird erst seit wenigen Jahren routinemäßig beim Zervixkarzinom ausgenutzt. In jüngster Zeit wurde der intraperitonealen Chemotherapie des Ovarialkarzinoms große Aufmerksamkeit geschenkt.

All diese Errungenschaften haben eines gemeinsam: sie verbessern zwar die Heilungsraten, stellen aber höhere Ansprüche an die Patientinnen und an das Behandlungsteam. Oftmals finden sich in den Originalpublikationen nur unzureichende Hilfestellungen für die Durchführung der verschiedenen systemischen Therapien.

Sie halten nun ein Buch in den Händen, das die Lücke zwischen Theorie und praktischer Anwendung schließt. Das erfahrene Pflege- und Ärzteteam der Onkologischen Station der Universitätsklinik für Frauenheilkunde Innsbruck stellt Ihnen hier Tricks und Tipps zur Verfügung, die die sichere Verabreichung nebenwirkungsreicher Zytostatika und anderer Medikamente nach komplizierten Schemata ermöglicht. Die vorliegende Sammlung wurde in vielen Jahren zusammengestellt, alle Vorgangsweisen sind in der täglichen Praxis erprobt. Damit gehört dieses Buch nicht in die Bibliothek, sondern auf die Station und an das Krankenbett. Es ist ein wertvoller Begleiter für gynäkologische Onkologen und für das onkologische Pflegepersonal.

Univ.-Prof. Dr. Christian Marth
Vorstand der Univ.-Frauenklinik Innsbruck

Inhaltsverzeichnis

Abkürzungsverzeichnis XIV

Zytostatika 1
   1. Definitionen 1
   2. Durchführung einer Chemotherapie 1
   3. Umgang mit Zytostatika 2

Einige Definitionen zu onkologischen Therapien 4

Voraussetzungen zur Verabreichung einer Chemotherapie 6
   1. Generelle Voraussetzungen 6
   2. Zytostatika-abhängige Voraussetzungen 6
   3. Höheres Alter und Chemotherapie 7

Aufklärung vor Chemotherapie 10
   1. Allgemeines 10
   2. Aufklärung zur Chemotherapie im Speziellen 10

Port-Systeme 18
   Definition 18
   1. Allgemeines 18
   2. Schwachstellen und Risiken 18
   3. Praktisches Arbeiten mit venösem Port 20
   4. Probleme beim „Handling" 22
   5. Frühkomplikationen bei Port-Implantation 24
   6. Spätkomplikationen 24
   7. Port-Sepsis 24
   8. Unterschiedliche Port-Systeme 25
   9. Tipps und Tricks der GYN 3 25

Paravasate 27
   Definition 27
   1. Häufigkeit 27
   2. Schädigungstyp 27
   3. Nekrosepotential einzelner Zytostatika 28
   4. Differentialdiagnose von Paravasaten 29
   5. Prädisponierende Faktoren 30
   6. Allgemeine Massnahmen 32
   7. Spezielle Maßnahmen 33
   8. Häufige Zytostatika in der Gynäkologie 37

9. Checkliste	37
10. Paravasate-Set	39
11. Nachsorge	39
12. Chirurgische Intervention	40
13. Tipps und Tricks der GYN 3	40

Antiemese ... 42

1. Allgemeines	42
2. Risikofaktoren für Übelkeit und Erbrechen bei Chemotherapie	42
3. Formen der Emesis	43
4. Differentialdiagnose der chemoinduzierten Emesis	43
5. Pathophysiologie	45
6. Emetogenes Potential verschiedener Monosubstanzen	45
7. Wirksamkeit von antiemetischen Substanzen	46
8. Antiemetische Therapie	47
9. Guidelines	48
10. Antiemetische Substanzen	50
11. Tipps und Tricks der GYN 3	53

Allergische Reaktionen ... 55

1. Allgemeines	55
2. Typische klinische Zeichen	55
3. Therapie – „Sofortmaßnahmen"	55
4. Sonderform der Hypersensitivität	55
5. Allergie vom Typ I bei verschiedenen Substanzen	58

Standard Operating Procedures zur Verabreichung der einzelnen Chemotherapie-Schemata ... 65

Berechnung der Körperoberfläche (nach Mosteller)	66
Berechnung der Creatinin-Clearance (GFR)	66
Berechnung der Carboplatin Dosis	67
AC – Doxorubicin / Cyclophosphamid	68
BEP-Schema – Bleomycin / Vindesinsulfat / Cisplatin	69
CAP – Cyclophosphamid / Doxorubicin / Cisplatin	73
Carboplatin	77
Carboplatin / Gemcitabine	78
CAV – Cyclophosphamid / Adriamycin / Vincristin	80
Cisplatin	82
Cisplatin / 5-Fluorouracil über 4 Tage	85
Cisplatin / 5-FU/Folinsäure über 2 Tage	88
Cisplatin / Cyclophosphamid	91
Cisplatin / Topotecan	94
Cisplatin weekly	96
CMF – Cyclophosphamid / Methotrexat / 5-Fluorouracil	98

Docetaxel 100
Docetaxel weekly 101
Docetaxel / Carboplatin 103
Doxorubicin 105
Pegyliertes liposomales Doxorubicin 106
Pegyliertes liposomales Doxorubicin / Gemcitabine 108
Pegyliertes liposomales Doxorubicin / Ifosfamid 110
Nicht pegyliertes liposomales Doxorubicin 114
Nicht pegyliertes liposomales Doxorubicin / Docetaxel 115
EC – Epidoxorubicin / Cyclophosphamid 117
EMACO Etoposid / Methotrexat / Actinomycin D / Dactinomycin /
Cyclophosphamid / Vincristin 118
Epidoxorubicin / Docetaxel 121
Epidoxorubicin / Paclitaxel 123
Etoposid 125
FEC 5-Fluorouracil / Epidoxorubicin / Cyclophosphamid 126
FNC 5-FU / Mitoxantron / Cyclophosphamid 128
Gemcitabine 130
Gemcitabine / Docetaxel 131
Gemcitabine / Treosulfan 133
Hartlapp-Schema – Ifosfamid / Doxorubicin 134
NC – Mitoxantron / Cyclophosphamid 138
Oxaliplatin 139
Oxaliplatin / 5-FU / Folinsäure 140
Oxaliplatin / Gemcitabine 142
Oxaliplatin / Paclitaxel 144
PA – Cisplatin / Doxorubicin 146
Paclitaxel 148
Paclitaxel weekly 149
Paclitaxel / Carboplatin 151
Paclitaxel / Ifosfamid 153
PE – Cisplatin / Etoposid 157
PEB – Cisplatin / Etoposid / Bleomycin 159
Streptozotocin 161
TEC – Paclitaxel / Epirubicin / Carboplatin 162
Topotecan 164
Topotecan weekly 165
Vinorelbin 166
VNC – Vincristin / Mitoxantron / Cyclophosphamid 167

Febrile Neutropenie 169

  1. Definition 169
  2. Ursachen 169
  3. Allgemeines 169
  4. Typisches Erregerspektrum der Infektionen bei Granulozytopenie 170
  5. Risikofaktoren für Infektionen bei Chemotherapie .. 170

6. Status Febrilis in der Neutropenie	171
7. Diagnostik	172
8. Differentialdiagnose	173
9. Häufigste Infektionsmanifestationen	173
10. Therapie	174
11. Therapiedauer	177
12. Allgemeine Maßnahmen bei Neutropenie	177

Allgemeine Tipps und Tricks bei Verabreichung von Chemotherapie ... 179

1. Lokale Nebenwirkungen	179
2. Systemische Nebenwirkungen	179

Substanzspezifische Tipps und Tricks ... 186

1. Bleomycin	186
2. Carboplatin	186
3. Cisplatin	186
4. Cyclophosphamid	187
5. Daunorubicin	188
6. Docetaxel	188
7. Doxorubicin	189
8. Epirubicin	189
9. Etoposid	190
10. 5-FU	190
11. Gemcitabine	191
12. Ifosfamid	191
13. Irinotecan	192
14. MTX	193
15. Miltefosin	193
16. Oncovin	194
17. Oxaliplatin	194
18. Mitoxantron	195
19. Paclitaxel	195
20. Topotecan	195
21. Treosulfan	196
22. Pegyliertes liposomales Doxorubicin	196
23. Liposomales Doxorubicin	196
24. Capecitabine	198

Applikation von hämatopoetischen Wachstumsfaktoren ... 200

Filgrastim (Neupogen®) / Pegfilgrastim (Neulasta®)	200
1. Gabe von G-CSF-Präparaten	200
2. Prophylaxe und Therapie von chemotherapie-induzierter Neutropenie	200
3. Wahl des Präparates	201
4. Therapie der Neutropenie	201

Inhaltsverzeichnis

5. Nebenwirkungen	201
6. Dosierung	202

Rekombinante Erythropoietine 203
    1. Allgemeines 203
    2. Anwendungsgebiete 203
    3. Indikation 203
    4. Dosierungen 204
    5. Nebenwirkungen 205
    6. Kontraindikationen 205

Antihormonelle Therapien 206
    1. Mammakarzinom 206
    2. Endometriumkarzinom 207
    3. Ovarialkarzinom 208

Aromatase-Inhibitoren 209
    1. Anwendung 209
    2. Pharmakodynamische Eigenschaften 209
    3. Dosierungen 210
    4. Gegenanzeigen 210
    5. Nebenwirkungen 210

Tamoxifen 211
    1. Anwendung 211
    2. Wirkungsmechanismus 211
    3. Dosierung, Art und Dauer der Anwendung 211
    4. Gegenanzeigen 211
    5. Wechselwirkungen mit anderen Mitteln 212
    6. Nebenwirkungen 212

GnRH-Analoga 213
    1. Anwendung 213
    2. Pharmakodynamische Eigenschaften 213
    3. Dosierung, Art und Dauer der Anwendung 213
    4. Warnhinweise und Vorsichtsmaßnahmen 214
    5. Nebenwirkungen 214

Medroxyprogesteronacetat 215
    1. Eigenschaften und Wirksamkeit 215
    2. Anwendung 215
    3. Dosierung 215
    4. Dauer der Therapie 215
    5. Gegenanzeigen 216
    6. Nebenwirkungen 216

Therapie mit humanisierten monoklonalen Antikörpern 217
  Trastuzumab (Herceptin®) 217
    1. HER2/neu Protein 217
    2. Der HER2-Status 217
    3. Wirkmechanismus von Trastuzumab 217
    4. Durchführung der Trastuzumabtherapie 218
    5. Nebenwirkungen 218

  Bevacizumab 220
    1. Wirkungsmechanismus 220
    2. Dosierung, Art und Dauer der Anwendung 220
    3. Handhabung 220
    4. Komplikationen 221

Bisphosphonate in der gynäkologischen Onkologie 222
    1. Allgemeines 222
    2. Indikationen 222
    3. Einteilung der Bisphosphonate 223
    4. Allgemeine Wirkungen 223
    5. Nebenwirkungen 224
    6. Kontraindikationen und wichtige Richtlinien 226
    7. Dosierungen 226

Ausgewählte Kapitel der gynäkologischen Onkologie und ihrer Grenzgebiete 229
  Intraperitoneale (IP) Chemotherapie in der Primärbehandlung des Ovarialkarzinoms 230
    1. Grundlagen der IP Therapie 230
    2. Indikation zur IP Therapie 230
    3. Welche Zytostatika sollen IP verabreicht werden? 231
    4. Voraussetzungen zur Verabreichung der IP Therapie .. 231
    5. Katheter-System und dessen Implantation 231
    6. IP-Schema 233
    7. Verabreichungsprotokoll 234
    8. Nebenwirkungen 236

  Methotrexat zur Behandlung der ektopen Schwangerschaft 238
    1. Voraussetzungen 238
    2. Zwei Behandlungsvarianten 238
    3. Tipps und Tricks 240

  Systemische Therapie der Gestationalen Trophoblasttumore 241
    1. Indikationen zur Chemotherapie 242
    2. Prognosefaktoren 243
    3. Wahl der Chemotherapie 244

4. Therapiedauer 249
5. Differentialdiagnose 249

Der Plazentabett-Tumor (PSTT) 250

Chemotherapie während der Schwangerschaft 251
    Substanzspezifische Zusammenfassung 253
    1. Antimetaboliten 253
    2. Alkylantien 253
    3. Anthrazykline 254
    4. Vinca-Alkaloide 255
    5. Taxane 256
    6. Platine 256
    Systemische Behandlung einiger wichtiger Tumorentitäten in der Schwangerschaft 258

Fertilitätserhaltung bei jungen Frauen unter Polychemotherapie 261
    1. Gonadotoxische Zytostatika 261
    2. Verfügbare Optionen zur Vermeidung der Infertilität ... 262
    3. Kryokonservierung von Oozyten, Embryos oder Ovarialgewebe ... 263
    4. Spezifische Gesichtspunkte zu verschiedenen Tumorentitäten . 265
    5. Generelle Empfehlungen 267

Weiterführende Literatur 269

Sachverzeichnis 271

Abkürzungsverzeichnis

Amp.	Ampulle	KOD	Kolloid-osmotischer Druck
ANE	Anorexie-Nausea-Emesis	Kps.	Kapsel
ANV	Akutes Nierenversagen	LFP	Leberfunktionsparameter
AVO	Arztverordnung	LH	Luteinisierendes Hormon
AZ	Allgemeinzustand	Mg.Gluc.	Magnesium Gluconat
BB	Blutbild	MMMT	Maligner Müller'scher Mischtumor
BZ-TP	Blutzucker Tagesprofil	MTX	Methotrexat
Chemo	Chemotherapie	Na Cl	Natriumchlorid
CRP	C-reaktives Protein	NaBic	Natriumbicarbonat
d	Tag	NFP	Nierenfunktionsparameter
DÄ	Dosier Aerosol	NSAR	Nicht-Steroidale-Antirheumatika
DK-Anlage	Dauerkatheter-Anlage	O_2	Sauerstoff
DM	Diabetes mellitus	p. o.	per os
DMSO	Dimethylsulfoxid	Pat.	Patient
Echo	Echokardiografie	PNP	Polyneuropathie
Elyte	Elektrolyte	PPE	Palmo-Plantar-Erythem
FSH	Follikelstimulierendes Hormon	PVC	Polyvinylclorid
ggf	Gegebenenfalls	RL	Ringerlactat
HA	Human Albumin	RR	Riva Rocci (Blutdruck)
HWZ	Halbwertszeit	s.c.	subkutan
IP	Intraperitoneal	Tbl.	Tabletten
i.m.	Intramuskulär	tgl.	täglich
i.v.	Intravenös	V. a.	Verdacht auf
KCl	Kaliumchlorid	ZNS	Zentrales Nervensystem
KI	Kontraindikation	ZVK	Zentral Venöser Katheter

Zytostatika

1. Definitionen

Unter dem Begriff **Chemotherapie** versteht man im Allgemeinen die medikamentöse Behandlung mit verschiedenen chemischen Substanzen, die in der Lage sind, Infektionserreger wie Bakterien, Pilze aber auch Tumorzellen zu schädigen und abzutöten.
Die hierzu verwendeten Substanzen werden entweder synthetisch hergestellt oder sind Abkömmlinge von pflanzlichen Substanzen.
Im Folgenden werden wir uns ausschließlich mit der Chemotherapie im Sinne der antineoplastischen bzw. onkologischen Therapie befassen.

Zytostatika sind Substanzen, die das Zellwachstum beeinflussen. Insbesondere können sie die Zellteilung verhindern, verzögern, und/oder Zellen in Apoptose (programmierter Zelltod) führen. Zytostatika wirken nur auf aktive, sich teilende Zellen. Die Rationale für den Einsatz von zytostatischen Substanzen in der onkologischen Therapie beruht darauf, dass Tumorzellen eine höhere Zellteilungsrate haben als normale Zellen.
Die unterschiedlichen Zytostatika werden eingeteilt in verschiedene Substanzgruppen:

- Alkylantien
- Antimetaboliten
- Mitosehemmstoffe
- Antibiotika mit Hemmung der DNA-abhängigen RNA-Polymerase
  - Anthrazykline
  - Anthracendione
  - Andere (z.B. Bleomycin, Mitomycin C)
- Topoisomerase-1- oder -2-Hemmer
- Enzyme (z.B. L-Asparginase)

2. Durchführung einer Chemotherapie

Die Zytostatikatherapie ist in der Regel eine Intervallbehandlung. Auf eine Behandlungsphase folgt jeweils eine Behandlungspause. Diese Abfolge wird als „**Zyklus**" bezeichnet. Wie lange ein solcher Zyklus dauert, ist unterschiedlich und hängt maßgeblich von den verabreichten Medikamenten bzw. von deren Nebenwirkungen ab. Die Behandlungspause dient der Erholung und Regeneration des Normalgewebes, vor allem sind hier Organe mit hoher Zellteilung wie z.B. das Knochenmark, die Mundschleimhaut und der Magen-Darm-Trakt von Bedeutung.
Die Medikamente werden am häufigsten intravenös aber auch oral verabreicht. In ganz seltenen Fällen besteht auch die Möglichkeit einer intramuskulären Applikation (Methotrexat).

Neben dieser systemischen Therapie (i.v., p. o., i.m.) besteht auch die Möglichkeit einer lokoregionären Therapie im Sinne einer intrathekalen, intraarteriellen und intraperitonealen Verabreichung.
Es wird zwischen einer Monochemotherapie oder Polychemotherapie unterschieden.

3. Umgang mit Zytostatika

a) Schutzmaßnahmen

Zytostatika besitzen neben ihren akuten und chronischen toxischen Effekten auch mutagene und karzinogene Eigenschaften.
Demzufolge müssen zum Schutz von Personen, die mit diesen Substanzen hantieren, folgende Maßnahmen eingehalten werden:

- Am Zubereitungsort soll während des Arbeitsvorganges nur die mit dieser Arbeit betraute Person anwesend sein. Der Raum soll eine Waschgelegenheit und eine Umkleidemöglichkeit besitzen. Essen, Trinken und Rauchen sind in diesem Raum strikt untersagt.
- Zur persönlichen Schutzausrüstung gehören: vorne geschlossene Einmal-Mäntel und Latex-Handschuhe mit einer Mindestdicke von 0,17 mm.
  Beim Fehlen einer zentralen Werkbank müssen zusätzlich eine Schutzbrille und eine Atemschutzmaske P2 (= partikelfiltrierende Halbmaske entsprechend ÖNORM Z 1141) getragen werden.
- Der Arbeitsplatz ist nach Abschluss der Tätigkeit gründlich zu reinigen. Nach Ablegen der Arbeitskleidung und Entfernung der Einmal-Handschuhe sind die Hände mit Seife sorgfältig zu waschen.
- Auch bei der Verabreichung sind Zytostatika-Einmal-Handschuhe zu tragen.
- Schwangere und Stillende sowie Jugendliche (< 18 a) sind vom Umgang mit Zytostatika ausgeschlossen.

b) Entsorgung von Zytostatika und deren Abfälle

Mit Zytostatika kontaminierte Abfälle fallen sowohl in der Zubereitung von Infusionen als auch bei der Applikation an. Im Sinne des Arbeitnehmerschutzes sind diese Abfälle immer als toxisch einzustufen und entsprechende Sicherheitsvorkehrungen zu treffen. Aus diesem Grund sind alle Zytostatikaabfälle in Doppelverpackung zu entsorgen:

1. *Verpackung:* Dicht verschließbarer Zytostatikabeutel mit Klemmverschluss oder in Folie eingeschweißt.
2. *Verpackung:* Diese richtet sich nach der Konzentration der Zubereitung
   - *Konzentrierte Zytostatika* (Reinsubstanzen und damit kontaminierte Materialien) → **schwarzer Kunststoffbehälter** → **KAB** = Sondermüll

- *Verdünnte Zytostatika* (Infusionslösungen) und damit kontaminierte Materialien → **roter Sack** = **infektiöser Müll**
- Spitze Gegenstände in ein durchstichfestes Gebinde (Nadelabwurfbehälter, Leerkanister) entsorgen.
- Das restentleerte Infusionsgerät inkl. Flasche sowie Schutzkleidung in einen Zytostatika-Verschluss-Beutel verpacken, verschließen und in den roten Sack für „infektiösen Müll" entsorgen.
- Ist die Infusion nicht restentleert (mehr als 1/3 voll), dann wird diese inkl. Gerät in einen Verschlussbeutel gegeben, verschlossen und im schwarzen KAB entsorgt.

Einige Definitionen zu onkologischen Therapien

Medikamentöse Systemische Therapien sind jene Behandlungen, die ihre Wirksamkeit im gesamten Organismus entfalten können. Diese Therapien werden im Allgemeinen i.v. oder oral verabreicht, sehr selten auch i.m.

Medikamentöse Lokale Therapien sind in der Onkologie sehr selten. Am häufigsten kommt Miltefosin (Miltex®) bei Hautmetastasen lokal zur Anwendung.

Lokoregionäre Therapien: Darunter sind Behandlungen zu verstehen, die eine gewisse Körperregion oder präformierte Körperhöhlen betreffen, z.B. intraperitoneale, intrathekale, intraarterielle Chemotherapie sowie Teilkörper-Hyperthermie. Zu dieser Form der Behandlung gehört auch die Strahlentherapie (Teletherapie und Brachytherapie).

Therapeutischer Index: Verhältnis der möglichen Wirksamkeit (Ansprechraten, Dauer des Ansprechens) einer Therapie *zu* den erwarteten Nebenwirkungen der Behandlung.

Kurative Therapie: Bei dieser Behandlung besteht die realistische Chance eine Heilung zu erzielen. Somit können auch gravierende Nebenwirkungen in Anbetracht des höheren Zieles in Kauf genommen werden.

Palliative Therapie: In der sogenannten Palliativ-Situation ist nicht mit einer Heilung zu rechnen. Demgemäß sind alle therapeutischen Entscheidungen mit Rücksicht auf die Lebensqualität des Patienten und somit unter Berücksichtigung des Therapeutischen Indexes der geplanten Behandlung zu treffen. In dieser Situation ist der Behandelnde verpflichtet, seine Patientinnen vor allzu negativen Auswirkungen einer Therapie zu schützen (*pallium*: der Mantel).

Adjuvante Therapie: Behandlung ohne klinisch fassbare Tumorerkrankung, bei Verdacht auf eine klinisch okkulte Streuung (in aller Regel nach chirurgischer Therapie). Einige Eckpunkte der adjuvanten systemischen Therapie sind:

- Die Intention einer adjuvanten Therapie ist eine kurative.
- Ziel ist das Vermeiden von Rezidiven.
- Der therapeutische Nutzen wird durch das effektive Rezidivrisiko bestimmt.
- Exakte Indikationskriterien sind erforderlich.
- Nur Zytostatika-Kombinationen, deren Wirksamkeit belegt ist, dürfen zur Anwendung gelangen; siehe Phase III randomisierte Studien im adjuvanten Bereich mit statistisch belegtem Nutzen (Evidenz-Level I).
- Dauer einer adjuvanten Therapie kann sehr unterschiedlich sein (siehe Tamoxifen).

Neoadjuvante Therapie: Behandlung einer klinisch messbaren Tumorerkrankung mit dem Ziel der Reduktion der Tumorlast. Hieraus sollte eine Optimierung der weiterführenden Behandlung (meist Chirurgie) erreicht werden, z.B. Operabilität ermöglicht oder die Radikalität des Eingriffs reduziert werden. Eckpfeiler der neoadjuvanten Therapie sind:

- Intention meist, aber nicht immer, kurativ.
- Indikation je nach Tumorentität verschieden.
- Die wirksamsten zur Verfügung stehenden Zytostatika sollten zum Einsatz kommen.
- Neoadjuvante Therapien sind nicht immer mit einem besseren Überleben assoziiert.
- Weiterer Vorteil: Wirksamkeit der Chemotherapie messbar.
- Evtl. Nachteil: Chemoresistenz-Entwicklung (nicht belegt, jedoch diskutiert).

Chemotherapie bei metastasierter Erkrankung und in der Rezidivsituation: Häufig muss bei diesen Vorgaben von einer Palliativ-Situation ausgegangen werden. Da in aller Regel eine klinisch messbare Erkrankung vorliegt, ist es wesentlich, nach einem vorgegebenen Zeitraum den Effekt der Chemotherapie während der Behandlung zu kontrollieren, um dem Patienten im Falle eines Nicht-Ansprechens eine sinnlose Fortführung der Therapie zu ersparen.

Radiochemotherapie: Gleichzeitige Radio- und Chemotherapie. Zytostatika werden hierbei in relativ niedriger Dosierung eingesetzt und dienen als Radiosensitizer. Chemotherapeutika können dabei kontinuierlich über ein Pumpsystem oder in wöchentlichen Abständen (metronomisch) verabreicht werden.

Unterteilung der Chemotherapien in Abhängigkeit der Dosierung

Hochdosis-Therapie: Applikation von Zytostatika-Dosen, die je nach Substanz einer 1,5- bis 30-fachen Erhöhung konventioneller Dosen entsprechen. Zur Rekonstitution der Hämatopoese nach hochdosierten potentiell myoablativen Chemotherapien wird eine autologe Knochenmarktransplantation oder eine Retransfusion autologer peripherer Stammzellen durchgeführt. Die nicht-hämatologische Toxizität ist bei den Hochdosis-Konzepten der dosislimitierende Faktor.

Dose-dense-Therapien: Die geplante Dosis wird während eines komprimierten Zeitraums verabreicht. Dabei werden die Intervalle zwischen den einzelnen Therapiezyklen verkürzt, sodass der Quotient der verabreichten Dosis zur Zeiteinheit entsprechend gesteigert werden kann.

Low-dose metronomische Therapien: Niedrig dosierte, gepulste Zytostatika Verabreichung; meist in wöchentlichen Intervallen.

Voraussetzungen zur Verabreichung einer Chemotherapie

1. Generelle Voraussetzungen

- Vorliegen einer histologischen Diagnose
- Adäquate Indikationsstellung
- Karnofsky-Status ≥ 60
- Klinischer Ausschluss einer akuten Infektion (Harnwegsinfekt, Herpes, grippaler Infekt, Gastroenteritis usw.)
- Ausschluss von frischen Thrombosen und Pulmonalembolie
- Ausschluss von nicht hämatologischen Nebenwirkungen wie z.B. Stomatitis oder Hand-Fuß-Syndrom, schwere Diarrhoe

- *Blutbild:* → Leukozyten > 3.000/mm^3
  → Thrombozyten > 100.000/mm^3
  (→ Hämoglobin > 10 g/100 ml)
- *Sonstiges Labor:* → Harnsäure < 10 mg/dl
  → Serumkreatinin < 1,25-facher Normalwert
- *Sicherer venöser Zugang* muss vorhanden sein:
  → Venflon
  → venöses Port-System
  → ZVK

- Ausführliche Chemoaufklärung (Behandlungsplan, Ablauf, zu erwartende Nebenwirkungen etc.)
- Besprechung notwendiger Begleitmedikation

2. Zytostatika-abhängige Voraussetzungen

- Creatinin-Clearance > 60 ml/min bei nephrotoxischen und renal ausgeschiedenen Substanzen
- Echokardiografie vor der Verabreichung kardiotoxischer Substanzen
- Port-System bei gewebstoxischen Substanzen und/oder schlechten Venen
- Ausreichende Leberfunktion bei hepatisch metabolisierten Substanzen (z.B. Taxane)

Dosisanpassungen bzw. Kontraindikationen bei Leberfunktionseinschränkungen sind aus Tabelle 1 ersichtlich.

Tabelle 1

Bilirubin	GOT	5-FU	CTX, MTX Ifosfamid	Doxo-Epirubicin	Etoposid Vinca-alkaloide	Irinotecan	Docetaxel Paclitaxel
1–1,5	< 3-fach	100%	100%	100%	100%	100%	75%
1,5–2,5	3–6-fach	100%	100%	50%	50%	KI	50%
2,5–5	> 6-fach	100%	75%	25%	KI	KI	KI
> 5	> 10-fach	KI	KI	KI	KI	KI	KI

Bezogen auf den **oberen Normwert** von Bilirubin und GOT.
Aus: Schmoll H.-J. et al. (Hrsg.) (1996) Kompendium Internistische Onkologie – Teil 1, 2. Aufl. Springer Medizin, Berlin Heidelberg New York

3. Höheres Alter und Chemotherapie

Eine wesentliche Frage ist, in welchem Maß „das höhere Alter" einer Patientin die Voraussetzungen für eine chemotherapeutische Behandlung beeinflusst. Mit dieser Frage müssen wir uns heute, aber viel mehr noch in Zukunft beschäftigen, wenn aufgrund des ständigen und rapiden Anstiegs der Lebenserwartung davon ausgegangen werden kann, dass im Jahr 2025 circa 65% der Malignome Menschen über 65 Jahre betreffen.

Obwohl die Behandlung der älteren Krebspatientin gewiss eine größere Herausforderung mit einer minutiösen Risiko-Nutzen Abwägung darstellt, muss dennoch stets der Grundsatz gelten, dass **prinzipiell die ältere Patientin nicht anders behandelt werden soll als eine jüngere Patientin!**

Andererseits gibt es derzeit wenige Studien, in denen Patientinnen > 70 Jahre eingeschlossen sind oder wurden, und demnach liegen nur wenig evidence-based Daten für die Therapie älterer Patientinnen vor. Aufgrund dessen wird man in der Regel darauf angewiesen sein, ein stark individualisiertes Behandlungskonzept bei diesen Patientinnen zu erstellen. Dieses ergibt sich primär aus einer *Synthese aus tumorbezogenen Parametern* (wie: Stadium, Risikofaktoren, Prognose, Effizienz der zytostatischen Therapie) *und patientinbezogenen Faktoren* (wie: Biologisches Alter, Allgemein- und Ernährungszustand, Co-Morbidität, Compliance sowie soziales Umfeld).

Während die Abschätzung der tumorabhängigen Parameter meist weniger problematisch ist, unterliegen die patientenbezogenen Faktoren und damit die Feststellung der Therapiefähigkeit doch einer ausgeprägten Subjektivität. Demnach muss ein Instrumentarium gefordert werden, das eine objektive Evaluierung der Therapiefähigkeit bei älteren Patientinnen erlaubt. Eine solche Objektivierung kann durch ein *Multidimensionales Geriatrisches Assessment*, bei dem nicht nur die körperliche Verfassung sondern auch der Grad der Unabhängigkeit im täglichen Leben, Cognitive Funktionen, die psycho-affektive Lage und soziale Aspekte einfließen, erreicht werden.

Als *pars pro toto* Beispiel einer *multidimensionalen* geriatrischen Evaluierung ist hier das derzeit zur Feststellung der Therapiefähigkeit am häufigsten angewendete **Comprehensive Geriatric Assessment (CGA)** angeführt:

Domain	Instrument
Health	Number of comorbid conditions Comorbidity indices Charlson OR CIRS-G
Function	Performance Status Instrumental Activities of Daily Living (IADL) Activities of Daily Living (ADL)
Cognition	Folstein Minimental Status (MMS) Dementia Related Scale (DRS)
Emotions	Geriatric Depression Scale (GDS)
Social	Living Conditions Marital Adjustment Caregiver Adequacy Caregiver Stress Income Transportation
Nutrition	Mininutritional Assessment (MNA)
Pharmacy	Drug list and interaction

Eine solche Objektivierung mittels Assessment hat das **Ziel**, die Therapie-Entscheidungen derart zu beeinflussen, dass sowohl:

- eine inadäquate therapie-induzierte Morbidität und Mortalität als auch
- ein „rein" altersbedingtes „Under-Treatment" der Patientin

    vermieden wird!

Dennoch müssen bei älteren Patientinnen, auch wenn Therapiefähigkeit durch ein Assessment attestiert wurde, folgende **generelle für das hohe Alter spezifische Faktoren** in der Festlegung des Chemotherapie-Konzeptes berücksichtigt werden:

- Geringere Toleranz des normalen Gewebes (Radio- u. Chemotherapie)
- Abnahme der GFR
- Abnahme des Verteilungsvolumens löslicher Substanzen
- Gesamt Körperwasser ↓ und Protein ↓
- Reduzierte Knochenmarkreserven
- Alterierter Knochenstoffwechsel
- Verringerte enterale Resorption (orale Zytostatika, jedoch auch Vitamine und Nahrung).

Hieraus ergeben sich die vom **National Cancer Center Network** festgelegten **Guidelines** für die Verabreichung von Chemotherapien bei älteren Menschen:

- Geriatrisches Assessment bei > 70-Jährigen
- Dosis Anpassung an GFR bei > 65-Jährigen
- HB-Wert soll bei 12 g/dl oder knapp darüber, gehalten werden
- Großzügige prophylaktische Gabe von hämatopoietischen Wachstumsfaktoren bei > 70-Jährigen bei moderat-toxischer PCTH
- Konsequente Behandlung einer Mucositis, bei gestörter Nahrungsaufnahme oder Diarrhoe, entsprechend großzügige parenterale Flüssigkeitszufuhr
- Alternativen zur Vermeidung von Anthrazyklinen bei > 70-Jährigen

Aufklärung vor Chemotherapie

Hilfsmittel: Weißauer Bogen® „Medikamentöse Behandlung bösartiger Neubildungen"

Ärztliche Aufklärung über Erkrankung und Behandlung ist ein schrittweiser Prozess und erfordert ein hohes Maß an Einfühlungsvermögen.

1. Allgemeines

- Zeit, Ruhe, angenehme Atmosphäre
- Art und Weise der Informationsvermittlung sind für die Krankheitsverarbeitung entscheidend
- Immer DIALOG KEIN MONOLOG! Patientin ernst nehmen
- Ängste und Gefühle der Patientin beachten, Anteilnahme zeigen
- Eingehen auf Fragen
- Rückfragen, ob die Information verstanden wurde
- Evtl. Einbeziehen von Bezugspersonen auf Wunsch der Patientin
- Erkennen, wenn Patientin nicht mehr aufnahmefähig ist, Gespräch später wieder aufnehmen
- Erfragen von Vorinformation oder Vorerfahrungen
- Phantasie oft viel schlimmer als Realität
- Emotion der Patientin zulassen können
- Abwehr- und Verarbeitungsmöglichkeiten der Patientin berücksichtigen
- Psychoonkologische und sozialarbeiterische Betreuung anbieten

2. Aufklärung zur Chemotherapie im Speziellen

a) Behandlungsplan ist auf die Patientin persönlich abgestimmt

- Art des Tumors
- Größe, Gewicht der Patientin
- Nierenfunktion (Creatinin-Clearance)
- Echokardiografie
- Alter, usw.

b) Erklären des Ablaufes der Chemotherapie

nimmt Angst vor Ungewissheit

- Monotherapie oder Kombinationstherapie
- Vorlauf, Nachlauf

- Chemohandschuhe
- evtl. Dauerkatheteranlage
- Dauer (d1–d5)
- Stationär oder Tagesklinik

c) Erklären der Zyklen

wichtig für Lebensplanung

- z.B. alle 3 Wochen Chemotherapie oder 1 × pro Woche oder d1, d8, d15 usw.;
- evtl. Schema aufzeichnen oder mit Patientin im Kalender durchgehen

d) Aufklärung bzgl. evtl. Knochenmarkdepression

d.h.: erhöhte Infektanfälligkeit → d.h.: wöchentliche BB-Kontrollen

Meiden von:

- Menschenansammlungen, kranken Personen, Warteraum beim Hausarzt
- Biomüll, Komposthaufen
- Feuchte schimmlige Räume (Keller, Baustellen)

Patientin über evtl. notwendige Isolierung, evtl. Gabe von Erythrozyten- und Thrombozytenkonzentraten, sowie über die Möglichkeit der Gabe von Wachstumsfaktoren (Erypo®, Neupogen®, Neulasta®) informieren.

e) Erklären der einzelnen Substanzen und wesentlichen Toxizitäten

Anthrazykline (Epirubicin®)

- Moderat emetogen → Antiemese erklären
  CAVE → Paravasate → evtl. venöses Port-System
- Kardiotoxizität → Kardiale Untersuchungen (z.B. Echokardiographie)

Paclitaxel (Taxol®)

- Moderat emetogen → Antiemese erklären
- Kompletter Haarverlust → Perückenrezept → Friseur auf Station holen
- Neurotoxizität (akut, verzögert) → toxische PNP (evtl. Gabe von Gabapentin)
- Hypersensitivitätsreaktion (Flush, massiver Blutdruckanstieg, Dyspnoe, Kreuzschmerzen)
- Myalgien und Arthralgien → Rezept für Diclofenac, Mexalen®
- Unruhige Füße, vor allem nachts → evtl. Gabe von Benzodiazepinen

Cisplatin (Platinol®)

- Hoch emetogen → Antiemese erklären
- Oto-, Neurotoxizität (bleibende Schäden)
- Nephrotoxizität (vermeidbar durch forcierte Diurese)
- „Viele Infusionen" durch Vorlauf, Nachlauf
- DK-Anlage da Niere „gespült" wird
  (Hyperhydration → **CAVE**: bei latenter Herzinsuffizienz)

Doxorubicin Liposomal Pegyliert (Caelyx®)

- Wenig emetogen
- Keine Alopezie
- PPE-Syndrom (palmo-plantare Erythrodysästhesie, Hand-Fuß-Syndrom): Rötung bis Blasenbildung an allen mechanisch beanspruchten Hautarealen
- Informationsblatt über Verhaltensmaßnahmen mitgeben
- Melkfett und DMSO-Rezept für zu Hause mitgeben
- Kortisonprophylaxe: Fortecortin®tabletten

Docetaxel (Taxotere®)

- v.a. Leuko- und Neutropenie → engmaschige BB-Kontrollen
- (evtl. Gabe von Wachstumsfaktoren durch Hausarzt)
- Stomatitis, Mukositis, evtl. Diarrhoe
- Ödembildung „third space" (evtl. Pericard-, Pleuraerguss) →
  Therapie: Kortison-prophylaxe (Fortecortin® 2 × 8 mg d-1, d1, d2; bei Weekly-Gabe 2 × 4 mg d-1, d1, d2)
- Fatiguesymptomatik
- Epiphora (verstärkte Tränensekretion) v. a. bei wöchentlicher Gabe → ad Augenarzt (Tubus in Ductus nasolacrimalis)
- Onycholysis

Carboplatin (Carboplat®)

- Moderat emetogen → Antiemese erklären
- Myelosuppression
- **CAVE**: Thrombopenie nicht selten erst ca. um den 20. Tag post Chemotherapie; besonders in der Monotherapie

Capecitabine (Xeloda®)

- PPE-Syndrom (palmo-plantare Erythrodysästhesie, Hand-Fuß-Syndrom)
- Diarrhoe
- Stomatitis (!)
- Einnahmeschema mitgeben

5 FU (5-Fluorouracil®)

- Hepatotoxizität
- Stomatitis
- Diarrhoe
- Übelkeit, Erbrechen

Irinotecan (Campto®)

- Leuko-, Neutropenie
- Infektionen
- Alopezie
- Übelkeit, Erbrechen (!)
- Diarrhoe → Rezept für Loperamid

> **CAVE:**
> - „Akutes cholinerges Syndrom" (innerhalb 24 Stunden nach Irinotecan-Gabe) → Schwitzen, Speichel- und Tränenfluss; abdominelle Krämpfe; profuse Diarrhoe → Therapie: 0,5 mg Atropin® s. c. → stationäre Aufnahme dringend notwendig!
> - „Verzögerte Diarrhoe" Auftreten > 48 Stunden bis 6 Tage → **sofortige** Therapie: Loperamid (zuerst 1 × 2 Kapseln à 2 mg, anschließend alle 2 Stunden 1 Kps. bis 12 Stunden nach letztem flüssigen Stuhlgang)
> - Bleibt eine Besserung unter Therapie aus → unbedingt stationäre Aufnahme und zusätzliche Therapie mit Ciproxin® 400 mg 2 × tgl. sowie Octreotid 100 μg s.c. 3 × tgl. + Budesonid 9 mg Tabl. 1 × tgl. p.o.

Gemcitabine (Gemzar®)

- Kaum Übelkeit und Erbrechen
- Fatigue
- Neutro- und Thrombopenie
- Selten Alopezie

Ifosfamid (Holoxan®)

- Übelkeit, Erbrechen
- Neutropenie
- Enzephalopathie (ZNS-Toxizität) → *Prophylaxe*: Gabe von Humanalbumin® 20% i.v. *Therapie*: Methylenblau 50 mg über 5 min in 100 ml NaCl 0,9% i.v.
- Urotoxizität: hämorrhagische Zystitis → *Prophylaxe:* Uromitexan (Mesna) i.v. (0, 4 und 8 Stunden post Chemotherapie) → *Dosis*: 20% der Ifosfamiddosis

- Nephrotoxizität (akute Tubulusnekrosen)
  → *Prophylaxe*: • Harnalkalisierung
  • ausreichende Hydratation

Topotecan (Hycamtin®)

- Bei 5-tägiger Gabe → vor allem Neutropenie, Anämie, Asthenie
- Bei wöchentlicher Gabe → selten Myelosuppression (evtl. Thrombopenie)

Treosulfan (Ovastat®)

- Selten Neutropenie
- Übelkeit, Erbrechen
- Alopezie

Cyclophosphamid (Endoxan®)

- Moderat emetogen
- v.a. Myelosuppression
- selten hämorrhagische Zystitis
  → *Prophylaxe* (bei Cyclophosphamiddosis über 1 g/m^2): Mesna 0, +4 und +8 Stunden (post) Chemo
  → *Dosis*: 20% der Cyclophosphamiddosis

Oxaliplatin (Eloxantin®)

- *Neurotoxizität (Dysästhesien, Kälteempfindlichkeit)*
  → *Therapie:* Neurontin® (Gabapentin) 300 mg 1 × 1 bis 3 × 2 / Tag (einschleichende Dosierung)
- Kalte Gegenstände nicht berühren, keine kalten Getränke, evtl. Wärmepackungen

Vinorelbin (Navelbine®)

- Venentoxisch
  → **CAVE:** Paravasat
  evtl. Anlage eines venösen Port-Systems in Erwägung ziehen
- Neutropenie
- Übelkeit, Erbrechen, Obstipation
- obligate Stuhlregulation
- Selten Alopezie

Doxorubicin (Adriamycin®, Adriblastin®)

- Venentoxisch
  → **CAVE:** Paravasat
  evtl. Anlage eines Port-Systems in Erwägung ziehen
- Leuko/Neutropenie
- Übelkeit, Erbrechen
- Kardiotoxizität

Methotrexat (Methotrexat Lederle®)

- Stomatitis
  → *Wichtig:* Stomatitisprophylaxe (Folinsäure = Calciumfolinat® 30 mg = 1 Amp. in 1 Glas Wasser, 2–3 × täglich damit Mund spülen)
  → **CAVE:** nicht schlucken
- Hepatotoxisch und nephrotoxisch
- Diarrhoe
- Selten Alopezie

f) Erklären möglicher Medikamenten-Interaktionen/ Wechselwirkungen

Patientin soll den Arzt über weitere Medikamenteneinnahme sofort informieren (auch über naturheilkundliche Präparate oder Hausmittel)

> **CAVE:**
> - Komplementärmedizinische Maßnahmen nur nach Rücksprache mit dem behandelnden Onkologen
> - Keine Tees oder Nahrungsergänzungsmittel aus Internet bestellen!

Medikamentenbeispiele bzgl. möglicher Medikamenteninteraktionen

Capecitabine (Xeloda®)

- orale Antikoagulantien → erhöhte Blutungsneigung

Carboplatin

- Phenytoin → Plasmaspiegel von Phenytoin wird gesenkt

Cisplatin

- NSAR, Aminoglykoside, Vancomycin, Schleifendiuretika → verstärken oto- und nephrotoxische Nebenwirkungen von Cisplatin
- Phenytoin → Plasmaspiegel von Phenytoin wird gesenkt

Docetaxel

- Erythromycin, Fluconazol, Fluoxetin, Ketocanzol → Abbau von Docetaxel wird vermindert

Doxorubicin

- Digoxin → wird vermindert resorbiert (daher: Digoxinspiegelkontrolle)

5-FU

- Metronidazol → kann zu Toxizitätserhöhung von 5-FU kommen (Granulozytopenie, orale Ulzera)

Cyclophosphamid

- Allopurinol → verstärkte Myelosuppression
- Digoxin → reduziert Digoxinserumspiegel
- Acetylcholin → Vorsicht bis 10 d nach Narkose

Ifosfamid

- Aminoglykoside, NSAR, Vancomycin, Amphotericin → verstärken Nephrotoxizität von Ifosfamid
- Chloramphenicol, Kortikosteroide, Cimetidin → können Wirksamkeit von Ifosfamid reduzieren

Irinotecan

- Laxanzien → verstärkte Diarrhoe

    CAVE: keine Prophylaxe mit Loperamid → Verstärkung der Myelotoxizität von Irinotecan

MTX

- Salizylate, Sulfonamide, Sulfonylharnstoffe, Tetrazykline, Chloramphenicol; Penicilline; NSAR → Toxizitätszunahme von MTX

Paclitaxel

- Azolantimycotica → Toxizität von Paclitaxel nimmt zu

g) Gespräch bezüglich Ernährung, Lebensgewohnheiten und Sexualität

Information über:

- Selbsthilfegruppen
- Psycho-Onkologische Betreuung
- Entspannungstherapie
- Ernährungsberatung
- Sozialarbeiterin
- Rehabilitationsmöglichkeiten

h) Erklären des Chemotherapiepasses

(enthält: Informationsblatt bzgl. Chemotherapie, Port-System; Visitenkarte der Station mit Telefon- und Faxnummer)

- BB vom Hausarzt eintragen lassen (bei den wöchentlichen BB-Kontrollen – Nadir!)
- Gabe von Wachstumsfaktoren eintragen lassen
- Bei jeder Kontrolle mitnehmen (Hausarzt, Krankenhaus, Zahnarzt)
- Station trägt ein: Art der Chemotherapie mit Datum und Dosis, evtl. „Hypersensitivitätsreaktionen" und Allergien; ob evtl. Neulasta® gegeben wurde
→ **CAVE:** dann kein Neupogen® nachspritzen

i) Sofortige Kontaktaufnahme mit Station – Wann?

- Schwerer Infekt, Fieber, Neutropenie → Leukozyten < 1.000
- Ausgeprägte schmerzhafte Stomatitis, Mukositis (orale Nahrungsaufnahme nicht möglich)
- PPE-Syndrom → **CAVE:** Superinfektion
- Profuse Diarrhoe → **CAVE:** ANE-Syndrom
- Ausgeprägte Übelkeit und Erbrechen → **CAVE:** ANE-Syndrom
- Blutungszeichen (Petechien, Nasenbluten, blutiger Harn …)
CAVE: Paravasat (schwere Phlebitis, Nekrosen, Ulzera, Erysipel)
- Infektzeichen bzw. schmerzhaftes venöses Port-System

Port-Systeme

Definition

Zentral venöses Kathetersystem, das unter die Haut implantiert wird und sich aus zwei Teilen zusammensetzt. Das System besteht aus einem *Port* (Gehäuse und Kammer + Silikonmembran) und einem *Katheter*, die durch einen *Sicherheitsring* miteinander verbunden sind.

1. Allgemeines

- Das Katheter-System gewährleistet *wiederholten Zugang* zum venösen System (dabei Schonung der Armvenen)
  → Anhängen von parenteralen Infusionen (Ernährungstherapie)
  → Schmerzpumpe
  → Zytostatikagabe
  → Transfusion von Blutkonserven, Thrombozyten, Frischplasma
  → Blutabnahme
  Das System kann unter Lokalanästhesie implantiert werden und ist am selben Tag (nach Lagekontrolle → Röntgen-Thorax → Katheterspitze?) sofort benützbar
- Das Port-System kann bei sachgemäßem Gebrauch jahrelang liegen bleiben (die Silikonmembran kann je nach Größe der gewählten speziellen Nadel, 1.000–2.000-mal punktiert werden)
- Bei *unsachgemäßem* oder „sorglosem" Gebrauch können jedoch *schwerwiegende Komplikationen* auftreten (Port-Sepsis, Thrombose, Embolien, etc.)
- Röntgen, CT, MRT sind mit Port-System jederzeit möglich
- Bei gezogener Nadel können Patientinnen baden, schwimmen, duschen → Lebensqualität!!
- Klinische Anwendung seit 1983 in den USA, seit 1985 in Deutschland

2. Schwachstellen und Risiken

Port-Sepsis, Thrombose, Paravasate, Katheterfragmentierung, Katheterembolisation

> Auch wenn Port-Systeme sicher und praktisch sind und für jede Patientin erhöhte Mobilität und verbesserte Lebensqualität bringen können, haben sie doch Schwachstellen, die man unbedingt kennen und einschätzen lernen muss!

Schwachstellen und Risiken

→ Steriles Arbeiten ist absolut indiziert

- Das Immunsystem hat praktisch keinen Zugang zum Inneren des Port-Systems. Infektionen im Inneren führen zur gefürchteten *Port-Sepsis*.

→ Es dürfen keine Blutreste innerhalb des Port-Systems bleiben

- Blutreste sind optimale Nährböden für pathogene Keime
- Blutreste können zur *Thrombosebildung* innerhalb des Systems führen,
- d.h. *immer* ordnungsgemäßes Spülen + Heparinlog

→ Es darf kein zu hoher Druck mit Spritze ausgeübt werden (*immer* mindestens 10 ml Spritze verwenden)

- Zu hoher Druck bewirkt
  a) Katheterfragmentierung
  b) Port Diskonnektion

  die Folgen können Paravasate und Katheterembolien sein

→ Es dürfen nur für Port vorgesehene Nadeln verwendet werden

- Hierbei handelt es sich um nicht stanzende, nicht silikonisierte Nadeln (z.B. Gripper-Nadeln)
- Standardmäßige Injektionsnadeln schädigen die Port-Membran, es werden kleine Löcher ausgestanzt → **CAVE:** PARAVASATE

> **Wichtig:**
> VOR JEDER Benutzung die PORT- + KATHETERINTEGRITÄT PRÜFEN!!!

Anamnese

Warnzeichen für Katheterembolisation sind
- Kurzatmigkeit
- Brustschmerzen
- Herzklopfen

Klinische Untersuchung

→ Porttasche und Katheterbahn auf

- Erythem
- Schwellung
- Druckschmerz untersuchen

→ ist Blut aspirierbar?
→ lässt sich Port „leicht" spülen oder ist ein Widerstand vorhanden?

> INJEKTION und INFUSIONSTHERAPIE erst dann beginnen, wenn die Port- und Katheter-integrität bestätigt wurde.

3. Praktisches Arbeiten mit venösem Port

→ PATIENTEN INFORMIEREN
(evtl. Emla®-Creme 30 Minuten vor Punktion und Festlegung der entsprechenden Nadellänge)

→ PORT ANSTECHEN
a) STRENG ASEPTISCH ARBEITEN!!
   - großzügige Hautdesinfektion!!
   - sterile Handschuhe

b) PALPATION des Port mit der nicht dominanten Hand und rechtwinkeliges Einführen der Port-Nadel *bis der Portboden* erreicht ist.
   - Nadelkonnektor sollte dicht gegen die Hautoberfläche anliegen
   - Nadel nach Punktion nicht schräg halten oder hin und her bewegen (**CAVE**: Schädigung Portmembran)
   - Anbau-Satz und Portnadel *vor* anstechen mit physiologischem NaCl 0,9% spülen, um Luft zu entfernen.

c) ASPIRATIONSVERSUCH von Blut mit 10 ml-Spritze und anschließend das System mit mindestens 10 ml physiologischem NaCl 0,9% spülen

> **Achtung:**
> - Hinweis auf Paravasat? (Brennen, Schwellung, etc.)
> - lässt sich kein Blut aspirieren → Patientin aufsitzen bzw. hinlegen, Kopf drehen lassen, Armposition ändern

→ FIXIERUNG DER PORT-NADEL mit transparentem Wundverband (Datum!)
CAVE: → Nadelwechsel alle 7–10 Tage! (falls Port in Gebrauch)
→ „VERSIEGELN" des Port mit mindestens 5 ml heparinisierter Kochsalzlösung

Empfohlene Spülvolumina

→ Wenn Port nicht benützt wird „VERSIEGELUNG" = „HEPARINLOG"
5 ml heparinisierte Kochsalzlösung

> **Wichtig:** → alle 4–6 Wochen spülen + „Versiegeln"

→ Nach jeder Infusion eines Medikamentes oder parenteraler Ernährung spülen mit 10 ml NaCl 0,9%
Anschließend „Versiegeln" mit 5 ml heparinisierter Kochsalzlösung

Schwachstellen und Risiken

→ Nach Blutabnahme Spülen mit 20 ml NaCl 0,9%
Anschließend „Versiegeln" mit 5 ml heparinisierter Kochsalzlösung

Port-Heparinlösung

5 ml heparinisierte Kochsalzlösung =
4,9 ml NaCl 0,9% + 0,1 ml Heparinlösung 5.000 IE/ml

100 ml heparinisierte Kochsalzlösung =
98 ml NaCl 0,9% + 2 ml Heparinlösung 5.000 IE/ml

→ INFUSIONEN

a) anhängen:
- Desinfektion der Verbindungselemente

b) umhängen:
- Desinfektion der Verbindungselemente
- mit physiologischem NaCl 0,9% 10 ml spülen: gegebenenfalls noch weitere Spülung mit z.B. Glucoselösung 5%
- neue Infusion anhängen

c) abhängen:
- Desinfektion der Verbindungselemente
- mit physiologischem NaCl 0,9% 10 ml spülen
- Heparinlog mit 5 ml heparinisierter Kochsalzlösung

CAVE: Reaktion zwischen untereinander unverträglichen Medikamenten

→ BLUTABNAHME ÜBER DAS PORT-SYSTEM:
- Zuerst Spülung mit 10 ml physiologischem NaCl 0,9%
- Mit mindestens 10 ml Spritze Blut abziehen (5–10 ml) und wegwerfen
CAVE: FALSCHE LABORWERTE bei zu wenig Abzug

- Gewünschte Blutmenge entnehmen
- Anschließend SOFORT mit 20 ml physiologischer Kochsalzlösung spülen
CAVE: Thrombosebildung
- Heparinlog (= 5 ml heparinisierte Kochsalzlösung) siehe oben

→ ENTFERNUNG DER NADEL
- Zuerst Spülen mit 10 ml physiologischem NaCl 0,9%
- Danach Versiegelung = Heparinlog mit 5 ml heparinisierter Kochsalzlösung (siehe oben)

ACHTUNG:
Wegen der Gefahr eines Blutrefluxes in die Katheterspitze (**CAVE:** Thrombose) Nadel stets langsam zurückziehen. Die Nadel sollte mit der Spritze zurückgezogen werden, während die letzten 0,5 ml injiziert werden. Danach komplette Entfernung der Nadel.

> Heparinlog bzw. Versiegelung bei infusionsfreien Intervallen
> - Spülen mit mindestens 10 ml physiologischer NaCl 0,9%
> - Anschließend 5 ml heparinisierte Kochsalzlösung (siehe oben)
> - Lt. Hersteller alle 4–6 Wochen spülen

4. Probleme beim „Handling"

a) „Durchspülen des Ports schwierig"

Symptome

- Bei Druck auf Spritzenkolben hoher Widerstand
- Flüssigkeiten können nicht durch den Port infundiert werden
- Schwerkraftinfusionen sind langsam
- Hochdruckalarm an Infusionspumpen

b) „Aspiration von Blut schwierig"

Symptome

- Bei Aspiration von Blut wird hoher Widerstand gespürt
- Aspirierte Flüssigkeit ist rosa
- Es kann kein Blut entnommen werden

Ursachen für a) + b)

- Klemmen, Dreiweghahn geschlossen
- Katheter ist in kleinem Gefäß verklemmt bzw. Spitze ist gegen die Gefäßwand eingeklemmt
- Katheter verkrümmt, „Abzwick-Syndrom"
- Nadel wurde nicht vollkommen durch Membran eingeführt oder ist zu kurz
- Katheter ist verstopft (Drogensediment, Blutgerinnsel)

Fehlerbehebung für a) + b)

- Schlauchklemmen öffnen
- Patient in liegende Stellung bringen, Schultern bewegen, Kopf drehen
- Mit neuer (!!!) evtl. längerer Port-Nadel neu stechen

- Mit mindestens 10 ml NaCl 0,9%-Spritze abwechselnd aspirieren und irrigieren
- Falls alles frustran: ad Gefäßchirurgie (evtl. Fibrinolyse, …)

c) „Schmerzen beim Palpieren des Ports"

Symptome

- Röte, Druckempfindlichkeit oder Schwellung im Bereich der Portstelle bzw. entlang der Katheterbahn
- Haut fühlt sich warm an

Ursachen

- Infektion an der Porttasche bzw. Kathetereinführstelle
- Venenentzündung aufgrund von Infusion, Implantationsmethode oder kontaminiertem Katheter
- Nadel wurde versehentlich aus Port gezogen, befindet sich im umgebenden Gewebe

Fehlerbehebung

- Einstichstelle auf Paravasat untersuchen
- Patienten auf andere Zeichen einer Infektion (Fieber, Schüttelfrost) beurteilen
- Weiteres Procedere nach Anweisung Gefäßchirurgie/Dermatologie

d) „Feuchtigkeit Bereich Einstichstelle"

Symptome

- Feuchter oder durchnässter Wundverband
- Ansammlung einer auffälligen Flüssigkeitsmenge unter dem Wundverband
- Schwellung unter Wundverband
- Aussickern von Flüssigkeit aus der Portstelle beim Palpieren

Ursachen

- Wundverband war Feuchtigkeit oder Schweiß ausgesetzt
- Verbindungsstücke undicht verschlossen
- Nadel ist falsch platziert (zu kurze Nadel, versehentlich Nadel herausgezogen, Nadel nicht bis Boden eingeführt, Nadel wurde in umgebendes Gewebe eingeführt, Integrität der Membran wurde verletzt)

Fehlerbehebung

- Evtl. Maßnahmen „Paravasat" (Dermatologie)
- Patienten über kürzliche Aktivitäten befragen, Verband ggf. erneuern
- Verbindungsstücke festziehen
- Ausreichend lange neue !!! Nadel setzen
- Gegebenenfalls Port an Gefäßchirurgie kontrollieren lassen (Membranschaden?)

5. Frühkomplikationen bei Port-Implantation

- Luftembolie
- Arterien- oder Venenpunktion
- Arteriovenöse Fisteln
- Verletzung des Plexus brachialis
- Herzpunktion
- Herztamponade
- Katheterfragmentierung evtl. mit Katheterembolisation
- Pneumothorax
- Thrombose, Embolie
- Wundheilungsstörungen, Infektion

6. Spätkomplikationen

- Infektion, Sepsis → **Wichtig:** strenges aseptisches Arbeiten
- Thrombose (an Katheterspitze) → **Wichtig:** Spülen/Heparinlog
- Katheterfragmentierung, Embolie → **Wichtig:** mindestens 10-ml-Spritze, nie gegen Widerstand
- Port-Paravasat → **Wichtig:** Nadellänge
  - Nicht stanzende Nadel
  - Kein „hin und her Bewegen" wenn angestochen
  - Rechtwinkeliges Anstechen
- Katheter/Porterosion durch Haut und/oder Blutgefäß
- Migration von Port/Katheter → nie gegen Widerstand spülen
- Luftembolie → **CAVE:** → niemals Nadel offen angestochen lassen!

7. Port-Sepsis

Typische Klinik: ca. 1–4 Stunden nach Anstechen des Port → Schüttelfrost, Fieber, meist zusätzlich CRP-Anstieg am Folgetag.
- Katheter-assoziierte Infektion und Sepsis müssen nach Blutkultur-Abnahme (2-mal aus dem Port und 2-mal peripher) systemisch antibiotisch entsprechend Antibiogramm behandelt werden. Achtung: aerobe und anaerobe Blutkultur!!

- meist ist PORT-AUSBAU NICHT zu verhindern.
- bei Möglichkeit zur Belassung des Port-Systems empfiehlt sich antibiotischer Block, z.B. VANCOMYCIN 500 mg in 10 ml Aqua ad injectionem lösen und 5 ml langsam in Kammer füllen *oder* Antibiotika nach Antibiogramm
  CAVE: → vor erneuter Infusion AB abziehen
- erst ca. 4 Wochen nach Port Ausbau (2-mal neg. BK) Port Einbau auf anderer Seite wieder möglich
  CAVE: → zuvor AB entsprechend Antibiogramm

8. Unterschiedliche Port-Systeme

a) Intraperitoneale Port-Systeme

(siehe Kapitel IP Therapie beim Ovarialkarzinom)

- Evtl. für intraperitoneale Zytostatikatherapie sowie für Aszitespunktion
- Procedere gleich wie bei intravenösen Kathetern
- Nach jeder Infusion mit 20 ml heparinisierter NaCl-Lösung (10–100 IE/ml) spülen

b) Epidurale, intrathekale Port-Katheter

- z.B. für lokale Schmerztherapie, Liquorableitung
- (Bsp.: *Meningiosis carcinomatosa:* intrathekale Gabe von CYTARABIN-LIPOSOMAL in Zusammenarbeit mit Neurologie)
- Procedere gleich wie bei intravenösen Kathetern
- Kein Heparinlog
- Keine regelmäßigen Spülungen

c) Arterielles Port-System

- z.B. für intraarterielle regionale Zytostatikatherapie von Lebermetastasen
- Procedere gleich wie bei intravenösen Kathetern
- Blutentnahme nicht möglich
- Einmal wöchentlich mit heparinisiertem NaCl 0,9% spülen

9. Tipps und Tricks der GYN 3

- Streng aseptisches Arbeiten (sterile Handschuhe, Desinfektion, etc.)
- Single-Shot AB zur Port-Anlage 1 Stunde vor OP bereits auf Station verabreichen („Spiegel" bereits bei Hautschnitt)

- vor Port-Anlage BB, Gerinnung und rezentes Thorax-Röntgen
- Am Vorabend der OP oder am Morgen großzügige „Vordesinfektion" der geplanten Port Anlage-Stelle (Keimreduktion) auf Station
- Transparenter Wundverband (insbesondere bei Zytostatika-Gabe)
- Port-Nadel alle 7 Tage wechseln (wenn in Gebrauch)
- Schulung der Kollegen (auf Station und evtl. Hausarzt)
- INFORMATIONSBLATT FÜR PATIENTEN und Hausarzt mitgeben
- Port-Ausweis mit Telefonnummern der Station und Gefäßambulanz der Patientin mitgeben
- Dokumentation in Krankengeschichte, wann und wo der Port gelegt wurde
  CAVE: → Port als „FOCUS"
- Vermerk in Krankengeschichte, dass Port angestochen ist
  CAVE: → alle 7 Tage Portnadel wechseln
- In Krankengeschichte vermerken, wann Port-Nadel gezogen wurde
  CAVE: → Striktes Vermeiden, dass Patientin mit Port-Nadel nach Hause geht!
- Nach jeder Medikamentengabe Port spülen (Medikamenteninteraktion! z.B. Caelyx® darf nicht mit NaCl 0,9% in Kontakt kommen)
- Die Punktionsstelle an der Portmembran immer wechseln (schont die Silikonmembran)
- Punktion möglichst mit der dünnsten, für den Punktionszweck optimalen Nadel durchführen (z.B. 22 Gauge → Chemoinfusionen; 20 Gauge → Bluttransfusion, → rasche Hydrierung)
- NIE gegen Widerstand oder mit Druck spülen
- Immer mindestens 10 ml Spritze verwenden
- Immer entsprechende Portnadel verwenden (nicht stanzende Nadel) – NIE NORMALE NADEL verwenden
- Verwendete Nadelgröße und Nadellänge in Krankengeschichte eintragen
  CAVE: → PORT LIEGT SEHR TIEF → LANGE PORTNADEL verwenden, sonst Gefahr des PARAVASATES
- Wenn über Port Blutkonserven angehängt werden → parallel physiologisches NaCl 0,9%, über Dreiwegehahn, langsam „dazu tropfen" lassen. Das hat den Vorteil, dass bei schlecht tropfendem Blut der Port nicht „verstopft" wird.

Paravasate

Definition

Unbeabsichtigte Instillation oder Austritt von Zytostatika in perivaskuläre Räume und subkutanes Gewebe während der Verabreichung.
CAVE: PARAVASATION ist ein Notfall → rasches Handeln ist notwendig!!

1. Häufigkeit

- wird in der Literatur sehr unterschiedlich angegeben (2–5%)
- ist schwer einzuschätzen (wenig dokumentiert, nicht bemerkt, erkannt)
- meisten Fallberichte über Paravasate mit Anthrazyklinen, wegen ausgeprägter Symptomatik → kleinste Mengen genügen → ausgeprägte Spätfolgen → forensische Probleme

2. Schädigungstyp

a) Art und Umfang der lokalen Schädigung sind abhängig von folgenden Faktoren

- Substanzeigenschaft des Zytostatikums (z.B. Anthrazykline „fressen sich durch Gewebe")
- Konzentration der Lösung (z.B. je höher die Konzentration, desto stärker die Schädigung)
- Menge des Paravasates (z.B. bei Anthrazyklinen genügt „1 Tropfen", im Gegensatz zu Taxanen → große Mengen notwendig)
- Dauer der Exposition

b) Zu fordern ist daher

- möglichst frühe Erkennung und sofortige Unterbrechung der Verabreichung
- Kenntnis über NEKROSEWAHRSCHEINLICHKEIT
- Möglichkeiten der Prävention und Therapie

c) Man unterscheidet beim Schädigungstyp

1. nicht gewebsschädigend
2. gewebsreizend (keine NEKROSEN)

3. gewebsnekrotisierend (ULZERATIONEN, NEKROSEN bis hin zu massiven FOLGESCHÄDEN)

Gewebsreizend

lokal Brennen, Schmerzen und Schwellung

- lokale Entzündungszeichen
- Phlebitis bis Venenthrombosierung
- Hautverfärbung

Gewebsnekrotisierend

zusätzlich zu oben beschrieben:

- Ulzerationen, Indurationen
- Nekrosen, massive Schmerzen, häufig Superinfektionen
- Endzustand:
  schmerzhafte Atrophien und Dystrophien
  Kontrakturen und Bewegungseinschränkung der Gliedmaßen durch Schädigung von Nerven, Sehnen, Muskeln und Gelenken
- Verlauf meist Wochen bis Monate
- die meisten Berichte über DOXORUBICIN-PARAVASATE
  mitunter können plastisch-chirurgische Maßnahmen erforderlich sein (Debridment, Hauttransplantation bis Amputation)

3. Nekrosepotential einzelner Zytostatika

Die folgende Einteilung ist eine Orientierungshilfe. Die Zuordnung zum Schädigungstyp wird in der Literatur zum Teil kontroversiell diskutiert.

gewebsnekrotisierend

Amsacrin	Mitomycin C
Cisplatin ($> 0{,}4$ mg/ml)	Mitoxantron
Dactinomycin	Paclitaxel
Daunorubicin	Vinblastin
Doxorubicin	Vincristin
Epirubicin	Vindesin
Idarubicin	Vinorelbin

gewebsreizend

Bendamustin	Fotemustin
Busulfan	Gemcitabine
Carmustin	Melphalan
Cisplatin ($< 0{,}4$ mg/ml)	Oxaliplatin

Dacarbazin
Daunorubicin liposomal
Docetaxel
Doxorubicin liposomal
Etoposid

Streptozocin
Teniposid
Treosulfan
Trimetrexate

4. Differentialdiagnose von Paravasaten

Nicht zu verwechseln mit einer Paravasation im eigentlichen Sinne sind:

a) Lokale Hypersensibilitätsreaktion

- keine lokale Toxizität
- nicht gefährlich
- keine Nekrosen

  - Treten am häufigsten auf
  - Sind immunologisch vermittelt und von lokaler Toxizität zu unterscheiden
  - *Kennzeichen:* Schmerzen im proximalen Verlauf der zur Injektion verwendeten Vene, Erythem, Urticaria, Pruritus
  - Symptome lassen meist innerhalb Stunden nach Abbruch der Infusion und Spülen des Gefäßes spontan nach
  - Sie müssen bei neuerlicher Injektion nicht notwendigerweise an anderer Stelle wieder auftreten
  - Antihistaminika sind ohne Effekt
  - TOPISCHE Applikation von Kortikosteroiden (1%) wird manchmal als wirksam beschrieben
  - Auftreten v.a. bei ASPARAGINASE, BLEOMYCIN, MELPHALAN, CISPLATIN, VINORELBIN, TRIMETREXATE, teilweise auch Anthrazykline

b) Symptome vom Thrombophlebitis Typ

- keine Nekrosen
- nicht gefährlich

Ursachen

- Es liegt eine Überempfindlichkeit des gewählten Gefäßes vor (meist dünne Vene und hoch konzentriertes Zytostatikum)
- Kann auftreten, wenn nur minimalste Mengen des Zytostatikums in den Einstichkanal oder Venenwand gelangen

Ablauf der Symptome

- **sofort** Venenspasmus, verbunden mit Injektionsschmerz
- *nach Stunden:* schmerzhafte Schwellung der Einstichstelle, degenerative Veränderung des Gefäßendothels
- *nach Tagen:* Verhärtung und Thrombosierung der Vene, Verfärbung der Haut
- Entstehung von Kollateralkreisläufen, keine Hautulzera

c) Symptome vom Allergietyp (am seltensten)

- Sehr selten – aber gefährlich!! Exulzerationen!

Ursachen

- hypererge Reaktion der Weichteile gegenüber Zytostatikum.
- Es genügt minimale extravasale Ablagerung des Zytostatikums
  CAVE: → Nekrosen

Gibt ein Patient bei der Verabreichung Beschwerden an, so muss die Applikation SOFORT gestoppt werden. Es muss differenziert werden, woher die Beschwerden kommen (DD: Hypersensitivität, Thrombophlebitis Typ, Allergie Typ, Paravasat). Nicht jedes Paravasat muss mit einer deutlichen Schwellung und Schmerzen in Erscheinung treten. Aber auch nicht jede lokale Reizung muss durch ein Paravasat ausgelöst sein.

> **Tipp:** d.h. im Zweifelsfalle, insbesondere bei nekrotisierenden Substanzen, lieber allgemeine und spezielle Sofortmaßnahmen ergreifen bzw. einen erfahrenen Kollegen beiziehen.

5. Prädisponierende Faktoren

- → anatomische   CAVE: Handrücken
- → pharmakologische   CAVE: Hohe Konzentration
- → radiologische   CAVE: vorbestrahltes Gebiet
- → logistische   CAVE: Eile
- → iatrogene   CAVE: Falsche Venenpunktion

Beispiele

- Dünne, poröse Venen und generalisierte Gefäßerkrankung (v.a. ältere Menschen)
- Z.n. Mehrfachpunktion (Phlebitis, kleine Hämatome)

- Ungünstiger Punktionsort (z.B. Handrücken)
- Lymphstau (z.B. nach Axilladissektion oder Radiatio)
- Thrombose und Thrombophlebitis
- Hohe Konzentration des Zytostatikums
- Unbeaufsichtigte Infusion

Prävention von Paravasaten

1. Applikation nur durch qualifiziertes Personal, Eile vermeiden

2. Aufklärung und Instruktion der Patientinnen:
   - Patientenaufklärungsblatt verwenden
   - Immobilisieren der Extremität während der Applikation
   - Auf umgehende Meldung von Symptomen wie Schmerzen, Brennen, Stechen, Schwellung oder Rötung hinweisen

3. Zugang:
   - Nach Möglichkeit neu setzen
   - Bevorzugter Applikationsort: dicke Venen in Unterarmmitte
   - Zu vermeidende Applikationsorte: Handrücken, Handgelenk, Ellenbeuge
   - Mehrfachpunktionen, besonders Punktionen distal eines bereits punktierten Gefäßes vermeiden
   - Möglichst dünne Venflons verwenden
     CAVE: keine Stahlkanülen (z.B. Butterfly®-Kanülen)
   - Frühzeitig die Option eines implantierbaren Port-Systems in Erwägung ziehen
   - Sichere Fixierung der Extremität, wobei die Applikationsstelle sichtbar bleiben muss

4. Lagekontrolle:
   - Aspiration von Blut
   - Spülen ohne Widerstand muss möglich sein
   - Zentralvenöser Zugang: im Zweifelsfall radiologische Lagekontrolle

5. Applikation:
   - Für die Dauerapplikation mittels Infusionspumpen Port-System implantieren
   - Nicht gegen Widerstand injizieren
   - Engmaschige Überwachung

6. Nachspülen nur mit der Trägerlösung des zuletzt applizierten Zytostatikums

6. Allgemeine Maßnahmen

a) Bei Paravasaten mit nicht gewebsschädigenden Zytostatika

1. Injektion/Infusion sofort stoppen
2. Paravasate-Set holen
3. (sterile) Handschuhe anziehen
4. Infusionsleitung bzw. Spritze durch eine 5 ml-Einmalspritze ersetzen und langsam soviel wie möglich vom Paravasat aspirieren;
5. **CAVE:** keinen Druck auf Paravasationsstelle ausüben!!
6. i.v. Zugang unter Aspirationsbedingungen entfernen
7. die betroffene Extremität hochlagern und ruhig stellen
8. Paravasate-Dokumentationsbogen ausfüllen (Ausdehnung des Paravasates angeben!)
9. Aufklärung und Instruktion des/der Patienten/in sowie der Angehörigen
10. Regelmäßige Kontrollen (Nachsorge)

b) Bei Paravasaten mit gewebsreizenden Zytostatika

Punkt 1–5 wie ad a) und

6. bei Blasen: mit 1 ml-Spritze und s.c.-Kanüle aspirieren, für jeden Aspirationsversuch neues Besteck verwenden
7. die betroffene Extremität hochlagern und ruhig stellen
8. **substanzspezifische Maßnahmen** einleiten
9. Paravasate-Dokumentationsbogen ausfüllen (Ausdehnung des Paravasates angeben!)
10. Aufklärung und Instruktion des/der Patienten/in sowie der Angehörigen
11. Regelmäßige Kontrollen (Nachsorge)

c) Bei Paravasaten mit gewebsnekrotisierenden Zytostatika

Punkt 1–11 wie ad b) und

12. in jedem Fall innerhalb von 72 Stunden einen (plastischen) Chirurgen konsultieren

NIE:		IMMER:	
→	feuchte Umschläge	→	Infusion stoppen
→	Alkoholumschläge	→	Hilfe holen
→	Zugang spülen	→	Paravasate-Set holen
→	Okklusionsverbände	→	Arm hochlagern
		→	Arm ruhigstellen

7. Spezielle Maßnahmen

Allgemeines

- Eine Reihe substanzspezifischer Maßnahmen zur Verringerung der Toxizität von Paravasaten sind in der Literatur beschrieben z.B.:
  - NATRIUMBICARBONAT
  - NATRIUMTHIOSULFAT
  - CORTICOSTEROIDE
- Viele sind äußerst kontroversiell diskutiert (wenig Daten, nur Tierversuche, etc.)
- Die meisten Daten und Erfahrungen gibt es über Anthrazykline (werden häufig appliziert, Nekrosen!!!)
- Es gibt KEINE Standardtherapie sondern „nur" KONSENSEMPFEHLUNGEN
- Der WISSENSSTAND bezüglich Prävention und Therapie wird „ständig" verbessert
- Mögliche „neue" therapeutische Ansätze sind Wachstumsfaktoren
- Klinische Wirksamkeit als Einzelsubstanz **nicht** nachgewiesen bei:
  - Ascorbinsäure
  - N-Acetylcystein
  - L-Tocopherol
  - Heparin

a) Substanzspezifische Maßnahmen – „Konsensempfehlungen"

1. DMSO (= Dimethylsulfoxid)
2. Hyaloronidase
3. Trockene Wärme
4. Trockene Kälte

Ad 1 – DMSO

99% DMSO-Lösung = Dimethylsulfoxid
Ca. 4 Tropfen pro 10 cm^2 lokal über ca. 10 sec.

Diskutierte Wirkmechanismen

- Vasodilatation
- Bewirkt erhöhte Hautpermeabilität (Absorption wird erleichtert)
- Radikalfänger (vermindert die lokale DNS-Alkylierungsrate)
- Antiinflammatorisch

Applikationsweise

- Äußerlich mittels sterilem Wattebausch *ohne* Druck auftragen (ca. 10 Sek.)
- An der Luft trocknen lassen

- (keine DMSO Umschläge) *nicht* abdecken
- Alle 6–8 Stunden Vorgang wiederholen
- Mindestens 7–14 Tage bzw. bis zum vollständigen Abklingen der Beschwerden
- Synergismus mit Kälte

Nebenwirkungen
Lokal:
- Brennen, Juckreiz
- Rötung, Schuppung
- Selten Blasenbildung

Systemisch:
- Charakteristischer knoblauchartiger Mundgeruch

Vorteile
- Wirksamkeit als Antidot gut dokumentiert
- Kaum Nebenwirkungen
- Einfache Handhabung
- Schnelle einfache Applikation
- Nicht invasive Maßnahme

Indikation
- Anthrazykline
- Cisplatin
- Mitomycin C
- Mitoxantron

} DMSO + KÄLTE

Ad 2 – Hyaloronidase

Diskutierte Wirkmechanismen
Enzymatischer Abbau der Hyaloronsäure und damit verstärkte Absorption des Paravasates aus dem betroffenen Gewebe.

Applikationsweise
- s.c. von peripher nach zentral um die betroffene Stelle spritzen
- evtl. nach 24 Stunden wiederholen
- bis zu 1.500 IE in 2-10 ml Aqua ad injectionem um die Paravasatstelle s.c. verabreichen

Nebenwirkungen
- kaum
- invasive Maßnahme (s.c. Unterspritzung)

Spezielle Maßnahmen

Indikation
- Hyaloronidase allein: – Paclitaxel
- Hyaloronidase und WÄRME: – Vinblastin
  – Vincristin
  – Vindesin
  – Vinorelbin

Ad 3 – trockene Wärme

KONSENSUS:
- subjektiv als angenehm empfundene trockene Wärmeanwendung
- 4-mal tgl. über 20 Minuten

Anwendung bei folgenden Substanzen in Kombination mit HYALORONIDASE
- Vinblastin
- Vincristin
- Vindesin
- Vinorelbin

Diskutierter Wirkmechanismus
- Vasodilatation
- Erhöhung der lokalen Blutzirkulation
  → verbesserte Verteilung und Absorption aus dem betroffenen Gewebe
  → lokale Zytostatikakonzentration sinkt

Vorteile
- einfache Handhabung (Wärmeflasche, Cold-hot-Pack)
- nicht invasiv
- keine Nebenwirkungen

> **CAVE:**
> → Erhöhung der Restaktivität mancher Zytostatika durch **Wärme** (z.B. Cisplatin, Doxorubicin), daher bei diesen Substanzen absolut **kontraindiziert**.
> → Nie feuchte Wärme (führt zu Mazeration und kann Nekrosen begünstigen)

Ad 4 – trockene Kälte

KONSENSUS:
- trockene Kühlung umgehend einleiten
- initial mindestens eine Stunde kühlen
- weiterführend mehrmals täglich 15 Minuten kühlen (ca. 3 Tage)

Anwendung bei folgenden Substanzen

a) Kälte allein:
– liposomales Doxorubicin (Caelyx®)
– liposomales Daunorubicin

b) Kälte in Kombination mit DMSO:
– Anthrazykline
– Cisplatin
– Amscarin
– Mitomycin C
– Mitoxantron

Diskutierter Wirkmechanismus
- Vasokonstriktion
- örtliche Begrenzung des Paravasates
- Verringerung der zellulären Aufnahme von Doxorubicin in vitro
- Verringerung der zytotoxischen Wirkung von Doxorubicin im Tiermodell, von Cisplatin in vitro

Vorteil
- einfache Handhabung
- nicht invasive Maßnahme
- kaum Nebenwirkungen

> **CAVE:**
> - feuchte Kälte kann zu Mazeration führen
> - Kälte → Verstärkung der Toxizität bei Vincaalkaloiden
> - bei Behandlung keinen Druck auf Paravasationsstelle ausüben

b) Kontroversiell diskutierte spezifische Maßnahmen

- **Natriumbicarbonat s.c. oder i.v.**
  – kann im Gewebe Nekrosen verursachen (v.a. in höherer Dosierung)
  – schwere Gewebsschädigungen sind nach s.c.-Gabe dokumentiert

KONSENSUS:
Wegen Nekrosegefahr durch Natriumbicarbonat selbst wird eine Anwendung NICHT empfohlen.

- **Natriumthiosulfat s.c. oder i.v.**
  – Wirksamkeit klinisch nicht ausreichend belegt

KONSENSUS:
Anwendung NICHT empfohlen.

- **Kortikosteroide: s.c. oder i.v., bzw. topisch (Creme)**
  – erhöhte Toxizität von Vincaalkaloiden
  – ist aus pharmakologischer Sicht nicht indiziert, da es sich bei Paravasaten nur in Ausnahmefällen um Entzündungen handelt
  – besitzen selbst Hauttoxizität

KONSENSUS:
Anwendung NICHT empfohlen

CAVE:
Früher s.c.-Infiltration von Cortison + Heparin → werden nicht mehr empfohlen!

c) Mögliche neue therapeutische Ansätze

WACHSTUMSFAKTOREN:
- bFGF (basic fibroblast growth factor)
- KGF (keratinocyte growth factor)

Zu beachten ist dabei aber, dass Paravasate immer ein akutes Geschehen sind, und rasches Handeln erfordern. Wachstumsfaktoren entfalten ihre Wirkung aber nicht innerhalb Minuten und Stunden und kommen somit eher als supportive Maßnahme in Frage.

8. Häufige Zytostatika in der Gynäkologie

„Standards" GYN 3

Nicht schädigend	Reizend	Nekrotisierend
MTX 5-FU Carboplatin Cyclophosphamid Ifosfamid Topotecan Irinotecan	Caelyx → nur KÄLTE	Anthrazykline → DMSO + KÄLTE
	Taxotere Etoposid Gemzar Oxaliplatin	Cisplatin → DMSO + KÄLTE
		Vinkaalkaloide Navelbine → Hyaloronidase + Wärme
↓ Keine speziellen Maßnahmen ↓ Allgemeine Maßnahmen	↓ Keine speziellen Maßnahmen ↓ Allgemeine Maßnahmen	Taxol → nur Hyaloronidase

9. Checkliste

a) Anthrazykline-Paravasat

= NOTFALL → GEWEBSNEKROTISIEREND

→ DMSO + KÄLTE

- 99%ige DSMO-Lösung, alle 6–8 Stunden, mit sterilem Kugeltupfer oder Watte, für ca. 10 Sekunden, *ohne* Druck, lokal vorsichtig auftragen. An der Luft trocknen lassen.
  CAVE: → keine UMSCHLÄGE!!

Die Auftragfläche ist zweimal so groß wie sichtbar betroffene Paravasatfläche.

- TROCKENE KÜHLUNG umgehend einleiten
  - zuerst 1 Stunde kühlen (z.B. Cold-Hot-Pack)
  - weiterführend 4-mal täglich 15 Minuten kühlen

b) Cisplatin Paravasat (> 0,4 mg/ml)

= NOTFALL → GEWEBSNEKROTISIEREND

→ DMSO + KÄLTE (wie oben beschrieben)

c) Vinkaalkaloide, Navelbine

= NOTFALL → GEWEBSNEKROTISIEREND

→ HYALORONIDASE s.c. + WÄRME

- Betroffene Stelle mit bis zu 1.500 IE Hyaloronidase in 2–10 ml Aqua ad injectionem von peripher nach zentral subkutan umspritzen (abhängig von der Größe des Paravasates)
- anschließend subjektiv als angenehm empfundene TROCKENE WÄRME (z.B. Wärmflasche oder Cold-Hot-Pack) 4-mal tägl. 20 Minuten.

d) Taxolparavasat

= NOTFALL → GEWEBSNEKROTISIEREND

→ HYALORONIDASE s.c. alleine

- Betroffene Stelle mit bis zu 1.500 IE Hyaloronidase in 2–10 ml Aqua ad injectionem von peripher nach zentral subkutan umspritzen (abhängig von der Größe des Paravasates)

> **Paravasat ist Notfall**
>
> - SOFORTMAßNAHMEN ERGREIFEN (Allgemein)
>   – sofortiger Infusionsstop, Schutzhandschuhe anziehen
>   – Hilfe holen (Stationsarzt) + Paravasate-Set holen
>   – Vorsichtiger Versuch zu aspirieren, dann Venflon entfernen
>   – Keinen Druck ausüben, steriles Abdecken
>   – Arm hochlagern
>
> - SUBSTANZSPEZIFISCHE MASSNAHME ergreifen: z.B. DMSO
>   – Hautkonsiliar (eigene Ansprechperson sofort verständigen)
>   – Evtl. Kontaktaufnahme Plastische Chirurgie
>   – Genaue schriftliche + Fotodokumentation
>   – Bei tagesklinischer Patientin evtl. stationäre Aufnahme zur Beobachtung!

10. Paravasate-Set

Inhalt

- Notfallnummern (Hautkonsil + Plastischer Konsil)
- Dokumentationsbogen
- Liste über Nekrosepotential
- Sofortmaßnahmenliste

- Einmalspritzen
- Einmalkanülen
- Kälte- u. Wärmepackungen
- sterile Kugeltupfer
- Mullkompressen
- Fixierpflaster
- Sterile Handschuhe
- Zytostatikahandschuhe
- DMSO
- Hyaloronidase (im Kühlschrank)

Um im Notfall rasch reagieren zu können, sollte ein entsprechendes Set an einem genau definierten Ort immer zur Verfügung stehen.

11. Nachsorge

→ Adaptierung der Nachsorge an das klinische Erscheinungsbild
   CAVE: Anthrazyklin-PARAVASAT „man sieht primär nicht viel"

→ Berücksichtigung des Nekrosepotentials
   CAVE: Anthrazykline „kleinste Mengen genügen"

→ Nachsorge bis zur vollständigen Rückbildung der Symptome
   CAVE: oft bis zu mehreren Monaten

→ Genaues Instruieren der Patientin: bei Problemen sofort mit dem Behandlungsteam Kontakt aufnehmen

12. Chirurgische Intervention

Bei einem Großteil der Patientinnen ist die konservative Therapie ausreichend.
CAVE: gewebsnekrotisierende Zytostatika

a) Das rechtzeitige Beiziehen eines plastischen Chirurgen nach Paravasation ist für die Patientin mit Vorteilen verbunden:
   - Entscheidung über Indikation und zeitliche Planung eines evtl. operativen Procederes
   - Mögliche Verkürzung von Morbidität und Schmerzdauer
   - Prophylaxe möglicher bleibender Funktionseinschränkung

b) Bei folgenden Symptomen wird die Konsultation eines plastischen Chirurgen und sofortige Intervention empfohlen:
   - ausgedehnte bzw. schwerwiegende Paravasation mit zu erwartenden Folgeschäden (neurovaskuläre Strukturen, Sehnen, usw.)
   - Ulzerationen und Verschorfung
   - Bei drohendem Kompartment-Syndrom

c) Methoden der chirurgischen Intervention
   - zweizeitiges Vorgehen (Debridment und später plastische Deckung)

KONSENSUS:
Bei Paravasaten mit gewebsnekrotisierenden Zytostatika ist in jedem Fall innerhalb von 72 Stunden ein plastischer Chirurg zu konsultieren.
Im Falle der Notwendigkeit eines chirurgischen Eingriffes ist ein zweizeitiges Vorgehen anzustreben.

13. Tipps und Tricks der GYN 3

- Genaue Schulung von „neuen" Kollegen
- Tumorpatientinnen haben oft „schlechte Venen". Es ist keine Schande, bei Problemen einen ev. erfahreneren Kollegen zu holen oder zu fragen.
- Miteinander „Ärzte – Pflegepersonal" von größter Bedeutung in der Betreuung onkologischer Patientinnen!

- Im Zweifel immer NEUE LEITUNG legen!
- NIE in gerötete Venen oder kleine Hämatome stechen (z.B. Mehrfachpunktion, Thrombophlebitis)
- NIE Leitung wenn Lymphstau (**CAVE:** Erysipel)
  (z.B. nach Axilladissektion oder nach Radiatio)
- Vor jeder Chemoapplikation Patientin darauf hinweisen, Auffälligkeiten (Brennen, Rötung, Schwellung, Schmerzen) sofort zu melden
- Wenn möglich kräftige Vene an der Unterarmstreckseite punktieren (im Allgemeinen gut in Bindegewebe eingelagert)
- NIE am Handrücken Zytostatika verabreichen
- NIE Zytostatika über Butterfly's verabreichen
- Anthrazykline werden peripher NUR im BOLUS, mit zusätzlicher Infusion (z.B. 5%iger Glucose), nicht als Infusion, verabreicht

  Vorteil: Arzt sieht Punktionsstelle, kann bei Abnormitäten sofort reagieren

  Nachteil: Arzt muss 20–30 Minuten direkt bei der Patientin verbringen (oft organisatorisch schwierig)
- Wenn Anthrazykline per Infusion gegeben werden, dann nur über Port-System oder ZVK
- NIE gegen Widerstand oder bei Schmerzen injizieren
- Wenn Verabreichung über Port-System immer Prüfung der korrekten Lage
  → Versuch Blut zu aspirieren
  → Spülen mit physiologischem NaCl 0,9%
- Wenn Zweifel bezüglich richtiger Lage bestehen:
  1) Port neu anstechen (siehe Kapitel Port-Systeme)
  2) Radiologische Lagekontrolle (Kontrastmittel-Darstellung des Ports, Thorax-Röntgen-Kontrolle)
  3) Vorstellung Gefäßambulanz

Antiemese

1. Allgemeines

Übelkeit und Erbrechen gehören zu den am meisten gefürchteten Nebenwirkungen der Chemotherapie.
Neben massiven Einschränkungen der Lebensqualität kann es auch zu ANOREXIE (Appetitlosigkeit), NAUSEA (Übelkeit), EMESIS (Erbrechen) kommen (= ANE-Syndrom).
Die Folgen können Therapieverzögerung bis Therapieabbruch sein, sowie die Entwicklung des schwer behandelbaren antizipatorischen Erbrechens.

> GRUNDSATZ DER ANTIEMETISCHEN BEHANDLUNG
> !!!Prophylaxe geht vor Therapie!!!

2. Risikofaktoren für Übelkeit und Erbrechen bei Chemotherapie

a) Tumorbedingte Faktoren

- Hochaggressiver Tumor
- Spätes Krankheitsstadium
- Ausgedehnte Metastasierung

b) Patientenspezifische Faktoren

- Weibliches Geschlecht → Emesisneigung ↑
- Junges Alter → Emesisneigung ↑
- Übelkeit und Erbrechen während früherer Chemotherapien → Emesisneigung ↑
- Schwangerschaftserbrechen oder Reisekrankheit in der Anamnese → Emesisneigung ↑
- Ängstliche Grundhaltung → Emesisneigung ↑
- Geringer bzw. kein Alkoholkonsum → Emesisneigung ↑

c) Zytostatikaspezifische Faktoren

- Emetogene Potenz (siehe Liste)
- Gewählte Dosis
- Applikationsweg
- Kombination

3. Formen der Emesis

a) Akute Emesis

- Tritt innerhalb der ersten 24 Stunden nach Gabe des Zytostatikums auf
- Beginnt meist nach 1–2 Stunden und erreicht das Maximum nach 4–6 Stunden
- Serotonin scheint bedeutendster Transmitter zu sein
- 5-HT$_3$-Antagonisten
- Neu: NK$_1$-Antagonisten (Emend®)

b) Verzögerte Emesis

- Tritt in der Regel an den Tagen 2–5 auf
- Maximum 48–72 Stunden nach Zytostatika-Gabe
- Typisch für cisplatinhaltige Chemotherapie
- Aber auch andere hochemetogene Zytostatika wie z.B. bei Carboplatin, Cyclophosphamid, Anthrazykline
- Serotonin spielt bei dieser Form der Emesis eher eine untergeordnete Rolle (siehe 5-HT$_3$-Antagonisten)
- Wichtiger Fortschritt: NK$_1$-Antagonisten
- Gute Wirkung auch von Metoclopramid, Kortikosteroiden

c) Antizipatorische Emesis

- Psychisch bedingtes, erlerntes Erbrechen
- Kann vor, während und nach Therapie auftreten
- Hauptursache ist eine unzureichende Emesisprophylaxe bei vorangegangenen Chemotherapiezyklen
- Unangenehmer Geschmack durch bestimmte Medikamente kann konditioniertes Erbrechen auslösen
- Einmal etabliert ist es Therapien nur schwer zugänglich!
  CAVE: ANE-Syndrom
- Entscheidend ist daher eine effektive Prophylaxe vom ersten Zyklus an (5-HT$_3$, NK$_1$)
- Stellenwert in der Therapie haben hier zusätzlich Anxiolytika (z.B. Tavor®) und verhaltenstherapeutische Maßnahmen

4. Differentialdiagnose der chemoinduzierten Emesis

> **CAVE:**
> Nicht immer ist Chemo- oder Strahlentherapie die Ursache des ANE-Syndroms!

Differentialdiagnose des ANE-Syndroms (Anorexie, Nausea oder Erbrechen) bei Tumorkranken, das **nicht** durch zytotoxische Therapie induziert ist.

a) Organische Ursachen

- Gastrointestinaltrakt
- Stenose
- Mechanischer Ileus
- Paralytischer Ileus
- Abflussbehinderung der Gallenwege
- Bakterielle, durch Toxine bedingte Enteritis
- ZNS
- Hirnödem (toxisch, entzündlich, durch Tumoren)
- Hirnmetastasen
- Zentraler und peripherer Schwindel

b) Metabolische Ursachen

- Elektrolytstörungen, besonders Hyperkalzämie, Hypokaliämie
- Störungen des Säure-Basen-Haushaltes
- Nebennierenrindeninsuffizienz
- Urämie
- Leberinsuffizienz
- Paraneoplastische „anorexigene Metaboliten"

c) Funktionelle Ursachen

- Sensorische Irritationen
- Psychische Faktoren (chronische Erschöpfung, Depressionen, etc.)

d) Medikamente

- z.B. Metronidazol
- Opiate
- Digoxin/Digitoxin

ANE = Anorexie – Nausea – Emesis
→ Nahrungsaufnahme ↓
→ Elyte (Kalium ↓) → Adynamie → Obstipation
→ Exsikkose → Thrombosen
→ Gewichtsabnahme → Schwäche

Circulus vitiosus → Sozialer Rückzug, Angst, Depressio, Fatigue-Symptomatik

5. Pathophysiologie

→ Der exakte Mechanismus des chemotherapieinduzierten Erbrechens ist nach wie vor nicht vollständig geklärt.
→ Nach heutigem Kenntnisstand sind mehrere Strukturen im *zentralen und peripheren Nervensystem* und im *Gastrointestinaltrakt* beteiligt.

- Zentrale Auslösung:
  – direkte Reizung des Brechzentrums in der Medula oblongata (Boden des 4. Ventrikels) durch das Zytostatikum selbst
  – Chemorezeptoren Trigger Zone wird durch Botenstoffe wie Dopamin, Serotonin, Neurokinin, Histamin, Muskarin aktiviert

- Periphere Auslösung:
  Schädigung der enterochromaffinen Zellen des Gastrointestinaltraktes
  – Freisetzung von neuroaktiven Substanzen z.B. Serotonin
  – weitere beteiligte Rezeptorsysteme: Dopamin, Serotonin, Neurokinin, Histamin

6. Emetogenes Potential verschiedener Monosubstanzen

Stufe	Häufigkeit von Erbrechen ohne Therapie	Wirkstoff	
5	> 90% = hoch emetogen	Cisplatin > 50 mg/m^2 Cyclophosphamid > 1.500 mg/m^2 Carmustin > 250 mg/m^2 Lomustin	Dacarbazin Mechlorethamin Streptozotocin
4	60–90% = moderat emetogen	Cisplatin > 50 mg/m^2 Carmustin > 250 mg/m^2 Carboplatin Cytarabin > 1 g/m^2 Cyclophosphamid (750 mg/m^2– 1.500 mg/m^2) Doxorubicin > 60 mg/m^2	Epirubicin > 90 mg/m^2 Mitoxantron > 15 mg/m^2 Methotrexat > 1.000 mg/m^2 Dactinomycin > 1,5 mg/m^2 Melphalan > 50 mg/m^2 Irinotecan Procarbacin (oral)
3	30–60% = moderat emetogen	Cyclophosphamid < 750 mg/m^2 Cyclophosphamid (oral) Dactinomycin < 1,5 mg/m^2 Oxaliplatin Doxorubicin 20–60 mg/m^2 Epirubicin < 90 mg/m^2 Idarubicin	Temozolamid Mitoxantron < 15 mg/m^2 Ifosfamid Methotrexat 250–1.000 mg/m^2 Pentostatin Interleukin 2 > 12–15 × 10 IE Arsentrioxid

Stufe	Häufigkeit von Erbrechen ohne Therapie	Wirkstoff	
2	10–30% = gering emetogen	Topotecan Asparaginase Cytarabin < 1.000 mg/m² Paclitaxel Docetaxel Etoposid 5-Fluorouracil < 1.000 mg/m² Methotrexat (50 mg/m²– 250 mg/m²)	Doxorubicin < 20 mg/m² Liposomales Doxorubicin Mitomycin C Teniposid Capecitabin Thiotepa Bexaroten Gemcitabine
1	< 10% = minimal emetogen	Bleomycin Busulfan Hydroxyurea Chlorambucil (oral) 2-Chlorodeoxydenosin Fludarabin Methotrexat < 50 mg/m² Thioguanin (oral) Vinblastin Vincristin	Vinorelbin Melphalan (oral) Mercaptopurin Interferone Alentuzumab Retuximab Gemtuzumab Imatinib (oral) Tretinoin

7. Wirksamkeit von antiemetischen Substanzen

a) Hohe antiemetische Wirksamkeit

- NK_1-Rezeptor-Antagonisten
- 5-HT_3 Rezeptorantagonisten
- Substituierte Benzamide (Metoclopramid in Hochdosis)

b) Mittlere antiemetische Wirksamkeit

- Neuroleptika (Phenothiazine, Butyrophenone)
- Kortikosteroide

c) Geringe eigene antiemetische Wirksamkeit

- Antihistaminika
- Anticholinergika
- Benzodiazepine

8. Antiemetische Therapie

Für die antiemetische Therapie stehen Medikamente verschiedener Substanzklassen zur Verfügung:

- NK_1-Antagonisten
- 5-HT_3 Rezeptorantagonisten
- substituierte Benzamide
- Kortikosteroide
- Antihistaminika
- Neuroleptika vom Typ der Phenothiazine
- Neuroleptika vom Typ der Butyrophenone
- Benzodiazepine
- Cannabinoide

Angriffspunkte einzelner Antiemetikaklassen

Substanzgruppe	Angriffspunkte
NK_1-Rezeptorantagonisten	Neurokinin1-Rezeptor
5-HT_3-Rezeptorantagonisten	5-HT_3-Rezeptoren
Substituierte Benzamide	Chemorezeptorentriggerzone
Kortikosteroide	Chemorezeptorentriggerzone (Membranstabilisierung?)
Antihistaminika	Brechzentrum
Neuroleptika	Chemorezeptorentriggerzone
Benzodiazepine	Limbisches System

Von besonderer klinischer Relevanz sind Dopamin, Serotonin und Substanz P, für die jeweils Antagonisten mit antiemetischer Aktivität entwickelt werden konnten.

a) **Dopaminantagonisten** (am längsten bekannt) – Metoclopramid (Paspertin®)

b) **Serotoninantagonisten** (seit Anfang der 90'er bekannt) = 5-HT_3-Antagonisten = SETRONE
   Beispiele für vor allem akute Emesis:
   1 × 2 mg p. o. Granisetron (Kytril®)
   2–3 × 8 mg p. o. Odansetron (Zofran®)
   1 × 1 Amp. Palanosetron (Aloxi®)
   1 × 5 mg p.o. Tropisetron (Navoban®)

c) NK_1-ANTAGONISTEN (seit 2004 bekannt)
   Beispiel für akute und verzögerte Emesis: Aprepitant (Emend®)

→ ältere Substanzen:
Beispiele vor allem in Kombination bei akuter und verzögerter Emesis:
- Dopaminantagonisten (z.B. Metoclopramid)
- Kortikosteroide (z.B. Fortecortin®)
- Neuroleptika (z.B. Psyquil®, Haldol®)
- Benzodiazepine (z.B. Tavor®)
- Antihistaminika (z.B. Dibondrin®, Fenistil®)

Wichtige Kombinationsmöglichkeiten

z.B. Kortikosteroid + 5-HT$_3$-Antagonist + NK$_1$-Antagonist
z.B. Kortikosteroid + Metoclopramid
z.B. Kortikosteroid + 5-HT$_3$-Antagonist

Wichtige Dosierungen

Fortecortin®	p.o.	8 mg Tbl.	2 × 1/d	d$_1$ + d$_2$
	p.o.	4 mg Tbl.	2 × 1/d	d$_3$ + d$_4$
5-HT$_3$-Antagonist (z.B. Navoban®)	p.o.	5 mg Kps.	1 × 1/d	d$_1$ – d$_4$
NK$_1$-Antagonist (z.B. Emend®)	p.o.	125 mg Tbl.	1 × 1/d	1^h vor Chemo
		80 mg Tbl.	1 × 1/d	d$_2$ + d$_3$
Metoclopramid (z.B. Paspertin®)	p.o. i.v.	3–4 × 10 mg = 3–4 × 25 gtt Hochdosis: MAXIMAL 10 mg/kg/Tag		
Neuroleptika z.B. Psyquil® Haldol®	i.v. p.o.	1–2 × 5–10 mg = ½–1 Ampulle 3 × 25 gtt		

9. Guidelines

a) Hochemetogene Chemo (= emet. Potential > 90 %)

Tag–1, 20 Uhr, 8 mg Fortecortin p.o. + 4 mg Zofran® Tbl.

Chemotag: DREIERKOMBINATION aus 5-HT$_3$-Antagonist + Kortikosteroid + NK$_1$-Rezeptorantagonist

Nachfolgende Tage 2–4: Kortikosteroid + NK$_1$-Rezeptorantagonist d$_2$ + d$_3$
(„Routineprophylaxe") + Metoclopramid

Bedarfsmedikation:
NEUROLEPTIKA   z.B. 3 × 5 gtt Haldol®
DOMPERIDON   z.B. Motilium® Supp. 30 mg
METOCLOPRAMID   z.B. 3 × 25 gtt Paspertin®
BENZODIAZEPINE   z.B. Temesta® 1 mg

b) Moderat emetogene Chemo (= emet. Potential 30–90%)

Tag –1, 20 Uhr, 8 mg Fortecortin p.o. + 4 mg Zofran® Tbl. (nur im Bedarfsfall)

Chemotag: ZWEI- bis DREIERKOMBINATION aus 5-HT$_3$-Antagonist + Kortikosteroid + evtl. NK$_1$-Rezeptorantagonist

Nachfolgende Tage 2–3 (–4): Kortikosteroid oder
("Routineprophylaxe") Kortikosteroid + 5-HT$_3$-Antagonist oder
Kortikosteroid + Metoclopramid oder
evtl. NK$_1$-Rezeptorantagonist d$_2$ + d$_3$

Bedarfsmedikation:		
	NEUROLEPTIKA	z.B. 3 × 5 gtt Haldol®
	DOMPERIDON	z.B. Motilium® Supp. 30 mg
	METOCLOPRAMID	z.B. 3 × 25 gtt Paspertin®
	BENZODIAZEPINE	z.B. Temesta® 1 mg

c) Gering emetogene Chemo (emet. Potential 10–30%)

Chemotag: MONOTHERAPIE
Metoclopramid oder
5-HT$_3$-Antagonist oder
Kortikosteroid

Nachfolgende Tage 2–3 (–4): „Keine Routineprophylaxe"

Bedarfsmedikation:		
	NEUROLEPTIKA	z.B. 3 × 5 gtt Haldol®
	DOMPERIDON	z.B. Motilium® Supp. 30 mg
	METOCLOPRAMID	z.B. 3 × 25 gtt Paspertin®
	BENZODIAZEPINE	z.B. Temesta® 1 mg

Zusammenfassung

- Prophylaxe geht vor Therapie
- Sinnvolle Kombination einzelner Antiemetika sehr wichtig
- Ermittlung des emetogenen Potentials der Chemo und entsprechende Antiemese (Bsp. Hochemetogen → Cisplatin → NK$_1$-Rezeptorantagonist zusätzlich)
- Berücksichtigung der Faktoren, die das Risiko für therapiebedingte akute Emesis erhöhen (Bsp. Vorhergehende Emesis)
- Bei hoch und moderat emetogener Chemo → Fortsetzung der Prophylaxe des verzögerten Erbrechens über 2–4 d nach Ende der Chemo

Mit einer effektiven Prophylaxe und Therapie von Nausea und Emesis im Rahmen einer Chemotherapie können die Akzeptanz der Therapie und die Lebensqualität der Patienten erheblich verbessert werden.

Eine bestmögliche antiemetische Prophylaxe zur Vermeidung schwerwiegender Komplikationen (ANE-Syndrom) ist heute Voraussetzung für die Durchführung moderner Chemotherapien.

10. Antiemetische Substanzen

Wirkung, Nebenwirkungen, Allgemeines

I. Dopaminantagonisten

z.B. Metoclopramid (Paspertin®)

> Standen vor der Ära der 5-HT$_3$ Antagonisten ganz im Vordergrund. Heute vor allem bei **VERZÖGERTER** Emesis oder als Bedarfsmedikation.

Wirken in Standarddosis als:
- Dopamin-D$_2$-Rezeptorantagonisten
- weisen mäßige antiemetische Aktivität auf
- haben zusätzlichen günstigen prokinetischen Effekt (beschleunigte Magenentleerung)
- gute Wirkung v.a. bei verzögerter Emesis besonders in Kombination mit Kortikosteroid

Wirken in höherer Dosis auch als:
- 5-HT$_3$ Rezeptorblocker
- erreichen so stärkere Antiemese
- es können aber erhebliche Nebenwirkungen auftreten (v.a. Extrapyramidalmotorische Störungen, aber auch agitierte Depressio und Hypertonie)

II. 5-HT$_3$ Antagonisten – Setrone

z.B.: Ondansetron (Zofran®), Tropisetron (Navoban®), Granisetron (Kytril®), Palonosetron (Aloxi®)

> Eckstein in der Prophylaxe und Therapie der **AKUTEN** chemoinduzierten Emesis seit den 90er Jahren.

- Eine eindeutige Überlegenheit einer Substanz gegenüber dem Konkurrenzpräparat konnte bislang nicht gezeigt werden
- Alle Substanzen zeigen im Wirkungs- und Nebenwirkungsprofil nur geringfügige Unterschiede

- In empfohlener Dosis scheinen bei allen Substanzen die Rezeptoren komplett abgesättigt zu sein
- Gleiche Wirksamkeit bei oraler (1 Stunde vor Zytostatika-Gabe) als auch parenteraler (unmittelbar vor Zytostatika-Gabe) Gabe
- Gut verträglich, keine Störung des Extrapyramidalen-Motorischen Systems
- Beim verzögerten Erbrechen jedoch nur begrenzt wirksam, daher nur zeitlich begrenzt einzusetzen
- Wichtigste Nebenwirkungen: Kopfschmerzen + Obstipation (!), selten QT-Verlängerung im EKG

III. NK_1-Antagonisten

z.B. Aprebitant (Emend®)

- neue und viel versprechende Substanzgruppe, seit 2003 in Deutschland zugelassen
- Wirkung bei **AKUTER** und **VERZÖGERTER** Emesis

Dosierung: 125 mg p.o. 1 Stunde vor Chemo;
80 mg d_1 + d_2 nach Chemo (morgens)

Nebenwirkungen: Fatigue, Schluckauf, Asthenie

IV. „Ältere" antiemetische Substanzen

Gute Effektivität in Kombination mit
- 5-HT_3 Antagonisten
- NK_1-Antagonisten
- Oder auch untereinander

a) Kortikosteroide

z.B.: Dexamethason (Fortecortin®), Methylprednisolon (Urbason®)

- Antiemetischer Wirkmechanismus noch weitgehend unklar
- Wirkung als Monosubstanz sowohl bei akuter als auch verzögerter Emesis
- Guter Kombinationspartner
  - → deutliche Wirkungssteigerung von 5-HT_3 Antagonisten
  - → deutliche Wirkungssteigerung von Metoclopramid
- Meiste Erfahrungen mit Fortecortin® (Bsp.: 8 mg/d und 5-HT_3 Antagonist)

Wichtigste Nebenwirkungen:
- Schlafstörung
- Stimmungsschwankung
- perianale Irritation

- Gesichts-Flush
- Verschlechterung einer diabetischen Stoffwechsellage

b) Benzodiazepine

z.B.: Lorazepam (Tavor®, Temesta®), Diazepam (Valium®)

- wirken primär anxiolytisch
- haben für sich alleine nur geringen antiemetischen Effekt
- v. a. in Kombinationstherapie
- hilfreich bei antizipatorischem Erbrechen
- emotionale Co-Faktoren werden günstig beeinflusst
- evtl. Gabe am Abend vor Chemotherapie

Wichtigste Nebenwirkung
- Sedierung

c) Neuroleptika

z.B.: Phenothiazine (Psyquil®, Torecan®, Neurocil®), Butyrophenone (Motilium®, Haldol®, DHBP®)

- Zeigen moderate antiemetische Wirkung
- Wirkmechanismen über eine Dopamin-D_2-Rezeptor-Blockade
- Einsatz im Rahmen einer Kombinationstherapie

Wichtigste Nebenwirkungen
- Störung des Extrapyramidalen-Motorischen Systems
- Sedierung
- Kopfschmerz

d) Antihistaminika

z.B. Dimenhydrinat (Vomexa®)

- Zeigen geringe antiemetische Wirkung
- Eher als Reservemedikament
- Wird vor allem bei Reisekrankheit eingesetzt

Wichtigste Nebenwirkung
- Sedierung

Nebenwirkungen einzelner Antiemetikaklassen (Beispiele)	
Substanzgruppe	Mögliche Nebenwirkungen
NK_1-Rezeptorantagonisten	Fatigue, Schluckauf, Asthenie
$5\text{-}HT_3$-Rezeptorantagonisten	Müdigkeit Kopfschmerz Obstipation Hypertonus (Tropisetron)
Substituierte Benzamide	Extrapyramidale Symptomatik Sedierung Hypertonie agitierte Depression
Kortikosteroide	Sedierung Perianale Irritationen Kopfschmerz Gesichts-Flush Verschlechterung einer diabetischen Stoffwechsellage
Antihistaminika	Sedierung
Neuroleptika	Extrapyramidale Symptomatik Sedierung Kopfschmerz
Benzodiazepine	Sedierung

11. Tipps und Tricks der GYN 3

„Kein Appetit – kein Hunger"

- Appetitanreger: Campari, Wermut, Martini, Bier
- Wunschkost bestellen (Diätologin beiziehen): z.B. geruchsarme Nahrungsmittel: Nudeln, Reis, Kartoffeln, Brot, Gebäck, Pudding, Mus, Suppen, Butterkekse, Zwieback
- Verhinderung „metallener" Geschmack: evtl. Plastikbesteck, Kaugummi (zuckerfrei), saure Bonbons, Ananaseiswürfel in Kugelform, Bitter Lemon, Tonic water
- Mehrmals täglich kleine Portionen, auch spät abends vor dem Schlafengehen
- Blähungshemmend: Fencheltee, Anistee, Karotten, Sellerie, Kardamom, Obstkompott
- Flüssigkeitszufuhr wenn möglich nur zwischen den Mahlzeiten, um Völlegefühl zu vermeiden
- Energiereiche Trinknahrung (Meritene®, Forti-Fresh®, …)

„Für zu Hause"

- immer „Sicherheitsmedikament" für zu Hause mitgeben (z.B. Motilium® Supp. 30 mg bei Übelkeit oder Paspertin® 3–4-mal tägl. 25 gtt bei Übelkeit)
- gegenenfalls Motilium Supp. bereits vor dem Aufstehen im Bett applizieren. Nicht warten bis Übelkeit in voller Stärke auftritt!
- Patientin genau über *prophylaktische* Einnahme von Antiemetika aufklären (z.B. 5-HT$_3$-Rezeptorantagonist für 3 (–5) Tage nach Chemo *fix* einnehmen; wegen Obstipationsneigung evtl. zusätzlich Stuhlregulans rezeptieren) → fixes Einnahmeschema mitgeben!! (Antiemese-Therapieplan)
- Telefonnummer von Station mitgeben → jederzeit Anruf bei Unklarheiten oder Fragen
- Bei Nichtansprechen auf konventionelle Antiemetika, Versuch mit synthetisiertem Cannabinoid (z.B. Nabilone® 0,5 mg Kps. 0-0-0-1, max. Steigerung auf 1 mg Kps.)
- Bei massiver Emesis → **CAVE:** ANE-Syndrom → stationäre Aufnahme zur Infusionstherapie und i.v.-Antiemese

Allergische Reaktionen

1. Allgemeines

Die Hypersensitivitätsreaktionen der einzelnen Zytostatika weisen erhebliche quantitative und qualitative Unterschiede auf, d.h. der Schweregrad kann von leichtem Pruritus bis hin zur gefürchteten Anaphylaxie reichen.
Immunologisch werden 4 Formen der Hypersensitivitäts-Reaktionen unterschieden. Insbesondere der Typ I Reaktion vom SOFORTTYP kommt eine große klinische Bedeutung zu.

2. Typische klinische Zeichen

- kutane Reaktionen wie Pruritus, toxisches Erythem, Urticaria, Angioödem, Flush, Hitzegefühl
- Dyspnoe, Zyanose
- thorakale Schmerzen, Engegefühl
- Palpitationen, Arrhythmien
- Bronchospasmus, Laryngospasmus
- Hypotension
- Anaphylaktischer Schock

3. Therapie – „Sofortmaßnahmen"

1. Sofortiger Infusionsstop
2. 2A Dibondrin® in Kurzinfusion i.v. (30 mg Diphenhydramin)
3. 250–1.000 mg Solu-Dacortin® im Bolus i.v. (Prednisolon)
4. O_2-Sonde
5. bei Bronchospasmus (2–3 Hübe Berodual® DÄ) Fenoterol
6. evtl. Gabe von Euphyllin® 5mg/kg KG über 30 min in KI
7. ausreichende Volumengabe bei RR-Abfall
8. SUPRARENIN-Gabe bei anaphylaktischem Schock → HERZALARM

4. Sonderform der Hypersensitivität

Taxolhypersensitivitätsreaktion

→ *häufig*: bis hin zur anaphylaktischen Reaktion mit RR-Abfall (bis 10%), daher obligate PRÄVENTION vor jedem Zyklus (!) mit:
  - DEXAMETHASON
  - H_1-Blocker
  - H_2-Blocker

Durch Präventionstherapie können Hypersensibilitätsreaktionen (HSR) auf ca. 8–10% reduziert werden, d.h. trotz „einfacher Vorbereitung" haben noch 8% eine HSR.

Evtl. Risikofaktoren
- zu rasche Verabreichung
  → Mastzelldepolarisation (evtl.) Chremophorbedingt (= Lösungsmittel)

Wichtig:
Neues Medikament: Abraxane® (= albumingelöstes Paclitaxel) → keine Hypersensitivitätsreaktionen!!

CAVE:
Spezielles Infusionsbesteck zur Taxolverabreichung → PVC-frei mit Partikelfilter

CAVE: Unterscheidung:
„Hypersensitivität"   ←→   Anaphylaxie
RR-Anstieg   RR-Abfall
Puls normal bis tachykard   Puls tachykard

Klinisches Erscheinungsbild der Taxolhypersensitivität

CAVE: Tritt meist nach ersten 3–5 Tropfen auf!

Flush, Hitzegefühl, „Brennen", thorakale Enge bis „Luftnot", Zyanose, Dyspnoe, Hypertension, Tachykardie, Kopfschmerzen, *plötzlich* einschießende Kreuzschmerzen, Angst, Palpitationen

Vorgehen bei Taxolverabreichung auf der GYN 3

1. Obligate Prophylaxe mit („einfache Vorbereitung")
   - Dexamethason
   - H₁-Blocker
   - H₂-Blocker

2. ARZT bleibt die ersten 10–30 Minuten, mit bereits prophylaktisch vorbereiteter Dibondrin®-KI, bei Patientin. **Wichtig:** Es muss die Möglichkeit bestehen, „Stationsalarm" auszulösen (d.h. Schwesternanwesenheitsglocke muss im Patientinnenzimmer aktiviert sein).
   RR- und Puls-Kontrollen in 10-Minuten-Abständen während dieser Zeit.

Sonderform der Hypersensitivität

3. Patientin reagiert auf Taxol:
   → sofortiger Infusionsstop!!
   → Patientenglocke wird vom Arzt betätigt – durch diesen zusätzlichen Impuls ertönt nun ein „schneller Glockenton" (= stationärer Alarm) aus dem betreffenden Zimmer.
   → Das Stationspersonal erkennt diesen Alarmton und eilt zu Hilfe.
   → Die Dibondrin®-KI ist vom Arzt bereits angehängt. Das Stationspersonal bringt 250 mg Solu-Dacortin® (wird sofort i.v. im Bolus verabreicht), O_2-Gabe, Pulsoxymeter, RR-Monitor, evtl. Nitro-Spray bei hypertensiver Krise, evtl. $^1/_2$–1 Amp. Dipidolor® s.c. bei starken Kreuzschmerzen, evtl. zusätzlich VENFLON zur Volumengabe, falls doch Anaphylaxie mit RR-Abfall.

4. Meist tritt nach wenigen Minuten eine deutliche Besserung ein.
   FLUSH ↓, RR und Puls stabilisieren sich, evtl. vorhandene Palpitationen und thorakales Engegefühl verschwinden.

> **CAVE:**
> Patientin durch zusätzliche Dibondrin®-Gabe meist müde und verlangsamt, d.h. Toilettengang nur mit Hilfe.

Mit Patientin Vorkommnisse besprechen, Patientin beruhigen, evtl. Gabe von Benzodiazepinen. Auch Mitpatientinnen über diesen Vorgang aufklären und beruhigen.

5. Neuerliche Kontrolle: RR, Puls und subjektive Befindlichkeit der Patientin, evtl. EKG → wenn o.B. Paclitaxel-Therapie unter besonderen Vorsichtsmaßnahmen wieder ganz **langsam** beginnen.

6. Hat eine Patientin **einmal** auf Taxol® eine Hypersensitivität gezeigt (Flush, RR-Anstieg, usw.) findet der nächste Zyklus unter stationären Bedingungen, mit so genannter „DOPPELTER VORBEREITUNG" statt.
   Sollte die Patientin trotz „doppelter Vorbereitung" neuerlich reagieren, wird Taxol® nicht mehr verabreicht!!! (→ evtl. Umstellung auf Taxotere®).

„Doppelte Vorbereitung"

d-1 (= Tag vor Chemo)

URBASON®	40 mg	Tbl.	→	12 Uhr	+	18 Uhr
ZYRTEC®	10 mg	Tbl.	→	12 Uhr	+	18 Uhr
ZANTAC®	150 mg	Tbl.	→	12 Uhr	+	18 Uhr

d 1 (= Chemotag)
½ Stunde vor Taxol®-Gabe: 1 Amp. Dibondrin® in KI
　　　　　　　　　　　　　　250 mg Solu-Dacortin® i.v.
　　　　　　　　　　　　　　1 Amp. Zantac® i.v.
　　　　　　　　　　　　　　　↓
　　　　　　　　　　　　　　20 min PAUSE
　　　　　　　　　　　　　　　↓
　　　　　　　　　　　　　　Taxol® – START

CAVE: BZ-Kontrolle (!) insbesondere bei Patientinnen mit DM!

5. Allergie vom Typ I bei verschiedenen Substanzen

Für eine Reihe zytostatischer Substanzen sind alle allergischen Reaktionen in unterschiedlicher Frequenz und Ausprägung beschrieben. Es handelt sich hierbei um Typ I Hypersensitivitätsreaktion.

Carboplatin

Häufigkeit: ca. 5% Anaphylaktoide Reaktionen
Prävention: H_1-Antihistaminika + Glucocorticoide
Risikofaktoren: v.a. bei Reexposition mit Carboplatin (ca. 1% bei First-line-Therapie, ca. 8–44% bei Second- oder Third-Line Reexposition)

Management (bei Typ I Allergie):
a) Umstellung auf Cisplatin mit so genannter „doppelter Vorbereitung"
b) Umstellung auf Oxaliplatin mit so genannter „doppelter Vorbereitung"
c) Verabreichung von Carboplatin entsprechend Carboplatin-Desensibilisierungsprotokoll
   Wichtig: Das Desensibilisierungsprotokoll muss bei jedem neuen Zyklus ident angewendet werden. Sollte unter dem Desensibilisierungsprotokoll auch eine allergische Reaktion auftreten, so ist die Therapie zu beenden.

Desensibilisierungsprotokoll Carboplatin

Prämedikation

1 Amp. Zofran® in 100 ml NaCl 0,9%
1 Amp. Zantac® 150 mg i.v.
2 Amp. Dibondrin® in 100 ml NaCl 0.9% i.v.
20 mg Dexamethason in 100 ml NaCl 0,9% ½ Stunde vor Cisplatin-Infusion

1/1000 der Carboplatingesamtdosis in 150 ml Glucose 5% über 1,5 Stunden, falls keine Reaktion, dann
1/100 der Carboplatingesamtdosis in 150 ml Glucose 5% über 1,5 Stunden, falls keine Reaktion, dann

1/10 der Carboplatingesamtdosis in 150 ml Glucose 5% über 1,5 Stunden, falls keine Reaktion, dann
Verbleibende Carboplatindosis in 150 ml Glucose 5% über 1,5 Stunden

- Während des gesamten Desensibilisierungsprotokolls muss ein auf Notfälle geschulter Arzt bei der Patientin anwesend sein!
- Zweiter venöser Zugang obligat!
- Notfallmedikamente (z.B. Antihistaminika, Kortikosteroide, Suprarenin, Theophyllin, Plasmaexpander etc.) müssen im Patientenzimmer griff- und applikationsbereit sein!
- Blutdruckmonitor und Pulsoxymeter sowie die Möglichkeit der sofortigen Sauerstoffgabe sind Voraussetzung. Zugleich muss die Möglichkeit bestehen **sofort** Herzalarm auszulösen!

Cisplatin

Häufigkeit: ca. 5–10% Anaphylaktoide Reaktionen
Prävention: H_1-Antihistaminika + Glucocorticoide
Risikofaktoren: keine bekannt
                TODESFÄLLE beschrieben

Management (bei Typ I Allergie):
a) Falls Oxaliplatin-Hauttest negativ Umstellung auf Oxaliplatin mit so genannter „doppelter Vorbereitung"
b) Cisplatingabe entsprechend Desensibilisierungsprotokoll nach Markmann mit 4-tägiger oraler Vorbereitung plus schrittweiser Steigerung der Applikationsdosis.

Desensibilisierungsprotokoll Cisplatin

Dexamethason, per os, (8 mg – 8 mg – 4 mg) Tag –4 bis Tag –1

1 Dibondrin® Dragee 50 mg, per os, zur Nacht, Tag –4 bis Tag –1

Tag 1:
21 Uhr: Prähydrierung lt. Cisplatin-Schema

Prämedikation am Tag der Therapie
6 Uhr: 1 Dibondrin® Dragee 50 mg, per os

Hauttest: Intradermale Injektion von 0,02 ml unverdünnte Cisplatinlösung.
           Hautkontrollen nach 5, 15 und 30 Minuten – wenn keine Reaktion
           → dann *weitere Vorbereitung*:

Zofran® 8 mg in 100 ml NaCl 0,9%
1 Amp. Zantac® 150 mg i.v.
Dexamethason 20 mg in 100 ml NaCl 0,9%

30 Minuten Pause

1/1000 der Cisplatingesamtdosis in 50 ml NaCl 0,9% über 30 Minuten, falls keine Reaktion
1/100 der Cisplatingesamtdosis in 50 ml NaCl 0,9% über 15 Minuten, falls keine Reaktion
1/10 der Cisplatingesamtdosis in 50 ml NaCl 0,9% über 15 Minuten, falls keine Reaktion
Verbleibende Cisplatindosis in 250 ml NaCl 0,9% über 30 Minuten

Nachhydrierung lt. Schema

- Während des gesamten Desensibilisierungsprotokolls muss ein auf Notfälle geschulter Arzt bei der Patientin anwesend sein!
- Zweiter venöser Zugang obligat!
- Notfallmedikamente (z.B. Antihistaminika, Kortikosteroide, Suprarenin, Theophyllin, Plasmaexpander etc.) müssen im Patientenzimmer griff- und applikationsbereit sein!
- Blutdruckmonitor und Pulsoxymeter sowie die Möglichkeit der sofortigen Sauerstoffgabe sind Voraussetzung. Zugleich muss die Möglichkeit bestehen **sofort** Herzalarm auszulösen!

Docetaxel

Häufigkeit: ca. 5% Anaphylaktoide Reaktionen
ca. 10% Hautveränderungen, Ödeme
Prävention: OBLIGATE PROPHYLAXE (!!!)
DEXAMETHASON H_1 + H_2-Blocker
Risikofaktoren: keine bekannt

Epirubicin, Doxorubin, Daunorubicin

→ **selten** anaphylaktoide Reaktionen

Prävention: H_1-Blocker + Glucocorticoide
Risikofaktoren: bei vorhergehender Applikation
- Urticaria
- Hautreaktion im Bereich der Venen „RASH"

CAVE: zum Teil Kreuzreaktionen zwischen Anthrazyklinen

Cyclophosphamid

→ **selten** anaphylaktoide Reaktionen

Etoposid

→ **selten** < 1% anaphylaktoide Reaktionen

Prävention: langsame i.v. Gabe mittels Infusion > 30 min.
Risikofaktoren: schnelle i.v. Gabe

MTX

→ **selten** < 1% anaphylaktoide Reaktionen

Prävention: keine bekannt
Risikofaktoren: hohe Dosis

Allgemeine Toxizitäten

	KM-Depression	Emesis/Nausea	Allerg. Reaktion	Alopezie	Hautausschläge	Fieber
Bleomycin	Ø	selten	häufig	selten	häufig	häufig
Carboplatin	häufig	häufig	selten	ganz selten	ganz selten	ganz selten
Cisplatin	selten	sehr häufig	häufig	ganz selten	Ø	ganz selten
Cyclophosphamid	häufig	häufig	selten	sehr häufig	ganz selten	ganz selten
Daunorubicin	sehr häufig	häufig	ganz selten	selten	Ø	ganz selten
Doxorubicin	häufig	häufig	selten	selten	ganz selten	selten
Docetaxel	häufig	selten	häufig (oblig. Prophylaxe)	häufig	selten	ganz selten
Epirubicin	sehr häufig	häufig	ganz selten	selten	ganz selten	ganz selten
Etoposid D, VP-16	häufig	häufig	häufig	häufig	ganz selten	ganz selten
5-FU	häufig	häufig	ganz selten	selten	Ø	Ø
Gemcitabine	häufig	ganz selten	ganz selten	Ø	ganz selten	selten
Ifosfamid	häufig	häufig	Ø	ganz selten	Ø	Ø
Irinotecan (CPT11)	häufig	häufig	Ø	ganz selten	?	Ø
MTX	sehr häufig	selten	selten	selten	selten	ganz selten
Mitomycine	sehr häufig	häufig	ganz selten	ganz selten	ganz selten	selten
Paclitaxel	sehr häufig	häufig	häufig (oblig. Prophylaxe)	sehr häufig	Ø	ganz selten
Treosulfan (Ovastat)	häufig	selten	ganz selten	ganz selten	Ø	Ø
Vinblastin	sehr häufig	selten	selten	selten	ganz selten	selten
Vinorelbin	häufig	selten	Ø	ganz selten	ganz selten	ganz selten
Oxaliplatin	häufig	häufig	Ø	ganz selten	Ø	Ø
Topotecan	häufig	selten	selten	selten	selten	Ø
Caelyx	selten	selten	selten	keine	PPE	Ø
Myocet	häufig	selten	selten	ja	selten	Ø

Organtoxizitäten

	Stomatitis, Mukositis	Anorexie, Diarrhoe	Hepato-toxizität	Kardio-toxizität	pulmonale Toxizität	renale Toxizität, Zystitis	Neuro-toxizität	endokrine Toxizität	dermatologische Toxizität
Bleomycin	häufig	ganz selten	∅	ganz selten	sehr häufig	∅	ganz selten	∅	häufig (Pigment-störung, BULLAE)
Carboplatin	selten	selten	selten	selten	∅	selten	selten	selten	selten
Cisplatin	selten	häufig	selten	ganz selten	ganz selten	sehr häufig	häufig	häufig HRS↑Mg++↓	ganz selten
Cyclophosphamid	selten	selten	∅	häufig	ganz selten	häufig	selten	selten	selten
Daunorubicin	häufig	ganz selten	selten	sehr häufig	∅	ganz selten	∅	selten	∅
Doxorubicin	häufig	selten	selten	sehr häufig	ganz selten	ganz selten	∅	ganz selten	Pigmentstörung (selten)
Docetaxel	häufig	ganz selten	ganz selten	selten	selten	selten	selten	selten	selten (Ödeme)
Epirubicin	selten	ganz selten	∅	häufig	∅	∅	∅	ganz selten	ganz selten
Etoposid	häufig	ganz selten	selten	selten	∅	∅	selten	selten	selten (???)
5-FU	häufig	häufig	ganz selten	selten	ganz selten	∅	ganz selten	∅	selten (???)
Gemcitabine	selten	ganz selten	selten	∅	ganz selten	selten	?	selten	selten
Ifosfamid	selten	∅	selten	ganz selten	∅	sehr häufig	häufig	selten (flu-like-syndrom)	selten
Irinotecan	selten	häufig	selten	∅	selten	ganz selten	?	ganz selten	häufig
MTX	häufig	häufig	sehr häufig	ganz selten	selten	häufig	selten	selten	häufig (Photosens.)
Mitomycine	selten	ganz selten	selten	ganz selten	selten	selten	selten	∅	ganz selten
Paclitaxel	selten	selten	selten	häufig	∅	?	häufig	ganz selten	selten
Treosulfan	selten	ganz selten	selten	ganz selten	selten	selten	ganz selten	selten	Selten (Ekzem)
Vinblastin	häufig	häufig	ganz selten	ganz selten	ganz selten	∅	häufig	ganz selten (SIADH)	∅
Vinorelbine	selten	selten	ganz selten	ganz selten	ganz selten	∅	selten	ganz selten (SIADH)	selten

Standard Operating Procedures zur Verabreichung der einzelnen Chemotherapie-Schemata

(in alphabetischer Reihenfolge)

Aufgrund der Vielzahl der zur Verfügung stehenden Zytostatika und der zahlreichen Möglichkeiten ihrer Kombination hat sich die Anzahl der an Onkologischen Stationen verabreichten Therapieschemata in den letzten Jahren stark erhöht. Zusätzlich spielen auch Variationen in den Dosierungen der Chemotherapeutika und in den Intervallen ihrer Verabreichung (siehe metronomische, kontinuierliche Applikationen, etc.) in den neuen Behandlungskonzepten eine immer größere Rolle. Andererseits verlangen die immer höher werdenden Qualitätsansprüche nach einer weit möglichsten Standardisierung der zytostatischen Therapien mit angemessenen Maßnahmen zur Fehlervermeidung.

Die auf den folgenden Seiten angeführten *„Standard Operating Procedures"* *(SOPs)* für die einzelnen Schemata zur Therapie des Mammakarzinoms und der malignen gynäkologischen Tumoren sollen diesen Erfordernissen Rechnung tragen. Es wird hier die praxisnahe Verabreichung von Therapien „Schritt für Schritt„ mit genauen Zeit- und Dosis-Angaben, von der Prämedikation bis zur Nachbehandlung, detailliert beschrieben. Am Ende jeder SOP sind unter der Rubrik *„Tipps und Tricks"* bewährte Maßnahmen zur Vermeidung von Nebenwirkungen und Komplikationen sowie das Vorgehen bei akuten Zwischenfällen (wie Paravasaten etc.) für die entsprechenden Substanzen angegeben.

Zur übersichtlichen und fehlerfreien Verabreichung von Chemotherapien hat es sich auf der gynäko-onkologischen Station der Innsbrucker Univ.-Frauenklinik *(kurz: GYN 3)* bewährt, dass für jede Patientin am Tag der Therapie die entsprechende SOP in kopierter Form an einer Tafel aufgehängt wird und die einzelnen Procedures, Schritt für Schritt durch die/den Turnus- bzw. Stations-arztIn abgezeichnet werden.

Obwohl diese SOPs über Jahre aus der Routine entstanden sind und in jährlichen Abständen auf den neuesten Wissensstand gebracht wurden, entbehren sie natürlich den Anspruch auf Vollständigkeit und Fehlerfreiheit. Der ständige Wandel und Erkenntnisgewinn betreffend neuer Chemotherapiekonzepte erlauben es trotz größter Bemühungen kaum, immer am letzten Stand der Dinge zu sein. Darüber hinaus sind SOPs immer an situative Bedingungen und Gepflogenheiten gebunden und einiges, aber beileibe nicht alles, was die sogenannten Vorläufe und Nachläufe der eigentlichen Chemotherapie angeht, ist „Geschmackssache" und würde geringfügigen Änderungen standhalten.

Allerdings waren es die guten Erfahrungen, mit einer sehr geringen Rate an Komplikationen und Zwischenfällen, die wir auf der GYN 3 mit diesen Richtlinien über Jahre gemacht haben, die uns dazu veranlasst haben diese SOPs in dieser Form zu publizieren.

Ganz besonders bei der Verabreichung von Chemotherapien muss der Grundsatz *„primum nihil nocere"* gelten!

Einige wichtige Formeln zur

a) Berechnung der Körperoberfläche (nach Mosteller)

KOF (m²) = Wurzel aus: Größe (cm) × Gewicht (kg)/3600

b) Berechnung der Creatinin-Clearance (GFR)

Bei einzelnen Zytostatika (z.B. Cisplatin) ist eine ausreichende renale Ausscheidungsfunktion (anhand der Creatinin-Clearance beurteilbar) Voraussetzung für ihre Verabreichung.
Bei anderen Substanzen wie dem Carboplatin, stellt die Creatinin-Clearance einen Eckpfeiler für die Berechnung der auf die Nierenfunktion der Patienten abgestimmte Verabreichungsdosis dar.

Cockroft-Gault Formel

$$\text{Creatinin-Clearance} = ((140 - \text{Alter}) \times \text{Gewicht} \times 0{,}85) / (\text{Serumkreatinin} \times 72)$$

Ccr (ml/min), Alter (Jahre), Gewicht (kg), Serumkreatinin (mg/dl)

Wright Formel

$$\text{GFR} = ((6580 - 38.8 \times \text{Alter}) \times \text{BSA} \times 0.00832) / \text{Serumkreatinin}$$

GFR (ml/min), Alter (Jahre), BSA (m²), Serumkreatinin (mg/dl)

Jelliffe Formel

$$\text{Creatinin-Clearance} = 0.9 \times (98 - (0.8 \times (\text{Alter} - 20))) / \text{Serumkreatinin}$$

Ccr (ml/min), Alter (Jahre), Serumkreatinin (mg/dl)

Modifizierte Jelliffe Formel

$$\text{Creatinin-Clearance} = (98 - (0.8 \times (\text{Alter} - 20))) \times \text{BSA} \times 0.9 / (\text{Serumkreatinin} \times 1.73)$$

Ccr (ml/min), Alter (Jahre), BSA (m²), Serumkreatinin (mg/dl)

Mit Ausnahme der Jelliffe Formel besteht zwischen den drei weiteren dargestellten Formeln kein wesentlicher Unterschied in den errechneten Ergebnissen im Vergleich zu der ^{51}Cr-EDTA bestimmten GFR (gold-standard). Die inkonsistenten Ergebnisse der in Europa und in den USA häufig gebrauchten Jelliffe Formel, werden auf das nicht Einbeziehen der Körperoberfläche (KOF) in die Berechnung zurückgeführt. Die KOF korreliert sehr eng mit der Nierengröße und mit der gesamten glomerulären Filtrationsfläche. Des Weiteren ist die Korrelation zwischen KOF und GFR durch mehrere Studien belegt. Somit kann mit der Jelliffe Formel keine adäquate Berechnung der Creatinin-Clearance bei Personen mit überdurchschnittlich hoher oder niedriger KOF durchgeführt werden.

CAVE: Jelliffe Formel

- Patienten mit geringer KOF → Kreatinin Clearance überbewertet → Überdosierung
- Patienten mit großer KOF → Kreatinin Clearance unterbewertet → Unterdosierung

c) Berechnung der Carboplatin Dosis

Die *Calvert Formel* erlaubt die Berechnung einer individualisierten, an die Nierenfunktion der Patientin adaptierte, Dosierung des Carboplatins auf Basis der Creatinin-Clearance (GFR):

Calvert Formel

$$\text{Carboplatindosis} = \text{AUC} \times (\text{GFR} + 25)$$

Carboplatindosis (mg), AUC (mg/ml min), GFR (ml/min)

Ist die Creatinin-Clearance nicht bekannt, kann die an die Nierenfunktion adaptierte Carboplatin Dosis anhand der *Chatelut Formel* errechnet werden. Diese ergibt die sog. *Carboplatin-Clearance*, die mit der gewünschten „Area under the Curve" (AUC) multipliziert wird, um die effektive Carboplatin Dosis (in mg) zu erhalten.

Chatelut Formel

$$\text{Carboplatin-Clearance} = 0.134 \times \text{Gewicht} + (218 \times \text{Gewicht} \times (1 - 0.00457 \times \text{Alter}) \times 0.686) / (\text{Serumkreatinin} / 0.01131)$$

Carboplatin-Clearance (ml/min), Gewicht (kg), Alter (Jahre), Serumkreatinin (mg/dl)

$$\text{Carboplatin-Dosis (mg)} = \text{Carboplatin-Clearance} \times \text{AUC}$$

AC
Doxorubicin / Cyclophosphamid
(Adriblastin® / Endoxan®)

Indikation:	Mammakarzinom

Dosis:

Doxorubicin	60 mg/m²	
Cyclophosphamid	600 mg/m²	q21

Voraussetzungen:	• Echokardiografie (jeweils nach 3 Zyklen zu kontrollieren!) • BB • LFP, NFP • evtl. Port-System
Vorlauf 10 Uhr:	• 1 Amp. Zofran® 4 mg in 100 ml NaCl 0,9%
Chemo:	• errechnete Menge **Adriblastin®** a) **Ohne Port:** i.v., über einen Zeitraum von ca. 20 Minuten, im Bolus spritzen → dazu muss eine leere Glucose 5% oder NaCl 0,9% hängen b) **Mit Port:** Chemo im Beutel, verdünnt in 250 ml NaCl 0,9% *Laufzeit:* ca. 30 Minuten • errechnete Menge **Cyclophosphamid**, verdünnt 250 ml NaCl 0,9% *Laufzeit:* ca. 30 Minuten
Maßnahmen:	• wöchentliche BB-Kontrollen • 1 Kps. Zofran® 4 mg für 3 Tage

Tipps und Tricks:

Adriblastin®:	Bei Paravasat gewebsnekrotisierend → DMSO + trockene Kälte.
Cyclophosphamid:	Bei Paravasat nicht gewebsschädigend → Allgemeine Maßnahmen.

BEP-Schema
Bleomycin / Vindesinsulfat / Cisplatin
(Bleomycinum Mack®, Eldisin®, Platinol®)

Indikation: Plattenepithelkarzinom der Zervix, Vulvakarzinom, Npl. Vaginae

Dosis:

Tag 1:	Platinol®	50 mg/m²	i.v. Infusion	
	Eldisin®	3,5 mg/m²	i.v. im Bolus	
Tag 2:	Bleomycin	15 mg absolut	i.v. Infusion über 24 h (Infusomat)	
Tag 3:	Bleomycin	15 mg absolut	i.v. Infusion über 24 h (Infusomat)	
Tag 4:	Bleomycin	15 mg absolut	i.v. Infusion über 24 h (Infusomat)	
Tag 8:	Eldisin®	3,5 mg/m²	i.v. im Bolus	q28

Voraussetzungen:
- Creatinin-Clearance > 60 ml/min
- BB
- NFP, Elyte
- LFP
- evtl. kleine Spirometrie (insbesondere bei pulmonaler Vorerkrankung)
- obligate Stuhlregulation

Tag –1

Beginn um 21 Uhr abends:
- Dauerkatheter legen
- 1 Kps. Zofran® 4 mg
- 2,5 mg Tbl. Temesta®

Wenn das Körpergewicht der Patientin < 50 kg beträgt, werden während der Nacht insgesamt 2.000 ml Infusionen verabreicht; wiegt die Patientin > 50 kg dann erhöht sich die Einfuhr auf 2.500 ml während der Nacht.

Prähydrierung:
- 1.000 ml NaCl 0,9%
  + 25 ml Cormagnesin
  + 40 mval KCl

- 1.000 ml Glucose 5%
  + 25 ml Cormagnesin
  + 40 mval KCl

- 500 ml NaCl 0,9%

Der Vorlauf sollte am Folgetag bis ca. 9 Uhr infundiert sein.

Tag 1

Vorlauf 10 Uhr:	• 1 Amp. Zantac® 150 mg i.v. • 250 mg Solu Dacortin® i.v. • 20 mg Lasix® i.v. • 5 mg oder 10 mg Tbl. Gewacalm® p. o. (je nach Körpergewicht und Zustimmung des Pat.) • 1 Kps. Emend® 125 mg **1 h vor Chemo p. o.** • 100 ml Mannit® 15% parallel dazu • 1 Amp. Zofran® 4 mg in 100 ml NaCl 0,9% → Die Infusionen werden mittels Dreiwegehahn parallel verabreicht. Die Laufzeit beträgt ca. 30 Minuten.
Chemo:	• errechnete Menge **Eldisin®** i.v. im Bolus, über ca. 10 Minuten • errechnete Menge **Platinol®**, verdünnt in 500 ml NaCl 0,9% *Laufzeit:* 30 Minuten

Ständige Überwachung der Patientin erforderlich:

Ab der ersten Mannit® Gabe und während des Cisplatins, bis nach der 2. Mannit® Gabe ist halbstündlich die Harnmenge zu kontrollieren (mittels Stundenharnmessgerät). Blutdruck und Puls werden alle 2 Stunden kontrolliert, bei Abweichungen stündliche Kontrollen.

Nachlauf:	• 250 ml Mannit® 15% über Infusomat → 50 ml/h • 500 ml Glucose 5% + 10 mval KCl • 1.000 ml NaCl 0,9% + 20 mval KCl + 17 ml Cormagnesin • 1.000 ml Glucose 5% + 20 mval KCl + 2 Amp. Calcium • 1.000 ml NaCl 0,9% • 500 ml Glucose 5% + 10 mval KCl + 1 Amp. Calcium • 100 ml Mannit® 15% evtl. bei ungenügender Ausscheidung

Die Infusionen werden über Dreiwegehahn verabreicht! Jeweils zwei Infusionen parallel mit dem Mannit®. Die Infusionen werden in der oben stehenden Reihenfolge nachgehängt.

18 Uhr: • 1 Amp. Zantac® i.v.

> Die Menge der Harnausscheidung darf niemals unter 200 ml/h abfallen. Sollte dies der Fall sein, muss die Dosis der Mannit®-Infusion auf 70 ml/h erhöht werden, oder es wird 1 Amp. Lasix® 20 mg i. v. gespritzt.

Am nächsten Tag wird um 6 Uhr morgens die genaue Bilanz durchgeführt. Die Differenz zwischen Ein- und Ausfuhr sollte +/– 500 ml sein.

Tag 2–4

Vorlauf 10 Uhr:
- 1 Amp. Zofran® 4 mg in 100 ml NaCl 0,9%
- 1 Kps. Emend® 80 mg **1 h vor Chemo** (am Tag 2 + 3)

Chemo:
- 15 mg **Bleomycin,** verdünnt in 1.000 ml NaCl 0,9% *Laufzeit:* 24 Stunden, über Infusomat (= 42 ml/h)

Ab Tag 2 ist keine Bilanzierung mehr erforderlich (evtl. Entfernung des DK möglich).

Tag 8

Voraussetzung: • BB (Leukozyten > 2.500)

Vorlauf 10 Uhr: • 1 Amp. Zofran® 4 mg in 100 ml NaCl 0,9%

Chemo:
- errechnete Menge **Eldisin®** i.v. im Bolus, über ca. 10 Minuten

Laborkontrollen:
- BB, NFP, Elyte
→ am Tag 2 (nach Eldisin- und Platinol®gabe), Tag 4 und Tag 8

Tipps und Tricks:

Bleomycin: Bei Paravasat nicht gewebsschädigend → Allgemeine Maßnahmen.
Meist kurz nach Infusion Fieber und Schüttelfrost (Gabe von Paracetamol).

Eldisin®: Bei Paravasat gewebsnekrotisierend → Hyaloronidase und Wärme.

B   *Platinol®:*

Obligate Stuhlregulation (**CAVE:** Ileus v. a. in Kombination mit Opiaten und 5-HT_3-Antagonisten).

Bei Paravasat gewebsnekrotisierend → DMSO + trockene Kälte.
Keine Kombination mit nephrotoxischen Substanzen.

CAP
Cyclophosphamid / Doxorubicin / Cisplatin
(Endoxan® / Adriblastin® / Platinol®)

Indikation: Ovarial- und Tubenkarzinom (früher), metastatisches Endometriumkarzinom

Dosis:

Cyclophosphamid	500 mg/m^2	
Doxorubicin	50 mg/m^2	
Cisplatin	50 mg/m^2	q21

Voraussetzungen:
- evtl. Port-System
- Creatinin-Clearance > 60 ml/min
- Echokardiografie nach jedem 2. Zyklus
- BB
- LFP, NFP, Elyte

Tag –1

Beginn um 21 Uhr:
- Dauerkatheter legen
- 1 Tbl. Temesta® 1,0 mg zum Schlafen
- 1 Kps. Zofran® 4 mg per os

Wenn das Körpergewicht der Pat. < 50 kg liegt, beträgt die Einfuhr während der Nacht 2.000 ml; wiegt sie > 50 kg, dann beträgt sie 2.500 ml.

Diabetiker erhalten nur NaCl 0,9% Infusionen, keine Glucose 5%.

Prähydrierung während der Nacht:

- 1.000 ml NaCl 0,9%
  + 18 ml Cormagnesin
  + 40 mval KCl

- 1.000 ml Glucose 5%
  + 18 ml Cormagnesin
  + 40 mval KCl

- 500 ml NaCl 0,9%

Die Infusionen sollten am Folgetag bis ca. 9 Uhr infundiert sein.

Tag 1

Vorlauf 10 Uhr:
- 1 Amp. Zantac® 150 mg i.v.
- 250 mg Solu Dacortin® i.v.
- 20 mg Lasix® i.v.
- 5 mg oder 10 mg Tbl. Gewacalm® p.o. (je nach Körpergewicht und Zustimmung des Pat.)
- 1 Kps. Emend® 125 mg 1 h vor Chemo p.o.

- 250 ml Mannit® 15% und parallel dazu
- 1 Amp. Zofran® 4 mg in 100 ml NaCl 0,9%

→ Die Infusionen werden mittels Dreiwegehahn gleichzeitig verabreicht.
Die Laufzeit beträgt ca. 30 Minuten.

Überwachung der Pat. während der Chemotherapie:

Ab der ersten Mannit® Gabe und während des Cisplatins®, bis nach der 2. Mannit® Gabe ist halbstündlich die Harnmenge zu kontrollieren (mittels Stundenharnmessgerät). Blutdruck und Puls werden alle 2 Stunden kontrolliert, bei Abweichungen stündliche Kontrollen.

Bevor das Endoxan® und das Platinol® angehängt werden:

a) **ohne Port-System**
- 500 ml Glucose 5% anhängen
- entsprechende Menge **Adriblastin®**, parallel zu laufender Glucose,
  i.v. im Bolus über ca. 15-20 Minuten spritzen

b) **mit Port-System**
- entsprechende Menge **Adriblastin®**, verdünnt in 250 ml NaCl 0,9%
  Laufzeit: ca. 30 Minuten

Weitere Chemo:
- errechnete Menge **Cisplatin**, verdünnt in 500 ml NaCl 0,9%
  Laufzeit: 1 Stunde

- errechnete Menge **Cyclophosphamid**, verdünnt in 250 ml NaCl 0,9%
  (Endoxan wird vorher in Aqua bid. aufgelöst)
  Laufzeit: 30 Minuten

→ Die Zytostatika laufen parallel!!

Ist das Cisplatin fertig, werden **sofort** folgende Infusionen parallel, mittels Dreiwegehahn angehängt:

- 250 ml Mannit® 15% per Infusomat → 50 ml/h
- 500 ml Glucose 5%
  + 10 mval KCl
- 1.000 ml NaCl 0,9%
  + 20 mval KCl
  + 18 ml Cormagnesin

Es folgen:
- 1.000 ml Glucose 5%
  + 20 mval KCl
  + 2 Amp. Calcium
- 1.000 ml NaCl 0,9%
- 500 ml Glucose 5%
  + 10 mval KCl
  + 1 Amp. Calcium
- 250 ml Mannit® 15% evtl. bei ungenügender Ausscheidung

18 Uhr:
- 1 Amp. Zantac® 150 mg i.v.

Die Menge der Harnausscheidung darf nie unter 200 ml/h abfallen. Sollte dies der Fall sein, so muss die Dosis des Mannits auf 70 ml/h erhöht werden, oder die Patientin bekommt 1 Amp. 20 mg Lasix® i.v.

Am nächsten Tag um 6 Uhr morgens kann der Dauerkatheter evtl. entfernt werden, falls die Differenz zwischen Ein- und Ausfuhr ± 500 ml nicht überschreitet.

Vor Entlassung: Laborkontrolle (BB, NFP, Elyte)

Maßnahmen:
- wöchentliche BB-Kontrollen
- 1 Kps. Zofran® 4 mg für 3 Tage
- 1 Kps. Emend® 80 mg p.o. am Tag 2 und 3

Tipps und Tricks:

Adriblastin®: Bei Paravasat gewebsnekrotisierend → DMSO + trockene Kälte.

Cyclophosphamid: Bei Paravasat nicht gewebsschädigend → Allgemeine Maßnahmen.

Platinol®: Bei Paravasat gewebsnekrotisierend → DMSO + trockene Kälte.
Keine Kombination mit nephrotoxischen Substanzen.

Carboplatin
(Carboplat®)

Indikation: Ovarialkarzinom

Dosis:

Carboplatin	nach Calvert AUC 5 (Creatinin-Clearance Wert + 25) × 5	q28

Voraussetzungen:
- Creatinin-Clearance > 60 ml/min
- BB

Vorlauf 10 Uhr:
- 1 Amp. Zofran® 4 mg in 100 ml NaCl 0,9%
- 1 Amp. Zantac® 150 mg i.v.

Chemo:
- errechnete Menge **Carboplatin**, verdünnt in 250 ml Glucose 5%
  Laufzeit: 30–60 Minuten

Maßnahmen:
- wöchentliche BB-Kontrollen
- 1 Kps. Zofran® 4 mg für 3 Tage

Tipps und Tricks:

Carboplatin: Bei Paravasat nicht schädigend → Allgemeine Maßnahmen.
Allergische Reaktionen am häufigsten bei Reinduktionstherapie und hier beim 2. Zyklus.
CAVE: prolongierte Thrombopenie

Carboplatin / Gemcitabine
(Carboplat® / Gemzar®)

| Indikation: | platinsensitives Ovarialkarzinom |

Dosis:

Carboplatin	AUC5	Tag 1	
Gemcitabine	800 mg /m²	Tag 1, 8	q21

Voraussetzungen:
- Creatinin-Clearance > 60 ml/min
- BB

Tag 1

Vorlauf 10 Uhr:
- 1 Amp. Zofran® in 100 ml NaCl 0,9%
- 1 Amp. Zantac® 150 mg i.v.

Chemo:
- errechnete Menge **Gemcitabine**, verdünnt in 250 ml NaCl 0,9%
  Laufzeit: 30 Minuten

- errechnete Menge **Carboplatin**, verdünnt in 250 ml Glucose 5%
  Laufzeit: 30 Minuten

Nachlauf:
- 1.000 ml NaCl 0,9%

Tag 8

Vorlauf 10 Uhr:
- 1 Amp. Zofran® in 100 ml NaCl 0,9%
- 1 Amp. Zantac® 150 mg i.v.

Chemo:
- errechnete Menge **Gemcitabine**, verdünnt in 250 ml NaCl 0,9%
  Laufzeit: 30 Minuten

Maßnahmen:
- wöchentliche BB-Kontrollen
- 1 Kps. Zofran® 4 mg für 3 Tage

Tipps und Tricks:

Carboplatin: Bei Paravasat nicht schädigend → Allgemeine Maßnahmen.
Allergische Reaktionen am häufigsten bei Reinduktionstherapie und hier beim 2. Zyklus.
CAVE: prolongierte Thrombopenie

Gemzar®: Bei Paravasat gewebsreizend → allgemeine Maßnahmen. Oftmals grippeartige Symptome mit Fieber, Gliederschmerzen und Kopfschmerzen (Gabe von Paracetamol oder Diclofenac).

CAV
Cyclophosphamid / Adriamycin / Vincristin
(Endoxan® / Adriblastin® / Oncovin®)

Indikation:	neuroendokrines kleinzelliges Zervixkarzinom (als CAV und alternierend PE)

Dosis:

Cyclophosphamid	1.000 mg/m²	
Adriamycin	50 mg/m²	
Vincristin	1,4 mg/m² (max. 2 mg absolut)	q21

Voraussetzungen:	• Echokardiografie nach jedem 2. Zyklus Kontrolle • BB • KOD, NFP, Elyte • LFP • evtl. Port-System • obligate Stuhlregulation
Vorlauf 10 Uhr:	• 1 Amp. Zofran® 4 mg in 100 ml NaCl 0,9% • 12 mg Fortecortin® in 100 ml NaCl 0,9% • 200 mg/m² (= 20% von Endoxan®dosis) Uromitexan® i.v., im Bolus (= Stunde 0)
Chemo:	• errechnete Menge **Cyclophosphamid** verdünnt in 500 ml NaCl 0,9% *Laufzeit:* ca. 1 Stunde • errechnete Menge **Adriamycin,** verdünnt in 250 ml Glucose 5% *Laufzeit:* ca. 30 Minuten • errechnete Menge **Vincristin,** i.v., im Bolus
Nachlauf:	• 1.000 ml NaCl 0,9%
Nach Chemo:	• 4 und 8 Stunden nach Beginn mit Cyclophosphamid → jeweils 200 mg/m² (= 20% von Cyclophosphamiddosis) Uromitexan® i.v., im Bolus, spritzen (kann parallel laufen)
Maßnahmen:	• wöchentliche BB-Kontrollen • 1 Kps. Zofran® 4 mg für 3 Tage

Tipps und Tricks:

Cyclophosphamid: Bei Paravasat nicht gewebsschädigend → Allgemeine Maßnahmen.

Adriblastin®: Bei Paravasat gewebsnekrotisierend → DMSO + trockene Kälte.

Vincristin®: Bei Paravasat nekrotisierend → Hyaloronidase s.c. + trockene Wärme.
Obligate Stuhlregulation da Obstipation.

Cisplatin
(Platinol®)

Indikation: Ovarialkarzinom (100 mg/m^2),
Mammakarzinom (75 mg/m^2)

Dosis:

Cisplatin	100 mg/m^2 (high-dose)	q28
bei Npl. mammae	75 mg/m^2	q21

Voraussetzungen:
- Creatinin-Clearance > 60 ml/min
- BB
- NFP, Elyte

Tag −1

Beginn um 21 Uhr:
- Dauerkatheter legen;
- 1 Tbl. Temesta® 1,0 mg zum Schlafen
- 1 Kps. Zofran® 4 mg

Wenn das Körpergewicht der Pat. < 50 kg liegt, beträgt die Einfuhr während der Nacht 2.000 ml; wiegt sie > 50 kg, dann beträgt sie 2.500 ml.

Diabetiker erhalten nur NaCl 0,9% Infusionen, keine Glucose 5%.

Prähydrierung während der Nacht:

- 1.000 ml NaCl 0,9%
  + 18 ml Cormagnesin
  + 40 mval KCl

- 1.000 ml Glucose 5%
  + 18 ml Cormagnesin
  + 40 mval KCl

- 500 ml NaCl 0,9%

Die Infusionen sollten am Folgetag bis ca. 9 Uhr infundiert sein.

Tag 1

Vorlauf 10 Uhr
- 1 Amp. Zantac® 150 mg i.v.
- 250 mg Solu Dacortin® i.v.
- 20 mg Lasix® i.v.
- 5 mg oder 10 mg Tbl. Gewacalm® p.o. (je nach Körpergewicht und Wunsch des Pat.)
- 1 Kps. Emend® 125 mg **1 h vor Chemo p.o.**

Cisplatin

- 250 ml Mannit® 15% und parallel dazu
- 1 Amp. Zofran® 4 mg in 100 ml NaCl 0,9%

→ Die Infusionen werden mittels Dreiwegehahn gleichzeitig verabreicht.
Die Laufzeit beträgt ca. 30 Minuten.

Überwachung der Pat. während der Chemotherapie:

Ab der ersten Mannit®gabe und während des Cisplatins, bis nach der 2. Mannit®gabe ist halbstündlich die Harnmenge zu kontrollieren (mittels Stundenharnmessgerät). Blutdruck und Puls werden alle 2 Stunden kontrolliert, bei Abweichungen stündliche Kontrollen.

Chemo:
- errechnete Menge **Cisplatin**, verdünnt in 1.000 ml NaCl 0,9%
  Laufzeit: 1 Stunde

Ist das Cisplatin® fertig, werden **sofort** folgende Infusionen parallel, mittels Dreiwegehahn angehängt:

- 250 ml Mannit® 15% per Infusomat
  → 50 ml/h

- 500 ml Glucose 5%
  + 10 mval KCl

- 1.000 ml NaCl 0,9%
  + 20 mval KCl
  + 18 ml Cormagnesin

Es folgen:
- 1.000 ml Glucose 5%
  + 20 mval KCl
  + 2 Amp. Calcium

- 1.000 ml NaCl 0,9%

- 500 ml Glucose 5%
  + 10 mval KCl
  + 1 Amp. Calcium

- 250 ml Mannit® 15% bei Bedarf

18 Uhr:
- 1 Amp. Zantac® 150 mg i.v.

Die Menge der Harnausscheidung darf nie unter 200 ml/h abfallen. Sollte dies der Fall sein, so muss die Dosis des Mannits auf 70 ml/h erhöht werden, oder der Patientin wird 1 Amp. Lasix® 20 mg i.v. verabreicht.

Am nächsten Tag um 6 Uhr morgens wird der Dauerkatheter entfernt. Daraufhin wird eine genaue Bilanz durchgeführt. Die Differenz zwischen Ein- und Ausfuhr sollte ± 500 ml nicht überschreiten.

Vor Entlassung:	Laborkontrolle (BB, NFP, Elyte)

Maßnahmen:
- wöchentliche BB-Kontrollen
- 1 Kps. Zofran® 4 mg für 3 Tage
- 1 Kps. Emend® 80 mg p.o. am Tag 2 und 3

Tipps und Tricks:

Platinol®:	Bei Paravasat gewebsnekrotisierend → DMSO + trockene Kälte.
	Keine Kombination mit nephrotoxischen Substanzen.

Cisplatin / 5-Fluorouracil über 4 Tage
(Platinol® / Fluorouracil®)

Indikation: Zervixkarzinom, parallel zu laufender Strahlentherapie

Dosis:

Cisplatin	70 mg/m²	Tag 1	
5-Fluorouracil	1000 mg/m²/d	Tag 1 bis 4 (Dauerinfusion – 96 h)	q21

Voraussetzungen:
- Creatinin-Clearance > 60 ml/min
- BB
- NFP, Elyte
- LFP

Tag –1

Beginn um 21 Uhr:
- Dauerkatheter legen
- Temesta® 1,0 mg Tbl. zum Schlafen
- 1 Kps. Zofran® 4 mg

Die Einfuhr soll bei einem Gewicht < 50 kg nur 2.000 ml, ab einem Gewicht > 50 kg 2.500 ml betragen.

Bei Diabetikern nur NaCl 0,9% Infusionen verwenden, keine Glucose 5%.

Prähydrierung während der Nacht:

- 1.000 ml NaCl 0,9%
  + 10 ml Cormagnesin
  + 40 mval KCl

- 1.000 ml Glucose 5%
  + 10 ml Cormagnesin
  + 40 mval KCl

- 500 ml NaCl 0,9%

Tag 1

Vorlauf 10 Uhr:
- 1 Amp. Zantac® 150 mg i.v.
- 250 mg Solu Dacortin® i.v.
- 20 mg Lasix® i.v.
- 5 mg oder 10 mg Tbl. Gewacalm® p.o. (je nach Körpergewicht und Zustimmung des Pat.)
- 1 Kps. Emend® 125 mg **1 h vor Chemo p.o.**
- 250 ml Mannit® 15% i.v., parallel dazu
- 1 Amp. Zofran® 4 mg in 100 ml NaCl 0,9%

→ Die Infusionen werden mittels Dreiwegehahn gleichzeitig verabreicht.
Die Laufzeit beträgt ca. 30 Minuten.

Chemo:
- errechnete Menge **Cisplatin**, verdünnt in 500 ml NaCl 0,9%
  Laufzeit: 60 Minuten

Nachhydrierung **sofort** nach Chemo (parallel über Dreiwegehahn):

- 250 ml Mannit® 15% über Infusomat
  → 50 ml/h

- 500 ml Glucose 5%
  + 10 mval KCl

- 1.000 ml NaCl 0,9%
  + 20 mval KCl
  + 18 ml Cormagnesin

anschließend:
- errechnete Menge an **5-FU**, verdünnt in 1.000 ml NaCl 0,9% Laufzeit 24 Stunden
  → 42 ml/h, über Infusomat

parallel zu 5-FU®:
- 1.000 ml Glucose 5%
  + 20 mval KCl
  + 2 Amp. Calcium

- 1.000 ml NaCl 0,9%

- 500 ml Glucose 5%
  + 10 mval KCl
  + 1 Amp. Calcium

Bei ungenügender Ausscheidung evtl. 250 ml Mannit® 15% nachhängen.

Tag 2–4

Immer vor dem Wechsel der Dauerinfusion
- 1 Amp. Zofran® 4 mg in 100 ml NaCl 0,9%

Es wird nur das 5-FU als Dauerinfusion verabreicht.
Es sind keine zusätzlichen Infusionen erforderlich.

Laborkontrollen: Tag 2 und 4 → BB, Elyte, NFP

Maßnahmen:
- wöchentliche BB-Kontrollen
- 1 Kps. Zofran® 4 mg für 3 Tage
- 1 Kps. Emend® 80 mg p.o. am Tag 2 und 3

Tipps und Tricks:

Platinol®: Bei Paravasat gewebsnekrotisierend → DMSO + trockene Kälte.
Keine Kombination mit nephrotoxischen Substanzen.

5-FU: Bei Paravasat nicht gewebeschädigend → Allgemeine Maßnahmen.
Stomatitisprophylaxe.

CAVE: intestinale Toxizität, Wirkungsverstärkung durch Folinsäure und Strahlentherapie

Cisplatin / 5-FU/Folinsäure über 2 Tage
(Platinol® / Fluorouracil® / Kalzium-Leucovorin®)

Indikation: Zervixkarzinom, neoadjuvante, metastasierte Situation

Dosis:

Cisplatin	35 mg/m²	Tag 1, 2	
5-Fluorouracil	500 mg/m²	Tag 1, 2	
Folinsäure	60 mg/m²	Tag 1, 2	q21

Voraussetzungen:
- Creatinin-Clearance > 60 ml/min
- BB
- NFP, Elyte
- LFP

Tag –1

Am Vorabend:
- 1 Kps. Zofran® 4 mg per os
- 1 Tbl. Temesta® 1,0 mg zum Schlafen

Tag 1

Beginn um 6:00 Uhr nach dem Setzen des Dauerkatheters.

Prähydrierung:
- 1.000 ml NaCl 0,9%
  + 20 mval KCl
  + 1 Amp. Cormagnesin

- 1.000 ml NaCl 0,9%
  + 20 mval KCl
  + 1 Amp. Cormagnesin

Laufzeit: ca. 2 Stunden

Vorlauf 10 Uhr:
- 1 Amp. Zantac® 150 mg i.v.
- 20 mg Lasix® i.v.
- 250 mg Solu Dacortin® i.v.
- 1 Kps. Emend® 125 mg **1 h vor Chemo** p.o.

- 250 ml Mannit® 15% parallel zu
- 1 Amp. Zofran® 4 mg in 100 ml NaCl 0,9%

→ Die Infusionen werden mittels Dreiwegehahn gleichzeitig verabreicht.
Die Laufzeit beträgt ca. 30 Minuten.

Chemo:
- errechnete Menge **Cisplatin**, verdünnt in 500 ml NaCl 0,9%
  Laufzeit: 1 Stunde
- errechnete Menge Kalzium-Leucovorin®, i.v. im Bolus
  (wird im Kühlschrank aufbewahrt)

  30 Minuten Pause
- errechnete Menge **5-FU**, i.v. **im Bolus**, über ca. 3 Minuten spritzen
  (soll unter 5 Minuten gespritzt werden)

5-FU wird während der Nachhydrierung verabreicht. Man kann das 5-FU direkt in den Venflon spritzen.

Ist das Cisplatin fertig, werden sofort folgende Infusionen parallel, mittels Dreiwegehahn angehängt:

- 250 ml Mannit® 15% über Infusomat
  → 50 ml/h
- 1.000 ml NaCl 0,9%
- 1.000 ml Ringerlactat

Während der Infusionszeit soll die Harnausscheidung über 200 ml/h liegen.

18:00 Uhr:
- 1 Amp. Zantac® 150 mg i.v.

Tag 2

Durchführung wie Tag 1.
Beginn um 6:00 Uhr mit der Prähydrierung

Vor Entlassung: Laborkontrolle (BB, NFP, Elyte)

Maßnahmen:
- wöchentliche BB-Kontrollen
- 1 Kps. Zofran® 4 mg für 3 Tage
- 1 Kps. Emend® 80 mg p.o. am Tag 2 und 3

Tipps und Tricks:

Platinol®: Bei Paravasat gewebsnekrotisierend → DMSO + trockene Kälte.
Keine Kombination mit nephrotoxischen Substanzen.

5-FU:	Bei Paravasat nicht gewebeschädigend → Allgemeine Maßnahmen. Stomatitisprophylaxe. **CAVE:** intestinale Toxizität, Wirkungsverstärkung durch Folinsäure und Strahlentherapie
Leukovorin:	Immer 30 Minuten, *vor* 5-FU, im Bolus spritzen. Immer im Kühlschrank aufbewahren.

Cisplatin / Cyclophosphamid
(Platinol® / Endoxan®)

Indikation: Ovarialkarzinom (früher Primärtherapie; historisch)

Dosis:

Cisplatin	100 mg/m²	
Cyclophosphamid	600 mg/m²	q28

Voraussetzungen:
- Creatinin-Clearance > 60 ml/min
- BB
- NFP, Elyte
- LFP

Tag –1

Beginn um 21 Uhr:
- Dauerkatheter legen
- 1 Tbl. Temesta® 1,0 mg zum Schlafen
- 1 Kps. Zofran® 4 mg per os

Wenn das Körpergewicht der Pat. < 50 kg liegt, beträgt die Einfuhr während der Nacht 2.000 ml; wiegt sie > 50 kg, dann beträgt sie 2.500 ml.

Diabetiker erhalten nur NaCl 0,9% Infusionen, keine Glucose 5%.

Prähydrierung während der Nacht:

- 1.000 ml NaCl 0,9%
  + 18 ml Cormagnesin
  + 40 mval KCl

- 1.000 ml Glucose 5%
  + 18 ml Cormagnesin
  + 40 mval KCl

- 500 ml NaCl 0,9%

Die Infusionen sollten am Folgetag bis ca. 9 Uhr infundiert sein.

Tag 1

Vorlauf 10 Uhr:
- 1 Amp. Zantac® 150 mg i.v.
- 250 mg Solu Dacortin® i.v.
- 20 mg Lasix® i.v.
- 5 mg oder 10 mg Tbl. Gewacalm® p.o. (je nach Körpergewicht und Zustimmung des Pat.)
- Kps. Emend® 125 mg **1 h vor Chemo p.o.**

- 250 ml Mannit® 15% und parallel dazu
- 1 Amp. Zofran® 4 mg in 100 ml NaCl 0,9%

→ Die Infusionen werden mittels Dreiwegehahn gleichzeitig verabreicht.
Die Laufzeit beträgt ca. 30 Minuten.

Überwachung der Pat. während der Chemotherapie:

Ab der ersten Mannit®gabe und während des Cisplatins®, bis nach der 2. Mannit®gabe ist halbstündlich die Harnmenge zu kontrollieren (mittels Stundenharnmessgerät). Blutdruck und Puls werden alle 2 Stunden kontrolliert, bei Abweichungen stündliche Kontrollen.

Chemo:
- errechnete Menge **Cisplatin**, verdünnt in 1.000 ml NaCl 0,9%
  Laufzeit: 1 Stunde
- errechnete Menge **Cyclophosphamid**, verdünnt in 250 ml NaCl 0,9%
  (Endoxan wird vorher in Aqua bid. aufgelöst)
  Laufzeit: 30 Minuten

→ Die Zytostatika laufen parallel!!!

Ist das Cisplatin fertig, werden **sofort** folgende Infusionen parallel, mittels Dreiwegehahn i.v. angehängt:

- 250 ml Mannit® 15% per Infusomat
  → 50 ml/h
- 500 ml Glucose 5%
  + 10 mval KCl
- 1.000 ml NaCl 0,9%
  + 20 mval KCl
  + 18 ml Cormagnesin

Es folgen:
- 1.000 ml Glucose 5%
  + 20 mval KCl
  + 2 Amp. Calcium
- 1.000 ml NaCl 0,9%
- 500 ml Glucose 5%
  + 10 mval KCl
  + 1 Amp. Calcium
- 250 ml Mannit® 15% evtl. bei ungenügender Ausscheidung

18 Uhr: • 1 Amp. Zantac® 150 mg i.v.

> Die Menge der Harnausscheidung darf nie unter 200 ml/h abfallen. Sollte dies der Fall sein, so muss die Dosis des Mannits auf 70 ml/h erhöht werden, oder die Patientin bekommt 1 Amp. 20 mg Lasix® i.v.

Bei ausgeglichener Bilanz kann der Dauerkatheter am nächsten Tag um 6 Uhr morgens entfernt werden. Die Differenz zwischen Ein- und Ausfuhr sollte ± 500 ml nicht überschreiten.

Vor Entlassung: Laborkontrolle (BB, NFP, Elyte)

Maßnahmen:
- wöchentliche BB-Kontrollen
- 1 Kps. Zofran® 4 mg für 3 Tage
- 1 Kps. Emend® 80 mg p.o. am Tag 2 und 3

Tipps und Tricks:

Platinol®: Bei Paravasat gewebsnekrotisierend → DMSO + trockene Kälte.
Keine Kombination mit nephrotoxischen Substanzen.

Cyclophosphamid: Bei Paravasat nicht gewebsschädigend → Allgemeine Maßnahmen.

Cisplatin / Topotecan
(Platinol® / Hycamtin®)

| Indikation: | Zervixkarzinom (neoadjuvant; metastasierte Situation) |

Dosis:

Cisplatin	50 mg/m²	Tag 1	
Topotecan	0,75 mg/m²	Tag 1, 2, 3	q21

Voraussetzungen:	• Creatinin-Clearance > 60 ml/min • BB • NFP, Elyte

Tag –1

Am Vorabend:	• 1 Kps. Zofran® 4 mg • 1 Tbl. Temesta® 1,0 mg zum Schlafen

Tag 1

Beginn 6 Uhr:	• 1.000 ml NaCl 0,9% + 40 mval KCl + 18 ml Cormagnesin
Vorlauf 10 Uhr:	• 1 Amp. Zofran® 4 mg in 100 ml NaCl 0,9% • 1 Amp. Zantac® 150 mg i.v. • 20 mg Lasix® i.v. • 250 mg Solu Dacortin® i.v. • 1 Kps. Emend® 125 mg **1 h vor Chemo p.o.**
Chemo:	• errechnete Menge **Topotecan**, verdünnt in 100 ml NaCl 0,9% *Laufzeit:* 30 Minuten
Weiterer Vorlauf:	• 250 ml Mannit® 15% über ca. 30 Minuten • 5 mg oder 10 mg Tbl. Gewacalm® p.o. (je nach Körpergewicht und Zustimmung der Patientin)
Chemo:	• errechnete Menge **Cisplatin**, verdünnt in 500 ml NaCl 0,9% *Laufzeit:* 1 Stunde

Beginn der Nachhydrierung **sofort** nach Ende des Cisplatin, parallel, mittels Dreiwegehahn:

- 250 ml Mannit® 15% über Infusomat → 50 ml /h

- 1.000 ml NaCl 0,9%
  + 20 mval KCl
  + 18 ml Cormagnesin

- 1.000 ml Glucose 5%
  + 20 mval KCl
  + 2 Amp. Calcium

18 Uhr:
- 1 Amp. Zantac® 150 mg i.v.

Tag 2 + 3

Vorlauf 10 Uhr:
- 1 Amp. Zofran® 4 mg in 100 ml NaCl 0,9%
- 1 Amp. Zantac® 150 mg i.v.

Chemo:
- errechnete Menge **Topotecan®**, verdünnt in 100 ml NaCl 0,9%
  Laufzeit: 30 Minuten

Nachlauf:
- 1.000 ml RL

Maßnahmen:
- wöchentliche BB-Kontrollen
- 1 Kps. Zofran® 4 mg für 3 Tage
- 1 Kps. Emend® 80 mg p.o. am Tag 2 und 3

Tipps und Tricks:

Platinol®: Bei Paravasat gewebsnekrotisierend → DMSO + trockene Kälte.
Keine Kombination mit nephrotoxischen Substanzen.

Topotecan®: Bei Paravasat nicht gewebeschädigend → Allgemeine Maßnahmen.
Koffeinkarenz während der gesamten Therapiezeit.

Cisplatin weekly
(Platinol®)

Indikation: fortgeschrittenes Zervixkarzinom (Radio-Chemotherapie)

Dosis:

Cisplatin	40 mg/m²	q7

Voraussetzungen:
- Creatinin-Clearance > 60 ml/min
- BB
- NFP, Elyte

Am Vorabend:
- 1 Kps. Zofran® 4 mg

Diabetiker erhalten nur NaCl 0,9% Infusionen, keine Glucose 5%.

Beginn 6 Uhr:
- 1.000 ml NaCl 0,9%
  + 18 ml Cormagnesin
  + 40 mval KCl

Vorlauf 10 Uhr:
- 1 Amp. Zantac® 150 mg i.v.
- 250 mg Solu Dacortin® i.v.
- 20 mg Lasix® i.v.
- 1 Kps. Emend® 125 mg **1 h vor Chemo p.o.**

- 250 ml Mannit® 15% und parallel dazu
- 1 Amp. Zofran® 4 mg in 100 ml NaCl 0,9%

→ Die Infusionen werden mittels Dreiwegehahn gleichzeitig verabreicht.
Die Laufzeit beträgt ca. 30 Minuten.

Chemo:
- errechnete Menge **Cisplatin**, verdünnt in 500 ml NaCl 0,9%
  Laufzeit: 1 Stunde

Ist das Cisplatin® fertig, werden sofort folgende Infusionen parallel, mittels Dreiwegehahn angehängt:

- 250 ml Mannit® 15% per Infusomat
  → 50 ml/h

- 1.000 ml Glucose 5%
  + 20 mval KCl
  + 2 Amp. Calcium

Cisplatin weekly

- 1.000 ml NaCl 0,9%
  + 20 mval KCl
  + 18 ml Cormagnesin

18 Uhr:
- 1 Amp. Zantac® 150 mg i.v.

Maßnahmen:
- wöchentliche BB-Kontrollen
- 1 Kps. Zofran® 4 mg für 3 Tage
- 1 Kps. Emend® 80 mg p.o. am Tag 2 und 3

Tipps und Tricks:

Platinol®: Bei Paravasat gewebsnekrotisierend → DMSO + trockene Kälte.
Keine Kombination mit nephrotoxischen Substanzen

CMF
Cyclophosphamid / Methotrexat / 5-Fluorouracil
(Endoxan® / Methotrexat Lederle® / 5-Fluorouracil Lederle®)

Indikation: Mammakarzinom

Dosis:

Methotrexat	40 mg/m^2	
Cyclophosphamid	500 mg/m^2	
5-FU	600 mg/m^2	q28

Zusätzlich zu den hier angeführten Dosierungen sind in der Literatur weitere verschiedene Dosisvariationen beschrieben.

1 Zyklus besteht aus Tag 1, Tag 8; Tag 29 ist wieder Tag 1;

Voraussetzungen:
- BB
- NFP, Elyte
- LFP

Tag 1

Vorlauf 10 Uhr:
- 1 Amp. Zofran® 4 mg in 100 ml NaCl 0,9%
- 1 Amp. Zantac® 150 mg i.v.

Chemo:
- errechnete Menge **MTX** i.v., *im Bolus* vorspritzen
- errechnete Menge **Cyclophosphamid**, verdünnt in 250 ml NaCl 0,9%
  Laufzeit: ca. 30 Minuten
- errechnete Menge **5-FU**, verdünnt in 250 ml NaCl 0,9%
  Laufzeit: ca. 30 Minuten

Tag 8 → gestaltet sich gleich wie Tag 1!!!

Maßnahmen:
- wöchentliche BB-Kontrollen
- 1 Kps. Zofran® 4 mg

Tipps und Tricks:

Cyclophosphamid:	Bei Paravasat nicht gewebsschädigend → Allgemeine Maßnahmen.
MTX:	Bei Paravasat nicht gewebsschädigend → Allgemeine Maßnahmen.
5-FU:	Bei Paravasat nicht gewebeschädigend → Allgemeine Maßnahmen.
Stomatitisprophylaxe:	Calciumfolinat 30 mg in ein Glas Wasser lösen; 2–3-mal täglich Mundspülung.

Docetaxel
(Taxotere®)

Indikation:	metastasierendes Mammakarzinom

Dosis:

Taxotere® 100 mg/m²
→ 75 mg/m² bei eingeschränkter Leber- oder Nierenfunktion oder bei reduziertem AZ   q21

Voraussetzung:	• BB

Tag –1

Prämedikation:	• 1 Tbl. Fortecortin® 8 mg 1 – 0 – 1

Tag 1

Vorlauf 10 Uhr:	• 1 Amp. Zofran® 4 mg in 100 ml NaCl 0,9% • 2 Amp. Dibondrin® in 100 ml NaCl 0,9% • 1 Amp. Zantac® 150 mg i.v. • 20 mg Fortecortin® in 100 ml NaCl 0,9% 20 Minuten Pause
Chemo:	• errechnete Menge **Taxotere®**, verdünnt in 250 ml NaCl 0,9% *Laufzeit:* 1 Stunde → Notwendige Observation in den ersten 10 Minuten, wg. möglicher Hypersensitivitätsreaktionen!!!
Wichtig:	RR-Kontrollen während der ersten 10–30 Minuten der Taxolgabe (dreimal, in 10 Minuten-Abständen RR messen)

Bei Diabetikern ist die Kontrolle des Blutzuckers während der Chemo wichtig → BZTP.

Maßnahmen:	• wöchentliche BB-Kontrollen • 1 Kps. Zofran® 4 mg für 3 Tage • 8 mg Fortecortin® 1 – 0 – 1 am Tag 1 und 2

Tipps und Tricks:

Taxotere®:	Bei Paravasat gewebsreizend → Allgemeine Maßnahmen.

Docetaxel
(Taxotere®-Weekly)

Indikation: Palliativsituation bei
→ Ovarialkarzinom
→ Endometriumkarzinom
→ Zervixkarzinom
→ Mammakarzinom

Dosis:

Taxotere®	35 mg/m²	q7

Die Weekly-Taxotere®-Gabe kann wöchentlich durchgehend, oder aber auch, je nach Verträglichkeit und Allgemeinzustand der Patientin, an 3 Wochen hintereinander gefolgt von 2 Wochen Pause, verabreicht werden.
Die 4-wöchentliche Gabe bzw. die 3-wöchentliche Gabe, mit 1 Woche Pause, entsprechen 1 Zyklus.

Voraussetzung: • BB

Tag –1

Prämedikation: • 1 Tbl. Fortecortin® 4 mg 1 – 0 – 1

Tag 1

Vorlauf 10 Uhr:
- 1 Amp. Zofran® 4 mg in 100 ml NaCl 0,9%
- 2 Amp. Dibondrin® in 100 ml NaCl 0,9%
- 1 Amp. Zantac® 150 mg i.v.
- 20 mg Fortecortin® in 100 ml NaCl 0,9%

20 Minuten Pause

Chemo:
- errechnete Menge **Taxotere®**, verdünnt in 250 ml NaCl 0,9%
  Laufzeit: 1 Stunde

→ Notwendige Observation in den ersten 10 Minuten, wg. möglicher Hypersensitivitätsreaktionen!!!

Wichtig: RR-Kontrollen während der ersten 10–30 Minuten der Taxolgabe (dreimal, in 10 Minuten-Abständen RR messen)

Bei Diabetikern ist die Kontrolle des Blutzuckers während der Chemo wichtig → BZTP.

Maßnahmen:
- wöchentliche BB-Kontrollen
- 1 Kps. Zofran® 4 mg für 3 Tage
- 1 Tbl. 4 mg Fortecortin® 1 – 0 – 1 am Tag 1 und 2

Tipps und Tricks:

Taxotere®: Bei Paravasat gewebsreizend → Allgemeine Maßnahmen.

Docetaxel / Carboplatin
(Taxotere® / Carboplat®)

Indikation: Platinsensitives Ovarialkarzinom

Dosis:

Taxotere®	75 mg/m²	
Carboplat®	AUC 5	q21

Voraussetzung:
- BB

Tag –1

Prämedikation:
- 1 Tbl. Fortecortin® 8 mg 1 – 0 – 1

Tag 1

Vorlauf 10 Uhr:
- 1 Amp. Zofran® 4 mg in 100 ml NaCl 0,9%
- 2 Amp. Dibondrin® in 100 ml NaCl 0,9%
- 1 Amp. Zantac® 150 mg i.v.
- 20 mg Fortecortin® in 100 ml NaCl 0,9%

20 Minuten Pause

Chemo:
- errechnete Menge **Taxotere®**, verdünnt in 250 ml NaCl 0,9%
  Laufzeit: 1 Stunde

→ Notwendige Observation in den ersten 10 Minuten, wg. möglicher Hypersensitivitätsreaktionen!!!

Wichtig: RR-Kontrollen während der ersten 10–30 Minuten der Taxoteregabe (dreimal, in 10 Minuten-Abständen RR messen)

- errechnete Menge **Carboplat®**, verdünnt in 250 ml Glucose 5%
  Laufzeit: 30 Minuten

Bei Diabetikern ist die Kontrolle des Blutzuckers während der Chemo wichtig → BZTP.

Maßnahmen:
- wöchentliche BB-Kontrollen
- 1 Kps. Zofran® 4 mg für 3 Tage
- 8 mg Fortecortin® 1 – 0 – 1 am Tag 1 und 2

Tipps und Tricks:

Taxotere®: Bei Paravasat gewebsreizend → Allgemeine Maßnahmen.

Carboplat®: Bei Paravasat nicht schädigend → Allgemeine Maßnahmen.
Allergische Reaktionen am häufigsten bei Reinduktionstherapie und hier beim 2. Zyklus.

Doxorubicin
(Adriblastin®)

| Indikation: | Endometriumkarzinom, Leiomyosarkom |

Dosis:

| Adriblastin® | 50 mg/m² | oder | 60 mg/m² | q28 |

Voraussetzungen:	• Echokardiografie (jeweils nach 3 Zyklen zu kontrollieren!) • BB • LFP • evtl. Port-System
Vorlauf 10 Uhr:	• 1 Amp. Zofran® 4 mg in 100 ml NaCl 0,9%
Chemo:	• errechnete Menge **Adriblastin®**

a) **Ohne Port:** i.v., über einen Zeitraum von ca. 20 Minuten, im Bolus spritzen

→ dazu muss eine leere Glucose 5% oder NaCl 0,9% hängen

b) **Mit Port:** Chemo im Beutel, verdünnt in 250 ml NaCl 0,9%
Laufzeit: ca. 30 Minuten

| Maßnahmen: | • wöchentliche BB-Kontrollen
• 1 Kps. Zofran® 4 mg für 3 Tage |

Tipps und Tricks:

| *Adriblastin®*: | Bei Paravasat gewebsnekrotisierend → DMSO + trockene Kälte. |

Pegyliertes liposomales Doxorubicin
(Caelyx®)

Indikation:	Ovarialkarzinom

Dosis:

Caelyx®	40 mg/m²	oder	50 mg/m²	q28

CAVE:	Caelyx® darf **nicht** mit NaCl 0,9% in Verbindung gebracht werden, deshalb wird das Infusionsbesteck mit Glucose 5% gefüllt.

Voraussetzungen:	• Echokardiografie • Wiederholung der Echo nach der Verabreichung von 400 mg/m² Caelyx® • Bei kardialer Risikokonstellation (Vorerkrankungen) und/oder Doxorubicin-Vorbehandlung nach 200 mg/m² danach nach allen weiteren 120 mg/m² • BB • Falls PPE (Palmo-Plantar-Erythem) → muss abgeheilt sein!!
Vorlauf 10 Uhr:	• 1 Amp. Zofran® 4 mg in 100 ml NaCl 0,9% • 1 Amp. Zantac® 150 mg i.v.
Chemo:	• errechnete Menge **Caelyx®**, verdünnt in 250 ml Glucose 5% *Laufzeit:* 30–60 Minuten → um akute Hypersensitivitätsreaktionen zu verhindern, sollte während der ersten 15 Minuten die Infusionsmenge auf 60 ml/h reduziert werden, und 500 ml 5%ige Glucose über Dreiwegehahn dazu tropfen! → **CAVE:** Leitung anschließend mit Glucose 5% spülen!
Nachlauf:	• 1.000 ml NaCl 0,9%

Begleitmedikation:	• wöchentliche BB-Kontrollen
	• 1 Kps. Zofran® 4 mg für 3 Tage
	• 8 mg Tbl. Fortecortin® 2 × 1 Tag 1–5
	                                            2 × ½ Tag 6
	                                            1 × ½ Tag 7

Tipps und Tricks:

Caelyx®: DMSO-Salbe rezeptieren (nicht prophylaktisch anwenden).
Patienteninformationsblatt mitgeben.
Melkfettgabe.
Bei Paravasat gewebsreizend → Allgemeine Maßnahmen + trockene Kälte.

Pegyliertes liposomales Doxorubicin / Gemcitabine
(Caelyx® / Gemzar®)

Indikation:	Ovarialkarzinom second line

Dosis:

Caelyx®	30 mg/m^2	Tag 1	
Gemzar®	650 mg/m^2	Tag 1, 8	q28

Voraussetzungen:	• BB • Falls PPE (Palmo-Plantar-Erythem) → muss abgeheilt sein!! • Echokardiografie nach Verabreichung von 400 mg/m^2
Vorlauf 10 Uhr:	• 1 Amp. Zofran® 4 mg in 100 ml NaCl 0,9% • 1 Amp. Zantac® 150 mg i.v.
Chemo:	• errechnete Menge **Doxorubicin liposomal**, verdünnt in 250 ml Dextrose 5% *Laufzeit*: ca. 1 Stunde → um akute Hypersensitivitätsreaktionen zu verhindern, sollte während der ersten 15 Minuten die Infusionsmenge auf 60 ml/h reduziert werden, und 500 ml 5%ige Glucose über Dreiwegehahn dazu tropfen! → **CAVE:** Leitung mit Glucose 5% spülen! → errechnete Menge **Gemzar®** (200 mg der lyophilisierten Substanz werden in 5 ml NaCl 0,9% aufgelöst; 1 g in 250 ml NaCl 0,9%) *Laufzeit*: 30 Minuten
Nachlauf:	• 1.000 ml NaCl 0,9%

Maßnahmen:
- wöchentliche BB-Kontrollen
- 1 Kps. Zofran® 4 mg für 3 Tage
- 8 mg Tbl. Fortecortin®   2 x 1   Tag 1–5
                                      2 x ½   Tag 6
                                      1 x ½   Tag 7

Tipps und Tricks:

Caelyx®: DMSO-Salbe rezeptieren (nicht prophylaktisch anwenden).
Patienteninformationsblatt mitgeben.
Melkfettgabe.
Bei Paravasat gewebsreizend → Allgemeine Maßnahmen + trockene Kälte (→ kein DMSO).

Gemzar®: Bei Paravasat gewebsreizend → Allgemeine Maßnahmen.
Oftmals grippeartige Symptome mit Fieber, Gliederschmerzen und Kopfschmerzen (Gabe von Paracetamol oder Diclofenac).

Pegyliertes liposomales Doxorubicin / Ifosfamid
(Caelyx® / Holoxan®)

Indikation:	Sarkom, Angiosarkom

Dosis:

Caelyx®	50 mg/m²	
Ifosfamid	5.000 mg/m²	q28

Voraussetzungen:	• Creatinin-Clearance > 60 ml/min • Echokardiografie (siehe Caelyx Monotheraie) • BB • KOD, NFP, Elyte • Falls PPE (Palmo-Plantar-Erythem) → muss abgeheilt sein!! **CAVE:** → Ifosfamid-Enzephalopathie
Allgemeines:	• Genaue Kontrolle der Ein- und Ausfuhr • Dokumentation am Überwachungsblatt • Bei Holoxan® Gabe 1/2-stündliche Harn-pH-Wert-Messung

Tag −1

Beginn um 21 Uhr:	• 1 Kps. Zofran® 4 mg • 1 Tbl. Temesta® 1,0 mg zum Schlafen • Dauerkatheter legen
Prähydrierung:	• 1.000 ml Glucose 5% • 1.000 ml NaCl 0,9%

Tag 1

Beginn um 6 Uhr:	• 1.000 ml Glucose 5% + 60 mval NaBic • 1.000 ml Glucose 5% + 60 mval NaBic + 40 mval NaCl

Vor Beginn mit Holoxan (bereits während des Vorlaufes) Harn-pH-Wertkontrolle. Muss auf mindestens 7 sein. Sonst kann nicht mit Holoxan begonnen werden (Harnalkalisierung wegen tubulärer Toxizität).

Vorlauf 10 Uhr:	• 1 Amp. Zofran® 4 mg in 100 ml NaCl 0,9% • 1 Amp. Zantac® 150 mg i.v.

CAVE: Leitung mit Glucose 5% spülen!

Chemo:
- errechnete Menge **Caelyx®**, verdünnt in 250 ml Dextrose 5%
  Laufzeit: 1 Stunde

parallel dazu

- 1.000 ml Glucose 5%
  + 60 NaBic

Unmittelbar vor Beginn mit Holoxan®:

- 1.000 mg/m² Uromitexan® i.v.
  → im Bolus

Chemo:
- errechnete Menge **Ifosfamid**, verdünnt in 500 ml NaCl 0,9%
  Laufzeit: 24 Stunden, über Infusomat

parallel dazu

- 1.000 ml NaCl 0,9%
  + 5.000 mg/m² Uromitexan®
  Laufzeit: 24 Stunden, über Infusomat

Parallel zum Holoxan®, muss immer eine Infusion (im Wechsel 1.000 ml NaCl 0,9% mit Glucose 5%) mit jeweils 60 mval NaBic laufen.

> Solange das Holoxan® hängt, muss halbstündlich der Harn-pH-Wert gemessen werden.
> Er darf nicht unter 7 sinken!! **CAVE:** Akute Tubulusnekrosen!!

Falls dieser doch unter 7 sinkt, muss die Chemo einstweilen gestoppt und die NaBic-Infusion schneller gestellt werden. Es wird dann der Harn-pH-Wert weiter kontrolliert, bis er auf 7 steigt; dann kann man mit der Chemo wieder fortfahren.

Nach Beendigung der Chemotherapie:

- 1.000 NaCl 0,9%
  + 2.500 mg/m² Uromitexan®
  Laufzeit: 12 Stunden

Laborkontrollen:
- tgl. BB, NFP, Elyte, Protein und KOD, Harnstatus

→ evtl. Substitution von Humanalbumin® 20%; sowie großzügige Glucosegabe (statt NaCl) wegen Enzephalopathie

Maßnahmen:
- wöchentliche BB-Kontrollen
  - 1 Kps. Zofran® 4 mg für 3 Tage
  - 8 mg Tbl. Fortecortin®   2 × 1   Tag 1–5
                                                      2 × ½   Tag 6
                                                      1 × ½   Tag 7

Tipps und Tricks:

Caelyx®: DMSO-Salbe rezeptieren (nicht prophylaktisch anwenden).
Patienteninformationsblatt mitgeben.
Melkfettgabe.
Bei Paravasat gewebsreizend → Allgemeine Maßnahmen + trockene Kälte (→ kein DMSO).

Ifosfamid: Ausreichende Hydrierung mit 5%iger Glucose statt 0,9%igem NaCl (*Vorsicht*: Diabetes mellitus).
Evtl. Substitution von Humanalbumin® 20%, 3mal täglich.
Bei Paravasat nicht gewebsschädigend → Allgemeine Maßnahmen.

- Harnalkalisierung wegen Gefahr der akuten Tubulusnekrosen
- Mesna Gabe wegen Gefahr der hämorrhagischen Zystitis (Blasentoxizität)
- *Therapie der Enzephalopathie*:
  - Methylenblau 50 mg in 100 ml NaCl 0,9%, alle 2–4 Stunden
- Evtl. symptomatische Therapie mit Haldol®, Diazepam

Therapieschemata für die Applikation von Mesna bei Ifosfamidtherapie:

Dosierung	Therapie
IFO < 3 g/m^2/Tag Mesna:	Standardschemata mit IFO, i.v. Kurzinfusion 20% der IFO-Dosis (h 0, + 4, + 8; i.v.)
IFO ≥ 3– ≥ 5 g/m^2/Tag Mesna:	Mittelhochdosiertes IFO, kontinuierliche Infusion (24 h) 20% der IFO-Dosis (h 0; Bolus i.v.) 50% der IFO-Dosis (h 0 bis + 12 nach IFO kontinuierlich i.v.[a])
IFO ≥ 5 g/m^2/Tag Mesna:	Hochdosistherapie mit IFO, kontinuierliche Infusion (24 h) 20% der IFO-Dosis (h 0 bis + 12 nach IFO kontinuierlich i.v.[a])
Orale Gabe von Mesna Mesna:	(für IFO < 3 g/m^2 als Kurzinfusion) 20% IFO-Dosis (h 0; Bolus i.v.) 40% IFO-Dosis (h + 2, + 6 p.o.)

[a]) Für kontinuierliche Infusion kann Mesna zusammen mit Ifosfamid im vorgeschriebenen Konzentrationsbereich in einem Infusionsbeutel appliziert werden.
Aus: Schmoll H.-J. et al. (Hrsg.) (1996) Kompendium Internistische Onkologie – Teil 1, 2. Aufl. Springer Medizin, Berlin Heidelberg New York

Nicht pegyliertes liposomales Doxorubicin
(Myocet®)

Indikation:	Mammakarzinom, Ovarialkarzinom, evtl. Sarkome

Dosis:

Myocet®	50mg/ m²–60 mg/m²	q21

Voraussetzungen:	• Echokardiografie (jeweils nach 3 Zyklen zu kontrollieren) • BB
Vorlauf 10 Uhr:	• 1 Amp. Zofran® 4mg in 100 NaCl 0,9%
Chemo:	• errechnete Menge **Myocet®**, verdünnt in 250 ml NaCl 0,9% *Laufzeit:* 1 Stunde

Tipps und Tricks:

Myocet®:	Bei Paravasat gewebsreizend → Allgemeine Maßnahmen. Falls nach Verabreichung Fieber auftritt, bei folgendem Myocetzyklus die Laufzeit auf 2 Stunden verlängern.
	Alopezie → Perückenrezept

Nicht pegyliertes liposomales Doxorubicin / Docetaxel
(Myocet® / Taxotere®)

Indikation: Mammakarzinom

Dosis:

Myocet®	50 mg/m^2	
Taxotere®	75 mg/m^2	q21

Voraussetzungen:
- BB
- Echokardiografie (jeweils nach 3 Zyklen zu wiederholen)

Tag –1

Prämedikation:
- 1 Kps. Zofran® 4 mg abends
- Fortecortin® 8 mg 1 – 0 – 1

Tag 1

Prämedikation:
- Fortecortin® 8 mg 1 – 0 – 1

Vorlauf 10 Uhr:
- 1 Amp. Zofran® 4 mg in 100 ml NaCl 0,9%

Chemo:
- errechnete Menge **Myocet®**, verdünnt in 250 ml NaCl 0,9%
  Laufzeit: 1 Stunde

Weiterer Vorlauf:
- 1 Amp. Zantac® 150 mg i.v.
- 2 Amp. Dibondrin® in 100 ml NaCl 0,9%
- 20 mg Fortecortin® in 100 ml NaCl 0,9%

20 min Pause

Weitere Chemo:
- errechnete Menge **Taxotere®**, verdünnt in 250 ml NaCl 0,9%
  Laufzeit: 1 Stunde

→ Notwendige Observation in den ersten 10 Minuten, wg. möglicher Hypersensitivitätsreaktionen!!!

Wichtig: RR-Kontrollen während der ersten 10–30 Minuten der Taxotere®gabe
(dreimal, in 10 Minuten-Abständen RR messen)

Maßnahmen:

- wöchentliche BB-Kontrollen
- 1 Kps. Zofran® 4 mg für 3 Tage
- 1 Tbl. Fortecortin® 8 mg 1 – 0 – 1 am Tag 2
- Neupogen® s.c. (Dosis je nach KG) von Tag 2 bis 8

Tipps und Tricks:

Taxotere®: Bei Paravasat gewebsreizend → Allgemeine Maßnahmen.

Myocet®: Bei Paravasat gewebsreizend → Allgemeine Maßnahmen.
Falls nach Verabreichung Fieber auftritt, bei folgendem Myocetzyklus die Laufzeit auf 2 Stunden verlängern.

Alopezie → Perückenrezept

EC
Epidoxorubicin / Cyclophosphamid
(Epirubicin® / Endoxan®)

Indikation:	Mammakarzinom

Dosis:

Epirubicin®	90 mg/m²	
Cyclophosphamid	600 mg/m²	q21

Voraussetzungen:	• Echokardiografie (jeweils nach 2 Zyklen zu wiederholen) • BB • NFP, Elyte • evtl. Port-System
Vorlauf 10 Uhr:	• 1 Amp. Zofran® 4 mg in 100 ml NaCl 0,9%
Chemo:	• errechnete Menge **Epirubicin®**

    a) **Ohne Port:** i.v., über einen Zeitraum von ca. 20 Minuten, im Bolus spritzen
→ dazu muss eine leere Glucose 5% oder NaCl 0,9% hängen

    b) **Mit Port:** Chemo im Beutel verdünnt in 250 ml NaCl 0,9%
Laufzeit: ca. 30 Minuten

• errechnete Menge **Cyclophosphamid**, verdünnt in 250 ml NaCl 0,9%
Laufzeit: ca. 30 Minuten

Maßnahmen:	• wöchentliche BB-Kontrollen • 1 Kps. Zofran® 4 mg für 3 Tage

Tipps und Tricks:

Epirubicin®:	Bei Paravasat gewebsnekrotisierend → DMSO + trockene Kälte.
Cyclophosphamid:	Bei Paravasat nicht gewebsschädigend → Allgemeine Maßnahmen.

EMACO
Etoposid / Methotrexat / Actinomycin D / Dactinomycin / Cyclophosphamid / Vincristin
(Vepesid® / Methotrexat Lederle® / Cosmegen® / Endoxan® / Oncovin®)

Indikation: Trophoblasttumor (high risk)

Dosis:

Etoposid	100 mg/m²	Tag 1	
Actinomycin D	0,5 mg absolut	Tag 1	
Methotrexat	100 mg/m²	Tag 1	
Methotrexat	200 mg/m²	Tag 1	
Etoposid	100 mg/m²	Tag 2	
Actinomycin D	0,5 mg absolut	Tag 2	
Vincristin	1 mg/m²	Tag 8	
Cyclophosphamid	600 mg/m²	Tag 8	q21

Bemerkung:

Mittelhohe Dosis MTX über 100 – 1500 mg/m²
Hochdosis MTX 1,5 g – 12 g

Bei mittelhoher Dosis muss kein MTX-Spiegel kontrolliert werden, nur bei Hochdosis.

Voraussetzungen:
- Creatinin-Clearance > 60 ml/min
- Creatinin-Serumspiegel < 2ml/dl
- NFP, Elyte
- LFP
- BB
- obligate Stuhlregulation

Tag 1

Vorlauf 10 Uhr:
- 1 Amp. Zofran® 4 mg in 100 ml NaCl 0,9%

Chemo:
- errechnete Menge **Etoposid**, verdünnt in 250 ml NaCl 0,9%
  Laufzeit: 30 Minuten

- 0,5 mg **Actinomycin D**, i.v., im Bolus, *über ca. 5 Minuten spritzen*

- errechnete Menge **MTX**, i.v., im Bolus, *über ca. 5 Minuten spritzen*

- errechnete Menge **MTX**, verdünnt in 500 ml NaCl 0,9%
  Laufzeit: 12 Stunden über Infusomat (42 ml/h)

> **Der Harn-pH-Wert muss stündlich kontrolliert werden, wenn er unter 7 sinkt:**
>
> - 500 ml Glucose 5%
>   + 40 mval NaBic

Tag 2

9 Uhr
- **6-stündlich** 1 Tbl. Kalzium-Leucovorin® zu je 15 mg
  z.B.: 9 Uhr, 15 Uhr, 21 Uhr, 3 Uhr…
- Mundspülung
  15 ml NaCl + 10 mg Kalzium-Leucovorin®

Es ist wichtig, dass das MTX vom Vortag fertig ist, und **erst 12 Stunden nachher** mit den Tabletten und der Mundspülung begonnen wird.

Bei Erbrechen ½ Amp. Kalzium-Leucovorin® 30 mg i.m.

- errechnete Menge **Etoposid**, verdünnt in 250 ml → NaCl 0,9%
  Laufzeit: 30 Minuten
- 0,5 mg **Actinomycin D**, i.v., im Bolus, *über ca. 5 Minuten spritzen*

Tag 3
- 6-stündlich 1 Tbl. Kalzium-Leucovorin® zu je 15 mg; bei Erbrechen Kalzium-Leucovorin® i.m.

Tag 8

Vorlauf 10 Uhr:
- 1 Amp. Zofran® 4 mg in 100 ml NaCl 0,9%

Chemo:
- errechnete Menge **Vincristin** i.v., im Bolus, *über 3 Minuten spritzen*
- errechnete Menge **Cyclophosphamid**, verdünnt in 250 ml NaCl 0,9%
  Laufzeit: 30 Minuten

Maßnahmen:
- jeden 2. Tag BB-Kontrollen
- von Tag 9 bis 14 zusätzl. Elyte, Harnsäure, und β-HCG Kontrollen
- von Tag 9 bis 14 tgl. 1 Amp. Neupogen® 30 Mio. IE s.c.

- Rezept für Kalzium-Leucovorin® Amp. mitgeben für Mundspülung
→ Mit Wasser verdünnen und 2 × tgl. spülen

Tipps und Tricks:

Etoposid: **CAVE:** bei zu rascher i.v.-Gabe Bluddruckabfall, d.h. langsame Infusion über 30–60 Minuten
Bei Paravasat gewebsreizend → Allgemeine Maßnahmen.

MTX: Bei Paravasat nicht gewebsschädigend → Allgemeine Maßnahmen.
Prophylaktische Mundspülung mit Folinsäure, gelöst in Wasser.
Bevor man bei aufgetretener Stomatitis die MTX Dosis reduziert, sollte der Versuch unternommen werden, die Kalzium-Leucovorin® Dosis zu verdoppeln.

Cosmegen®: Bei Paravasat gewebsnekrotisierend → DMSO + trockene Kälte.

Cyclophosphamid: Bei Paravasat nicht gewebsschädigend → Allgemeine Maßnahmen.

Oncovin®: **CAVE:** obligate Laxantiengabe wegen Obstipation.
Bei Paravasat gewebsnekrotisierend → Hyaloronidase s.c.+ trockene Wärme.

Epidoxorubicin / Docetaxel
(Epirubicin®/Taxotere®)

Indikation:	Mammakarzinom	

Dosis:

Epirubicin®	75 mg/m²	
Taxotere®	75 mg/m²	q21

Voraussetzungen:
- Echokardiografie (jeweils nach 3 Zyklen zu wiederholen)
- Creatinin-Clearance > 60 ml/min
- BB
- evtl. Port-System

Tag −1

Prämedikation:
- 8 mg Dexamethason (Fortecortin®) p.o.   1 – 0 – 1

Tag 1
- 8 mg Dexamethason p.o.   1 – 0 – 1

Vorlauf 10 Uhr:
- 1 Amp. Zofran® 4 mg in 100 ml NaCl 0,9%

Chemo:
- errechnete Menge **Epirubicin®**

  a) **mit Port:**   im Beutel, verdünnt in 250 ml NaCl 0,9%
  Laufzeit: 30 Minuten

  b) **ohne Port:**   i.v., im Bolus (Fertigspritze)
  über ca. 20–30 Minuten langsam spritzen

- → Parallel dazu muss eine 500 ml Glucose 5% laufen

Weiterer Vorlauf:
- 2 Amp. Dibondrin® in 100 ml NaCl 0,9%
- 1 Amp. Zantac® 150 mg i.v.
- 20 mg Fortecortin® in 100 ml NaCl 0,9%

20 Minuten Pause

Chemo:
- errechnete Menge **Taxotere®**, verdünnt in 250 ml NaCl 0,9%
  Laufzeit: 1 Stunde

- → Notwendige Observation in den ersten 10–30 Minuten, wegen möglicher Hypersensitivitätsreaktionen;

| **Wichtig:** | RR-Kontrollen während der ersten 10-30 Minuten der Taxoteregabe (dreimal, in 10 Minuten-Abständen RR messen) |

Allgemein: → bei Diabetikern BZ-Kontrollen!

Maßnahmen:
- wöchentliche BB-Kontrollen
- 1 Kps. Zofran® 4 mg für 3 Tage
- 8 mg Fortecortin® (1 – 0 – 1) am Tag 2
- Neupogen® s.c. (Dosis abhängig vom KG) von Tag 3–10

Tipps und Tricks:

Epirubicin®: Bei Paravasat gewebsnekrotisierend → DMSO + trockene Kälte.

Taxotere®: Bei Paravasat gewebsreizend → Allgemeine Maßnahmen.

Epidoxorubicin / Paclitaxel
(Epirubicin® / Taxol®)

| Indikation: | Mammakarzinom |

Dosis:

Epirubicin®	75 mg/m²	
Taxol®	175 mg/m²	q21

| Voraussetzungen: | • Echokardiografie Kontrolle nach jedem 3. Zyklus
• Creatinin-Clearance > 60 ml/min
• BB
• evtl. Port-System |

| Vorlauf 10 Uhr: | • 1 Amp. Zofran® 4 mg in 100 ml NaCl 0,9% |

Chemo:
- errechnete Menge **Epirubicin®**

  a) **mit Port:** im Beutel, verdünnt in 250 ml NaCl 0,9%
  Laufzeit: 30 Minuten

  b) **ohne Port:** i.v., im Bolus (Fertigspritze)
  über ca. 20–30 Minuten langsam spritzen

→ Parallel dazu muss eine 500 ml Glucose 5% laufen

| Weiterer Vorlauf: | • 2 Amp. Dibondrin® in 100 ml NaCl 0,9%
• 1 Amp. Zantac® 150 mg i.v.
• 20 mg Fortecortin® in 100 ml NaCl 0,9% |

20 Minuten Pause

weitere Chemo:
- errechnete Menge **Taxol®**, verdünnt in 500 ml NaCl 0,9%
  Laufzeit: 3–4 Stunden

→ PVC-freie Infusionsgeräte und Filter

→ Notwendige Observation in den ersten 10–30 Minuten, wegen möglicher Hypersensitivitätsreaktionen;

| **Wichtig:** | RR-Kontrollen während der ersten 10–30 Minuten der Taxolgabe (dreimal, in 10 Minuten-Abständen RR messen) |

Maßnahmen:
- wöchentliche BB-Kontrollen
- 1 Kps. Zofran® 4 mg für 3 Tage

Tipps und Tricks:

Epirubicin®: Bei Paravasat gewebsnekrotisierend → DMSO + trockene Kälte.

Taxol®: Bei Paravasat gewebsnekrotisierend → *nur* Hyaloronidase s.c.
1–4 Tage nach Taxolgabe → Arthralgien und Myalgien → Rezept für Mexalen® und Diclofenac mitgeben.

Etoposid
(Vepesid®)

Indikation: Ovarialkarzinom (Third line)

Dosis:

Vepesid®	1. Zyklus:	Tag 1–3	150 mg/m² i. v.
	2. Zyklus:	Tag 1–3	175 mg/m² i. v.
	3. Zyklus:	Tag 1–3	200 mg/m² i. v.
Ab dem 4. Zyklus:	Vepesid® Kps.		200 mg/m² p.o.
	(→ für 3 Tage, alle 4 Wochen)		q28

Voraussetzung: • BB

Tag 1

Vorlauf 10 Uhr: • 1 Amp. Zofran® 4 mg in 100 ml NaCl 0,9%

Chemo: • errechnete Menge **Vepesid®**, verdünnt in 1.000 ml NaCl 0,9%
Laufzeit: 1 Stunde

Tag 2 und 3

Der Ablauf an diesen Tagen ist derselbe wie an Tag 1

Laborkontrolle: • gesamtes Labor vor Entlassung (BB, NFP, Elyte, LFP)

Maßnahmen: • wöchentliche BB-Kontrollen

Tipps und Tricks:

Vepesid®: Bei Paravasat gewebsreizend → Allgemeine Maßnahmen.
Bei zu rascher i.v.-Gabe → plötzlicher Blutdruckabfall möglich; daher langsame i.v. Infusion über mindestens 30–60 Minuten.

FEC
5-Fluorouracil / Epidoxorubicin / Cyclophosphamid
(5-Fluorouracil Lederle® / Epirubicin® / Endoxan®)

Indikation: Mammakarzinom

Dosis:

Epirubicin®	100 mg/m²	Tag 1	
Cyclophosphamid	500 mg/m²	Tag 1	
5-FU	600 mg/m²	Tag 1	q21

Voraussetzungen:
- Echokardiografie (jeweils nach 2 Zyklen zu wiederholen)
- BB
- NFP, Elyte
- LFP

Vorlauf 10 Uhr:
- 1 Amp. Zofran® 4 mg in 100 ml NaCl 0,9%
- 1 Amp. Zantac® 150 mg i.v.

Chemo:
- errechnete Menge **Epirubicin®**

   a) **mit Port:** verdünnt in 250 ml NaCl 0,9%
   Laufzeit: 30 Minuten

   b) **ohne Port:** i.v., im Bolus (Fertigspritze)
   über ca. 20–30 Minuten spritzen

   → parallel dazu muss 500 ml Glucose 5% laufen

- errechnete Menge **Cyclophosphamid** verdünnt in 250 ml NaCl 0,9%
  Laufzeit: 30 Minuten

- errechnete Menge **5-FU**, verdünnt in 250 ml NaCl 0,9%
  Laufzeit: 30 Minuten

Maßnahmen:
- wöchentliche BB-Kontrollen
- 1 Kps. Zofran® 4 mg für 3 Tage

Tipps und Tricks:

5-FU:	Bei Paravasat nicht gewebeschädigend → Allgemeine Maßnahmen.
Epirubicin®:	Bei Paravasat gewebsnekrotisierend → DMSO + trockene Kälte.
Cyclophosphamid:	Bei Paravasat nicht gewebsschädigend → Allgemeine Maßnahmen.

FNC
5-FU / Mitoxantron / Cyclophosphamid
(5-Fluorouracil Lederle® / Novantron® / Endoxan®)

Indikation:	Mammakarzinom

Dosis:

Novantron®	10 mg/m²	Tag 1	
Endoxan®	500 mg/m²	Tag 1	
5-FU	600 mg/m²	Tag 1	q21

Voraussetzungen:	• Echokardiografie Kontrolle nach jedem 2. Zyklus • NFP, Elyte • BB • LFP
Vorlauf 10 Uhr:	• 1 Amp. Zofran® 4 mg in 100 ml NaCl 0,9% • 1 Amp. Zantac® 150 mg i.v.
Chemo:	• errechnete Menge **Novantron®**, verdünnt in 100 ml NaCl 0,9% *Laufzeit:* 30 Minuten • errechnete Menge **Endoxan®**, verdünnt in 250 ml NaCl 0,9% *Laufzeit:* 30 Minuten • errechnete Menge **5-FU**, verdünnt in 250 ml NaCl 0,9% *Laufzeit:* 30 Minuten
Maßnahmen:	• wöchentliche BB-Kontrollen • 1 Kps. Zofran® 4 mg für 3 Tage

Tipps und Tricks:

5-FU:	Bei Paravasat nicht gewebeschädigend → Allgemeine Maßnahmen.
Stomatitisprophylaxe:	Calciumfolinat 30 mg in einem Glas Wasser lösen; 2–3-mal täglich Mundspülung.

Novantron®: Bei Paravasat gewebsnekrotisierend → DMSO + trockene Kälte.
Typische blau-grün Verfärbung des Urins (reversibel nach 48 Stunden).

Cyclophosphamid: Bei Paravasat nicht gewebsschädigend → Allgemeine Maßnahmen.

Gemcitabine
(Gemzar®)

Indikation: Ovarialkarzinom, Mammakarzinom

Dosis:

| Gemzar® | 1.200 mg/m^2 | Tag 1, 8, 15 | q29 |

Ein Zyklus besteht aus Tag 1, Tag 8 und Tag 15.
Tag 29 = Tag 1.

Voraussetzung: • BB

Tag 1

Vorlauf 10 Uhr: • 1 Amp. Zofran® 4 mg in 100 ml NaCl 0,9%

Chemo: • errechnete Menge **Gemzar®**, verdünnt in 250 ml NaCl 0,9%
Laufzeit: 30 Minuten

Die Einhaltung der Infusionsdauer ist wichtig, da Gemzar bei zu kurzer Infusionsdauer weniger wirksam und bei längerer Dauer eventuell toxisch sein kann.

Tag 8 und 15 → gestalten sich vom Ablauf gleich wie Tag 1!!

Laborkontrollen:
- Tag 1 komplettes Labor (Elyte, NFP, LFP)
- Tag 8 BB
- Tag 15 BB

Maßnahmen:
- wöchentliche BB-Kontrollen
- 1 Kps. Zofran® 4 mg über 3 Tage

Tipps und Tricks:

Gemzar®: Bei Paravasat gewebsreizend → Allgemeine Maßnahmen. Oftmals grippeartige Symptome mit Fieber, Gliederschmerzen und Kopfschmerzen (Gabe von Paracetamol oder Diclofenac).

Gemcitabine / Docetaxel
(Gemzar® / Taxotere®)

| Indikation: | Maligner Müller'scher Mischtumor, Angiosarkom, Leiomyosarkom |

Dosis:

Gemzar®	900 mg/m^2	Tag 1, 8	
Taxotere®	100 mg/m^2	Tag 8	q21

| Voraussetzung: | • BB |

Tag 1

Vorlauf 10 Uhr:
- 1 Amp. Zofran® 4 mg in 100 ml NaCl 0,9%
- 1 Amp. Zantac® 150 mg i.v.

Chemo:
- errechnete Menge **Gemzar®**, verdünnt in 250 ml NaCl 0,9%
  Laufzeit: 30 Minuten

Begleitmedikation:
Tag –1	2 × 8 mg Fortecortin® p.o.
Tag 1	2 × 8 mg Fortecortin® p.o.
Tag 2	2 × 8 mg Fortecortin® p.o.

Tag 8

Vorlauf 10 Uhr:
- 1 Amp. Zofran® 4 mg in 100 ml NaCl 0,9%
- 1 Amp. Zantac® 150 mg i.v.

Chemo:
- errechnete Menge **Gemzar®**
  Laufzeit: 90 Minuten

Weiters:
- 2 Amp. Dibondrin® in 100 ml NaCl 0,9%
- 20 mg Fortecortin® in 100 ml NaCl 0,9%

20 Minuten Pause

Chemo:
- errechnete Menge **Taxotere®**, verdünnt in 250 ml NaCl 0,9%
  Laufzeit: 1 Stunde

→ Notwendige Observation in den ersten 10 Minuten, wg. möglicher Hypersensitivitätsreaktionen!!!

Wichtig:	RR-Kontrollen während der ersten 10–30 Minuten der Taxoteregabe (dreimal, in 10 Minuten-Abständen RR messen)

Maßnahmen:
- wöchentliche BB-Kontrollen
- 1 Kps. Zofran® 4 mg für 3 Tage
- Neupogen®gabe von Tag 9 bis Tag 15
  (Dosis je nach Körpergewicht)

Tipps und Tricks:

Gemzar®: Bei Paravasat gewebsreizend → Allgemeine Maßnahmen. Oftmals grippeartige Symptome mit Fieber, Gliederschmerzen und Kopfschmerzen (Gabe von Paracetamol oder Diclofenac).

Taxotere®: Bei Paravasat gewebsreizend → Allgemeine Maßnahmen.

Gemcitabine / Treosulfan
(Gemzar® / Ovastat®)

Indikation:	Ovarialkarzinom (Rezidiv)	

Dosis:

Gemzar®	1.000 mg/m^2	
Ovastat®	5.000 mg/m^2	q21

Voraussetzung:	• BB
Vorlauf 10 Uhr:	• 500 ml Ringerlactat
	• 1 Amp. Zofran® 4 mg in 100 ml NaCl 0,9%
	• 1 Amp. Zantac® 150 mg i.v.
Chemo:	• errechnete Menge **Gemzar®**, verdünnt in 250 ml NaCl 0,9% *Laufzeit:* 30 Minuten
	• errechnete Menge **Ovastat®**, verdünnt in 250 ml NaCl 0,9% *Laufzeit:* 30 Minuten
	→ wird unverändert über die Niere ausgeschieden!!!
Nachlauf:	• 1.000 ml Ringerlactat • 500 ml NaCl 0,9%
Laborkontrollen:	• BB, LFP am Tag nach der Chemo
Maßnahmen:	• wöchentliche BB-Kontrollen → Pat. soll viel trinken!!! • 1 Kps. Zofran® 4 mg für 3 Tage

Tipps und Tricks:

Gemzar®:	Bei Paravasat gewebsreizend → Allgemeine Maßnahmen. Oftmals grippeartige Symptome mit Fieber, Gliederschmerzen und Kopfschmerzen (Gabe von Paracetamol oder Diclofenac).
Ovastat®:	Bei Paravasat gewebsreizend → Allgemeine Maßnahmen.

Hartlapp-Schema
Ifosfamid / Doxorubicin
(Holoxan® / Adriblastin®)

Indikation: Sarkome, Leiomyosarkom, Maligner Müller'scher Mischtumor

Dosis:

Holoxan®	1.500 mg/m²	Tag 1, 2, 3, 4, 5	
Adriblastin®	16,6 mg/m²	Tag 1, 2, 3	q28

– Uromitexan® 300 mg/m²   Tag 1, 2, 3, 4, 5
0 h, +4 h, +8 h

Voraussetzungen:
- Echokardiografie (jeweils nach 2 Zyklen zu kontrollieren)
- Port-System
- BB
- NFP, Elyte, KOD
- LFP
- Creatinin-Clearance > 60 ml/min

Das Hartlapp-Schema dauert 5 Tage!!!

Tag –1

Beginn um ca. 21 Uhr:
- Dauerkatheter legen
- 1 Kps. Zofran® 4 mg

Prähydrierung:
- 1.000 ml Glucose 5%
- 1.000 ml NaCl 0,9%

Tag 1

Beginn um 6:00 Uhr:
- 1.000 ml Glucose 5% + 60 mval NaBic

– Kontrolle der Ein- und Ausfuhr; Bilanzierung von 6 Uhr bis 6 Uhr;
– Dokumentation am Tagesüberwachungsblatt

Hartlapp-Schema

Nach mehrmaliger Kontrolle des Harn-pH-Wertes, mittels Teststreifen, sollte er auf 7 ansteigen. Zu diesem Zeitpunkt ist die erste Infusion mit NaBic meist fertig, und es wird sofort die folgende Infusion nachgehängt, damit der pH-Wert konstant auf 7 gehalten werden kann.

- 1.000 ml Glucose 5%
  + 60 mval NaBic
  + 40 mval NaCl

Sobald diese Infusion fertig ist, wird diese wiederum erneuert.
Glucose 5% und NaCl 0,9% immer im Wechsel, wobei diese mit genügend Natrium-Bicarbonat abgedeckt sein müssen, solange das Holoxan® hängt.

Vorlauf 10 Uhr:
- 1 Amp. Zofran® 4 mg in 100 ml NaCl 0,9%
- 1 Amp. Zantac® 150 mg i.v.

Chemo:
- errechnete Menge **Adriblastin®**, im Beutel
  Laufzeit: ca. 30 Minuten

- errechnete Menge **Holoxan®**, verdünnt in 500 ml NaCl 0,9%
  Laufzeit: 4 Stunden, über Infusomat (125 ml/h)

Weiters:
- Uromitexan® 300 mg/m²
  unmittelbar vor dem Holoxan® (0h); 4 und 8 Stunden nach Beginn
  nochmals wiederholen (kann evtl. auch **parallel** zum Holoxan® laufen!)

18 Uhr:
- 1 Amp. Zantac® 150 mg i.v.
  - Solange Holoxan® hängt → $1/2$ stündlich Harn-pH-Wert messen
  - Laufende Ein- und Ausfuhrkontrolle

Nach 4 Stunden sollte die Holoxan®-Infusion fertig sein, es werden dann 4 Stunden nach Beginn (+4h) mit dem Holoxan® 300 mg/m² Uromitexan® i.v. verabreicht, und weitere 4 Stunden später (+8h) Wiederholung dieser Uromitexan®dosis.

Durch Abbinden des stark urotoxischen Chloracetaldehyds (Abbauprodukt von Ifosfamid) werden die Urether und vor allem die Blasenschleimhaut vor toxischen Einwirkungen geschützt.
Deshalb ist es von äußerster Wichtigkeit, dass die Zeitabstände des Uromitexans → 0h, +4h, +8h genau eingehalten werden.

Nach Beendigung der Holoxan®-Infusion, ist keine weitere Harn-pH-Wert-Messung mehr erforderlich.

> **Grund für das Messen des Harn-pH-Wertes:**
>
> Vor Beginn mit Holoxan (bereits während des Vorlaufes) Harn-pH-Wertkontrolle. Soll auf 7,5–8 sein. Sonst kann nicht mit Holoxan begonnen werden.
> **Wichtig:** Harnalkalisierung wegen tubulärer Toxizität, nicht wegen Blasentoxizität!!

Bei Abfall des pH-Wertes unter 7, muss das Holoxan® sofort gestoppt werden und die NaBic-Infusion schneller verabreicht werden. Erneuter Beginn mit dem Holoxan® erst, wenn der pH-Wert auf 7 angestiegen ist.

Tag 2–5

Dieses Schema wird von Tag 1–5 gleich durchgeführt; nur wird am Tag 4 und 5 kein Adriblastin mehr verabreicht.

Laborkontrollen:	• tgl. Kontrolle des Harnstatus mit Sediment, Protein und KOD • BB, NFP, Elyte jeden 2. Tag • eventuell Substitution von Humanalbumin® 20% • großzügige Glucosegabe (statt NaCl 0,9%) wegen Encephalopathie
Maßnahmen:	• wöchentliche BB-Kontrollen • 1 Kps. Zofran® 4 mg für 3 Tage

Tipps und Tricks:

Adriblastin®:	Bei Paravasat gewebsnekrotisierend → DMSO + trockene Kälte.
Ifosfamid®:	Ausreichende Hydrierung mit 5%iger Glucose statt NaCl 0,9% (Vorsicht: Diabetes mellitus). Evtl. Substitution von Humanalbumin® 20% 3mal täglich. Bei Paravasat nicht gewebsschädigend → Allgemeine Maßnahmen. Harnalkalisierung wegen Gefahr der akuten Tubulusnekrosen. Mesna Gabe wegen Gefahr der hämorrhagischen Zystitis (Blasentoxizität). Therapie der Enzephalopathie: Methylenblau 50 mg in 100 ml NaCl 0,9%, alle 2–4 Stunden. Eventuell symptomatische Therapie mit Haldol®, Diazepam.

Hartlapp-Schema

Therapieschemata für die Applikation von Mesna bei Ifosfamidtherapie:

Dosierung	Therapie
IFO < 3 g/m^2/Tag Mesna:	Standardschemata mit IFO, i.v. Kurzinfusion 20% der IFO-Dosis (h 0, + 4, + 8; i.v.)
IFO ≥ 3–≥ 5 g/m^2/Tag Mesna:	Mittelhochdosiertes IFO, kontinuierliche Infusion (24 h) 20% der IFO-Dosis (h 0; Bolus i.v.) 50% der IFO-Dosis (h 0 bis + 12 nach IFO kontinuierlich i.v.[a])
IFO ≥ 5 g/m^2/Tag Mesna:	Hochdosistherapie mit IFO, kontinuierliche Infusion (24 h) 20% der IFO-Dosis (h 0 bis + 12 nach IFO kontinuierlich i.v.[a])
Orale Gabe von Mesna Mesna:	(für IFO < 3 g/m^2 als Kurzinfusion) 20% IFO-Dosis (h 0; Bolus i.v.) 40% IFO-Dosis (h + 2, + 6 p.o.)

[a]) Für kontinuierliche Infusion kann Mesna zusammen mit Ifosfamid im vorgeschriebenen Konzentrationsbereich in einem Infusionsbeutel appliziert werden.
Aus: Schmoll H.-J. et al. (Hrsg.) (1996) Kompendium Internistische Onkologie – Teil 1, 2. Aufl. Springer Medizin, Berlin Heidelberg New York

NC
Mitoxantron / Cyclophosphamid
(Novantron® / Endoxan®)

Indikation: Mammakarzinom

Dosis:

Novantron®	10 mg/m²	Tag 1	
Endoxan®	200 mg absolut	Tag 3–6	q28

Voraussetzungen:
- BB
- Echokardiografie Kontrolle nach jedem 2. Zyklus
- NFP, Elyte

Tag 1

Vorlauf 10 Uhr:
- 1 Amp. Zofran® 4 mg in 100 ml NaCl 0,9%

Chemo:
- errechnete Menge **Novantron®**, verdünnt in 100 ml NaCl 0,9%
  Laufzeit: 30 Minuten
- → parallel dazu 500 ml Glucose 5%

Tag 3–6
- 4 × 50 mg Tbl. **Endoxan®**/Tag p.o.

CAVE: mögliche Verminderung der Topoisomerase 2

Maßnahmen:
- wöchentliche BB-Kontrollen
- 1 Kps. Zofran® 4 mg für 3 Tage

Tipps und Tricks:

Novantron®: Bei Paravasat gewebsnekrotisierend → DMSO + trockene Kälte.

Oxaliplatin
(Eloxantin®)

Indikation:	Ovarialkarzinom
	→ geringe Rate an Kreuzallergien bei Cisplatin- oder Carboplatinallergie

Dosis:

Oxaliplatin	130 mg/m²	q21

Voraussetzung:	• BB
Vorlauf 10 Uhr:	• 1 Amp. Zofran® 4 mg in 100 ml NaCl 0,9% • 1 Amp. Zantac® 150 mg i.v. • 500 ml NaCl 0,9% + 2 Amp. Paspertin® → schnell verabreichen
Chemo:	• errechnete Menge **Oxaliplatin**, gelöst in 500 ml Glucose 5% *Laufzeit:* 2 Stunden
	parallel dazu
	• 500 ml NaCl 0,9% + 1 Amp. Paspertin®
Nachlauf:	• 500 ml RL
Maßnahmen:	• wöchentliche BB-Kontrollen • 1 Kps. Zofran® 4 mg für 3 Tage

Tipps und Tricks:

Oxaliplatin: Vermeidung einer sensorischen Polyneuropathie durch evtl. Gabe von N-Acetyl-cystein 1.200 mg, per os, 30 Minuten vor Oxaliplatininfusion.

Wärme-Applikation: Wärmepads (z.B. als Handschutzwärmer im Winter)

Dysästhesie-Prophylaxe: 1 g Kalziumgluconat + 1 g 15%iges Magnesiumsulfat verdünnt mit 125 ml 5%ige Glucose, verabreicht über 20 Minuten, vor und nach Oxaliplatingabe!!

Bei Paravasat gewebsreizend → Allgemeine Maßnahmen.

Oxaliplatin / 5-FU / Folinsäure
(Eloxantin® / 5-Fluorouracil Lederle® / Kalzium-Leucovorin®)

Indikation: Rezidiv des Ovarialkarzinoms

Dosis:

Oxaliplatin	85 mg/m²	Tag 1	
5-FU	370 mg/m²	Tag 1, 8	
Folinsäure	30 mg/KOF	Tag 1, 8	q21

Voraussetzungen:
- BB
- LFP

Tag 1

Vorlauf 10 Uhr:
- 1 Amp. Zofran® 4 mg in 100 ml NaCl 0,9%
- 1 Amp. Zantac® 150 mg i.v.
- 500 ml NaCl 0,9% + 2 Amp. Paspertin®
  → schnell verabreichen

Chemo:
- errechnete Menge **Oxaliplatin**, verdünnt in 500 ml Glucose 5%
  Laufzeit: 2 Stunden

parallel dazu
- 500 ml NaCl 0,9%
  + 1 Amp. Paspertin®
- errechnete Menge Folinsäure, i.v.
  → im Bolus

30 Minuten Pause
- errechnete Menge 5-FU, i.v.
  → im Bolus über ca. 3 Minuten

Nachlauf:
- 500 ml RL

Tag 8
- errechnete Menge Folinsäure, i.v.
  → im Bolus

30 Minuten Pause
- errechnete Menge 5-FU, i.v.
- → im Bolus über ca. 3 Minuten

Maßnahmen:
- wöchentliche BB-Kontrollen
- 1 Kps. Zofran® 4 mg für 3 Tage

Tipps und Tricks:

Oxaliplatin: Vermeidung einer sensorischen Polyneuropathie durch evtl. Gabe von N-Acetyl-cystein 1.200 mg, per os, 30 Minuten vor Oxaliplatininfusion.

Wärme-Applikation:
Wärmepads (z.B. als Handschutzwärmer im Winter)

Dysästhesie-Prophylaxe:
1 g Kalziumgluconat + 1 g 15%iges Magnesiumsulfat verdünnt mit 125 ml 5%ige Glucose, verabreicht über 20 Minuten, vor und nach Oxaliplatingabe!!

Bei Paravasat gewebsreizend → Allgemeine Maßnahmen.

5-FU: Bei Paravasat nicht gewebeschädigend → Allgemeine Maßnahmen.

Stomatitisprophylaxe:
Calciumfolinat 30 mg in einem Glas Wasser lösen; 2–3-mal täglich Mundspülung.

Folinsäure: Immer 30 Minuten *vor* 5-FU, im Bolus spritzen. Immer im Kühlschrank aufbewahren.

Oxaliplatin / Gemcitabine
(Eloxantin® / Gemzar®)

| Indikation: | Second und Third line Ovarialkarzinom |

Dosis:

| Oxaliplatin | 100 mg/m² | Tag 1 | |
| Gemcitabine | 1.000 mg/m² | Tag 1, 8 | q21 |

| Voraussetzung: | • BB |

Tag 1

Vorlauf 10 Uhr:	• 1 Amp. Zofran® 4 mg in 100 ml NaCl 0,9%
	• 1 Amp. Zantac® 150 mg i.v.
	• 500 ml NaCl 0,9% + 2 Amp. Paspertin® → schnell verabreichen

Chemo:	• errechnete Menge **Oxaliplatin**, gelöst in 500 ml Glucose 5%
	Laufzeit: 2 Stunden
	parallel dazu
	• 500 ml NaCl 0,9% + 1 Amp. Paspertin®

| Nachlauf: | • 500 ml RL |

| **Weitere Chemo:** | • errechnete Menge **Gemcitabine**, gelöst in 250 ml NaCl 0,9% |
| | *Laufzeit:* 30 Minuten |

Tag 8

| Vorlauf 10 Uhr: | • 1 Amp. Zofran® 4 mg in 100 ml NaCl 0,9% |

| **Chemo:** | • errechnete Menge **Gemcitabine**, gelöst in 250 ml NaCl 0,9% |
| | *Laufzeit:* 30 Minuten |

| **Maßnahmen:** | • wöchentliche BB-Kontrollen |
| | • 1 Kps. Zofran® 4 mg für 3 Tage |

Tipps und Tricks:

Oxaliplatin: Vermeidung einer sensorischen Polyneuropathie durch evtl. Gabe von N-Acetyl-cystein 1.200 mg, per os, 30 Minuten vor Oxaliplatininfusion.

Wärme-Applikation:
Wärmepads (z.B. als Handschutzwärmer im Winter)

Dysästhesie-Prophylaxe:
1 g Kalziumgluconat + 1 g 15%iges Magnesiumsulfat verdünnt mit 125 ml 5%ige Glucose, verabreicht über 20 Minuten, vor und nach Oxaliplatingabe!!

Bei Paravasat gewebsreizend → Allgemeine Maßnahmen.

Gemzar®: Bei Paravasat gewebsreizend → Allgemeine Maßnahmen. Oftmals grippeartige Symptome mit Fieber, Gliederschmerzen und Kopfschmerzen (Gabe von Paracetamol oder Diclofenac).

Oxaliplatin / Paclitaxel
(Eloxantin® / Taxol®)

| Indikation: | Bei Vorliegen einer Cisplatin- und Carboplatinallergie First line Ovarialkarzinom Reinduktion bei Ovarialkarzinom |

Dosis:

| Oxaliplatin | 100 mg/m² | |
| Paclitaxel | 135 mg/m² | q21 |

Voraussetzungen:
- BB
- Creatinin-Clearance > 60 ml/min

Vorlauf 10 Uhr:
- 1 Amp. Zofran® 4 mg in 100 ml NaCl 0,9%
- 1 Amp. Zantac® 150 mg i.v.
- 500 ml NaCl 0,9% + 2 Amp. Paspertin® → schnell verabreichen

Chemo:
- errechnete Menge **Oxaliplatin**, gelöst in 500 ml Glucose 5%
  Laufzeit: 2 Stunden

parallel dazu
- 500 ml NaCl 0,9% + 1 Amp. Paspertin®

Nachlauf:
- 500 ml RL

Weiters:
- 2 Amp. Dibondrin® in 100 ml NaCl 0,9%
- 20 mg Fortecortin® in 100 ml NaCl 0,9%

20 Minuten Pause

Chemo:
- errechnete Menge **Paclitaxel**, verdünnt in 500 ml NaCl 0,9%
  Laufzeit: 4 Stunden

→ Notwendige Observation in den ersten 10–30 Minuten, wg. möglicher Hypersensitivitätsreaktionen!!!

Wichtig:	RR-Kontrollen während der ersten 10–30 Minuten der Taxolgabe (dreimal, in 10 Minuten-Abständen RR messen)

Maßnahmen:
- wöchentliche BB-Kontrollen
- 1 Kps. Zofran® 4 mg für 3 Tage

Tipps und Tricks:

Oxaliplatin: Vermeidung einer sensorischen Polyneuropathie durch evtl. Gabe von N-Acetyl-cystein 1.200 mg, per os, 30 Minuten vor Oxaliplatininfusion.

Wärme-Applikation:
Wärmepads (z.B. als Handschutzwärmer im Winter)

Dysästhesie-Prophylaxe:
1 g Kalziumgluconat + 1 g 15%iges Magnesiumsulfat verdünnt mit 125 ml 5%ige Glucose, verabreicht über 20 Minuten, vor und nach Oxaliplatingabe!!

Bei Paravasat gewebsreizend → Allgemeine Maßnahmen.

Taxol®: Bei Paravasat gewebsnekrotisierend → *nur* Hyaloronidase s.c. 1–4 Tage nach Taxolgabe → Arthralgien und Myalgien → Rezept für Mexalen® und Diclofenac mitgeben.

PA
Cisplatin / Doxorubicin
(Platinol® / Adriblastin®)

Indikation: Metastasierendes Endometriumkarzinom

Dosis:

Adriblastin®	50 mg/m^2	
Platinol®	50 mg/m^2	q21

Voraussetzungen:
- Echokardiografie nach jedem 3. Zyklus
- Creatinin-Clearance > 60 ml/min
- venöses Port-System
- BB
- NFP, Elyte

Tag –1

Beginn um 21 Uhr:
- Dauerkatheter legen
- Temesta® 1,0 mg Tbl. zum Schlafen
- 1 Kps. Zofran® 4 mg

Wenn das Körpergewicht der Pat. < 50 kg liegt, beträgt die Einfuhr während der Nacht 2.000 ml; wiegt sie > 50 kg, dann beträgt sie 2.500 ml.

Diabetiker erhalten nur NaCl 0,9% Infusionen, keine Glucose 5%.

Prähydrierung während der Nacht:

- 1.000 ml NaCl 0,9%
  + 10 ml Cormagnesin
  + 40 mval KCl

- 1.000 ml Glucose 5%
  + 10 ml Cormagnesin
  + 40 mval KCl

- 500 ml NaCl 0,9%

Tag 1

Vorlauf 10 Uhr:
- 1 Amp. Zantac® 150 mg i.v.
- 250 mg Solu Dacortin® i.v.
- 20 mg Lasix® i.v.
- 5 mg oder 10 mg Tbl. Gewacalm® p.o. (je nach Körpergewicht und Zustimmung der Patientin)
- 1 Kps. Emend® 125 mg **1 h vor Chemo p.o.**

- 250 ml Mannit® 15% i.v., parallel dazu
- 1 Amp. Zofran® 4 mg in 100 ml NaCl 0,9%

→ Die Infusionen werden mittels Dreiwegehahn gleichzeitig verabreicht.
Die Laufzeit beträgt ca. 30 Minuten.

- 500 ml Glucose 5% anhängen

Chemo:
- errechnete Menge **Adriblastin®** langsam, i.v., im Bolus spritzen
- errechnete Menge **Platinol®**, verdünnt in 500 ml NaCl 0,9%
  Laufzeit: 30 Minuten

Nachhydrierung **sofort** nach Chemotherapie, parallel, mittels Dreiwegehahn:

- 250 ml Mannit® 15% über Infusomat
  → 50 ml/h
- 500 ml Glucose 5%
  + 10 mval KCl
- 1.000 ml NaCl 0,9%
  + 20 mval KCl
  + 18 ml Cormagnesin

Laborkontrollen: BB, Elyte, NFP

Maßnahmen:
- wöchentliche BB-Kontrollen
- 1 Kps. Zofran® 4 mg für 3 Tage
- 1 Kps. Emend® 80 mg p.o. am Tag 2 und 3

Tipps und Tricks:

Platinol®: Bei Paravasat gewebsnekrotisierend → DMSO + trockene Kälte.
Keine Kombination mit nephrotoxischen Substanzen.

Adriblastin®: Bei Paravasat gewebsnekrotisierend → DMSO + trockene Kälte.

Paclitaxel
(Taxol® / Ebetaxel®)

Indikation:	metastasierendes Endometriumkarzinom (palliative Situation) Metastasierendes Mammakarzinom (palliative Situation) Second and Third line Therapie des Ovarialkarzinoms (historisch)

Dosis:

Taxol®	175 mg/m²	q21

Voraussetzungen:	• Creatinin-Clearance > 60 ml/min • BB

Tag 1

Vorlauf 10 Uhr:	• 1 Amp. Zofran® 4 mg in 100 ml NaCl 0,9% • 2 Amp. Dibondrin® in 100 ml NaCl 0,9% • 1 Amp. Zantac® 150 mg i.v. • 20 mg Fortecortin® in 100 ml NaCl 0,9% **20 Minuten Pause**
Chemo:	• errechnete Menge **Taxol®**, verdünnt in 500 ml NaCl 0,9% *Laufzeit:* 3–4 Stunden → PVC-freie Infusionsgeräte + Filter verwenden → Notwendige Observation in den ersten 10 Minuten, wg. möglicher Hypersensitivitätsreaktionen!!!
Wichtig:	RR-Kontrollen während der ersten 10–30 Minuten der Taxolgabe (dreimal, in 10 Minuten-Abständen RR messen)
Maßnahmen:	• wöchentliche BB-Kontrollen • 1 Kps. Zofran® 4 mg für 3 Tage

Tipps und Tricks:

Taxol®:	Bei Paravasat gewebsnekrotisierend → *nur* Hyaloronidase s.c. 1–4 Tage nach Taxolgabe → Arthralgien und Myalgien → Rezept für Mexalen® und Diclofenac mitgeben.

Paclitaxel weekly
(Ebetaxel® / Taxol®)

Indikation:	Palliativsituation bei
	→ Ovarialkarzinom
	→ Endometriumkarzinom
	→ Zervixkarzinom
	→ Mammakarzinom

Dosis:

Taxol®	80 mg/m^2	q7

Die Weekly-Taxol®-Gabe kann wöchentlich durchgehend, oder aber auch, je nach Verträglichkeit und Allgemeinzustand der Patientin, an 3 Wochen hintereinander gefolgt von 2 Wochen Pause, verabreicht werden.

Voraussetzungen:	• Creatinin-Clearance > 60 ml/min
	• BB

Vorlauf 10 Uhr:	• 1 Amp. Zofran® 4 mg in 100 ml NaCl 0,9%
	• 2 Amp. Dibondrin® in 100 ml NaCl 0,9%
	• 1 Amp. Zantac® 150 mg i.v.
	• 20 mg Fortecortin® in 100 ml NaCl 0,9%

20 Minuten Pause

Chemo:	• errechnete Menge **Taxol®**, verdünnt in 500 ml NaCl 0,9%
	Laufzeit: 1 Stunde
	→ PVC-freie Infusionsgeräte + Filter verwenden
	→ Notwendige Observation in den ersten 10 Minuten, wg. möglicher Hypersensitivitätsreaktionen!!!

Wichtig:	RR-Kontrollen während der ersten 10–30 Minuten der Taxolgabe (dreimal, in 10 Minuten-Abständen RR messen)

Bei Diabetikern ist die Kontrolle des Blutzuckers während der Chemo wichtig → BZTP.

Maßnahmen:	• wöchentliche BB-Kontrollen
	• 1 Kps. Zofran® 4 mg für 3 Tage

Tipps und Tricks:

Taxol®: Bei Paravasat gewebsnekrotisierend → *nur* Hyaloronidase s.c.
1–4 Tage nach Taxolgabe → Arthralgien und Myalgien → Rezept für Mexalen® und Diclofenac mitgeben.

Paclitaxel / Carboplatin
(Taxol®/Carboplat®)

Indikation:	First line Therapie des Ovarialkarzinoms Reinduktionstherapie beim Ovarialkarzinom Serös-papilläres und klarzelliges Endometriumkarzinom

Dosis:

Taxol® Carboplat®	175 mg/m² AUC 5 (Crea-Clear. + 25) × 5	q21

Voraussetzungen:	• Creatinin-Clearance > 60 ml/min • BB

Tag 1

Vorlauf 10 Uhr:	• 1 Amp. Zofran® 4 mg in 100 ml NaCl 0,9% • 2 Amp. Dibondrin® in 100 ml NaCl 0,9% • 1 Amp. Zantac® 150 mg i.v. • 20 mg Fortecortin® in 100 ml NaCl 0,9%
	20 Minuten Pause
Chemo:	• errechnete Menge **Taxol®**, verdünnt in 500 ml NaCl 0,9% *Laufzeit:* 3–4 Stunden
	→ PVC-freie Infusionsgeräte + Filter verwenden → Notwendige Observation in den ersten 10 Minuten, wg. möglicher Hypersensitivitätsreaktionen!!!
Wichtig:	RR-Kontrollen während der ersten 10–30 Minuten der Taxolgabe (dreimal, in 10 Minuten-Abständen RR messen)
	• errechnete Menge **Carboplat®**, verdünnt in 250 ml Glucose 5% *Laufzeit:* 30 Minuten

Bei Diabetikern ist die Kontrolle des Blutzuckers während der Chemo wichtig → BZ-TP.

Maßnahmen:	• wöchentliche BB-Kontrollen • 1 Kps. Zofran® 4 mg für 3 Tage

Tipps und Tricks:

Taxol®: Bei Paravasat gewebsnekrotisierend → *nur* Hyaloronidase s.c.
1–4 Tage nach Taxolgabe → Arthralgien und Myalgien → Rezept für Mexalen® und Diclofenac mitgeben.

Carboplat®: Bei Paravasat nicht schädigend → Allgemeine Maßnahmen.
Allergische Reaktionen am häufigsten bei Reinduktionstherapie und hier beim 2. Zyklus.

Paclitaxel / Ifosfamid
(Taxol®/Holoxan®)

Indikation: Chorionkarzinom (Salvage Therapie)
Metastasierendes Plattenepithelkarzinom der Zervix (Second line)

Dosis:

Taxol®	175 mg/m²	Tag 1	
Holoxan®	1,5 g/m²/d	Tag 1, 2, 3	q21

Voraussetzungen:
- Creatinin-Clearance > 60 ml/min
- BB
- NFP, Elyte
- KOD

Allgemeines:
- Genaue Kontrolle der Ein- und Ausfuhr
- Dokumentation am Überwachungsblatt
- Bei Holoxan®gabe ½ stündlich pH-Wert messen im Harn

CAVE: Ifosfamid-Enzephalopathie (wie beim Schema Ifosfamid)

Tag –1

Beginn um 21 Uhr:
- 1 Kps. Zofran® 4 mg
- 1 Tbl. Temesta® 1,0 mg zum Schlafen
- Dauerkatheter legen

Prähydrierung:
- 1.000 ml Glucose 5%
- 1.000 ml NaCl 0,9%

Tag 1

Beginn um 6 Uhr:
- 1.000 ml Glucose 5% + 60 mval NaBic

Vorlauf 10 Uhr:
- 1 Amp. Zofran® 4 mg in 100 ml NaCl 0,9%
- 2 Amp. Dibondrin® in 100 ml NaCl 0,9%
- 1 Amp. Zantac® 150 mg i.v.
- 20 mg Fortecortin® in 100 ml NaCl 0,9%

20 Minuten Pause

| **Chemo:** | • errechnete Menge **Taxol**®, verdünnt in 500 ml NaCl 0,9%
Laufzeit: 3–4 Stunden |

→ Notwendige Observation in den ersten 10 Minuten, wg. möglicher Hypersensitivitätsreaktionen!!!

| **Wichtig:** | RR-Kontrollen während der ersten 10–30 Minuten der Taxolgabe (dreimal, in 10 Minuten-Abständen RR messen) |

Nach Beendigung des Taxols werden:

- 300 mg/m² Uromitexan® in 100 ml NaCl 0,9% (0 h, +4 h, +8 h nach Beginn des Holoxan®)

verabreicht, und dann mit dem nächsten Zytostatikum weitergemacht.

- errechnete Menge **Holoxan**®, verdünnt in 500 ml NaCl 0,9%
  Laufzeit: 4 Stunden, über Infusomat (125 ml/h)

Während das Holoxan® tropft, muss parallel dazu immer eine Infusion (im Wechsel 1.000 ml NaCl 0,9% mit Glucose 5%) mit jeweils 60 mval NaBic laufen.

Solange das Holoxan® hängt, muss halbstündlich der Harn-pH-Wert gemessen werden.
Er darf nicht unter 7 sinken!! **CAVE:** Akute Tubulusnekrosen!!

Falls er doch unter 7 sinkt, muss die Chemo einstweilen gestoppt werden und die NaBic-Infusion schneller gestellt werden. Es wird dann der Harn-pH-Wert weiter kontrolliert bis er auf 7 steigt; dann kann man mit der Chemo fortfahren.

4 Stunden nach dem Beginn mit Holoxan®:

- 300 mg/m² Uromitexan® in 100 ml NaCl 0,9%
  (**parallel** zur Chemo)

8 Stunden nach dem Beginn mit Holoxan®:

- 300 mg/m² Uromitexan® in 100 ml NaCl 0,9%

Ende von Therapietag 1 planmäßig um ca. 21 Uhr.

Tag 2

| Beginn um 21 Uhr: | • 1.000 ml Glucose 5% |
| | • 1.000 ml NaCl 0,9% |

Paclitaxel / Ifosfamid

weiter um 6 Uhr:	• 1.000 ml Glucose 5% + 60 mval NaBic
ca. 10 Uhr:	• 1 Amp. Zofran® 4 mg in 100 ml NaCl 0,9% • 1 Amp. Zantac® 150 mg i.v. • 300 mg/m² Uromitexan® in 100 ml NaCl 0,9% (0 h, +4 h, +8 h)
Chemo:	• errechnete Menge **Holoxan®**, verdünnt in 500 ml NaCl 0,9% *Laufzeit:* 4 Stunden, über Infusomat (125 ml/h)

4 Stunden nach dem Beginn mit Holoxan®:

- 300 mg/m² Uromitexan® in 100 ml NaCl 0,9%

8 Stunden nach dem Beginn mit Holoxan®:

- 300 mg/m² Uromitexan® in 100 ml NaCl 0,9%

Ende Therapietag 2 um ca. 21 Uhr.

Tag 3

Der Ablauf dieses Tages ist ident mit Tag 2!!

Laborkontrollen:	• tgl. BB, NFP, Elyte, Protein und KOD → evtl. Substitution mit HA, sowie großzügige Glucosegabe (statt NaCl)
Maßnahmen:	• wöchentliche BB-Kontrollen • 1 Kps. Zofran® 4 mg für 3 Tage

Tipps und Tricks:

Taxol®:	Bei Paravasat gewebsnekrotisierend → *nur* Hyaluronidase s.c. 1–4 Tage nach Taxolgabe → Arthralgien und Myalgien → Rezept für Mexalen® und Diclofenac mitgeben.
Ifosfamid®:	Ausreichende Hydrierung mit 5%iger Glucose statt NaCl 0,9% (Vorsicht: Diabetes mellitus). **CAVE: Enzephalopathie!!** Evtl. Substitution von Humanalbumin® 20% 3mal täglich. Bei Paravasat nicht gewebsschädigend → Allgemeine Maßnahmen. Harnalkalisierung wegen Gefahr der akuten Tubulusnekrosen.

Mesna Gabe wegen Gefahr der hämorrhagischen Zystitis (Blasentoxizität).
Therapie der Enzephalopathie: Methylenblau 50 mg in 100 ml NaCl 0,9%, alle 2–4 Stunden.
Eventuell symptomatische Therapie mit Haldol®, Diazepam.

Therapieschemata für die Applikation von Mesna bei Ifosfamidtherapie:

Dosierung	Therapie
IFO < 3 g/m²/Tag Mesna:	Standardschemata mit IFO, i.v. Kurzinfusion 20% der IFO-Dosis (h 0, + 4, + 8; i.v.)
IFO ≥ 3–≥ 5 g/m²/Tag Mesna:	Mittelhochdosiertes IFO, kontinuierliche Infusion (24 h) 20% der IFO-Dosis (h 0; Bolus i.v.) 50% der IFO-Dosis (h 0 bis + 12 nach IFO kontinuierlich i.v.[a])
IFO ≥ 5 g/m²/Tag Mesna:	Hochdosistherapie mit IFO, kontinuierliche Infusion (24 h) 20% der IFO-Dosis (h 0 bis + 12 nach IFO kontinuierlich i.v.[a])
Orale Gabe von Mesna Mesna:	(für IFO < 3 g/m² als Kurzinfusion) 20% IFO-Dosis (h 0; Bolus i.v.) 40% IFO-Dosis (h + 2, + 6 p.o.)

[a] Für kontinuierliche Infusion kann Mesna zusammen mit Ifosfamid im vorgeschriebenen Konzentrationsbereich in einem Infusionsbeutel appliziert werden.
Aus: Schmoll H.-J. et al. (Hrsg.) (1996) Kompendium Internistische Onkologie – Teil 1, 2. Aufl. Springer Medizin, Berlin Heidelberg New York

PE
**Cisplatin / Etoposid
(Platinol® / Vepesid®)**

Indikation:	Neuroendokrin differenziertes, kleinzelliges Zervixkarzinom (im Wechsel mit CAV-Schema)

Dosis:

Platinol®	25 mg/m²	Tag 1, 2, 3	
Etoposid	100 mg/m²	Tag 1, 2, 3	q21

Voraussetzungen:	• Creatinin-Clearance > 60 ml/min • BB • NFP, Elyte

Tag 1

Vorlauf 10 Uhr:	• 1 Amp. Zofran® 4 mg in 100 ml NaCl 0,9% • 1 Amp. Zantac® 150 mg i.v. • 12 mg Fortecortin® in 100 ml NaCl 0,9% • 1 Kps. Emend® 125 mg **1 h vor Chemo p.o.** • 1.000 ml NaCl 0,9% + 2 Amp. Magnesium-Gluconicum • 500 ml Mannit® 15% unmittelbar vor Cisplatin
Chemo:	• errechnete Menge **Platinol®**, verdünnt in 1.000 ml NaCl 0,9% *Laufzeit:* 1 Stunde • errechnete Menge **Etoposid**, verdünnt in 500 ml NaCl 0,9% *Laufzeit:* 1 Stunde

Tag 2 und 3

Der Ablauf an diesen Tagen ist derselbe wie an Tag 1.

Laborkontrollen:	• am Tag 3 BB, NFP, Elyte
Maßnahmen:	• wöchentliche BB-Kontrollen • 1 Kps. Zofran® 4 mg für 3 Tage • 1 Kps. Emend® 80 mg p.o. am Tag 2 und 3 • Pat. soll mindestens 2 l am Tag trinken

Tipps und Tricks:

Platinol®: Bei Paravasat gewebsnekrotisierend → DMSO + trockene Kälte.
Keine Kombination mit nephrotoxischen Substanzen.

Etoposid: Bei Paravasat gewebsreizend → Allgemeine Maßnahmen.
Bei zu rascher i.v.Gabe, plötzlicher Blutdruck-Abfall, daher langsam über mindestens 30–60 Minuten infundieren.

PEB
Cisplatin / Etoposid / Bleomycin
(Platinol® / Vepesid® / Bleomycin Mack®)

Indikation: maligner Keimzelltumor des Ovars
Chorionkarzinom (Salvage Therapie)

Dosis:

Platinol®	20 mg/m²	Tag 1, 2, 3, 4, 5	
Etoposid	100 mg/m²	Tag 1, 2, 3, 4, 5	
Bleomycin	30 mg Absolut	Tag 1, 8, 15	q21

Voraussetzungen:
- BB
- Creatinin-Clearance > 60 ml/min
- NFP, Elyte
- evtl. Spirometrie, bei pulmonaler Vorerkrankung

Tag –1

Beginn um 21 Uhr:
- 1 Kps. Zofran® 4 mg
- 1 Tbl. Temesta® 1,0 mg zum Schlafen
- Dauerkatheter legen

Prähydrierung:
- 1.000 ml Glucose 5%
  + 2 Amp. Elo ad mix
- 1.000 ml NaCl 0,9%

Tag 1

Vorlauf 10 Uhr:
- 5 mg oder 10 mg Tbl. Gewacalm® p.o. (je nach Körpergewicht und Zustimmung des Pat.)
- 250 mg Solu-Dacortin® i.v.
- 1 Amp. Zantac® 150 mg i.v.
- 1 Amp. Zofran® 4 mg in 100 ml NaCl 0,9% und parallel dazu
- 250 ml Mannit® 15%

Chemo:
- errechnete Menge **Platinol®**, verdünnt in 250 ml NaCl 0,9%
  Laufzeit: 30 Minuten
- errechnete Menge **Etoposid**, verdünnt in 500 ml NaCl 0,9%
  Laufzeit: 1 Stunde

	• Absolutdosis **Bleomycin**, i.v., im Bolus *über ca. 5 Minuten spritzen*
Nachlauf:	• 1.000 ml NaCl 0,9% + 10 mval KCl + 12 mval (= 24 ml) Magnesium-Gluconicum

Es ist eine genaue Bilanzierung der Ein- und Ausfuhr notwendig. Die Bilanz sollte +/- 500 ml betragen.

Tag 2–5

Der Ablauf an diesen Tagen ist derselbe wie an Tag 1; es wird jedoch **kein Bleomycin** verabreicht.

Tag 8 und 15

Vorlauf 10 Uhr:	• 1 Amp. Zofran® 4 mg in 100 ml NaCl 0,9%
Chemo:	• Absolutdosis **Bleomycin**, i.v., im Bolus *über ca. 5 Minuten spritzen*
Laborkontrolle:	• am Tag 3 BB, NFP, Elyte
Maßnahmen:	• wöchentliche BB-Kontrollen • 1 Kps. Zofran® 4 mg für 3 Tage

Tipps und Tricks:

Platinol®:	Bei Paravasat gewebsnekrotisierend → DMSO + trockene Kälte. Keine Kombination mit nephrotoxischen Substanzen.
Etoposid:	Bei Paravasat gewebsreizend → Allgemeine Maßnahmen. Bei zu rascher i.v. Gabe → plötzlicher Blutdruckabfall möglich, daher langsam über mindestens 30–60 Minuten infundieren.
Bleomycin:	Bei Paravasat nicht gewebsschädigend → Allgemeine Maßnahmen. Meist kurz nach Infusion Fieber und Schüttelfrost (Gabe von Paracetamol).

Streptozotocin
(Zanosar®)

Indikation: Endokrin aktive Tumore des Ovars, des Endometriums, der Tuben
(Salvage Therapie)

Dosis:

| Zanosar® | 500 mg/m^2 | Tag 1, 2, 3, 4, 5 | q42 |

Voraussetzungen:
- BB
- NFP

Tag 1

Blutzuckerkontrolle → 1 Stunde vor Chemotherapie!

Vorlauf 10 Uhr:
- 1 Amp. Zofran® 4 mg in 100 ml NaCl 0,9%
- 250 mg Solu-Dacortin® i.v.

Chemo:
- errechnete Menge **Zanosar®**, verdünnt in 500 ml NaCl 0,9%
  Laufzeit: 30–60 Minuten

Nachlauf:
- 1.000 ml NaCl 0,9%
  + 40 mval KCl
  + 40 mval NaCl

Blutzuckerkontrolle → 1 Stunde nach Chemotherapie!

Tag 2–5

Der Ablauf an diesen Tagen ist derselbe wie am Tag 1!

Laborkontrollen:
- Vor, während und nach der Chemo
  → Kontrolle von Protein und Glucose im Harn (Stix)
- tgl. BB, NFP, Elyte, CRP, LFP, Harnstatus

Maßnahmen:
- Wöchentliche BB-Kontrollen

Tipps und Tricks:

Zanosar®: **CAVE:** chronische Niereninsuffizienz (Spätfolge)
Bei NFP-Anstieg – Zanosar-Therapie sofort absetzen.

TEC
Paclitaxel / Epirubicin / Carboplatin
(Taxol® / Farmarubicin® / Carboplat®)

Indikation:	Metastasierendes Endometriumkarzinom
	Adenokarzinom der Zervix
	Maligner Müller'scher Mischtumor

Dosis:

Epirubicin	75 mg/m²	
Taxol®	175 mg/m²	
Carboplat®	AUC 5	q28

Voraussetzungen:	• Creatinin-Clearance > 60 ml/min
	• Echokardiografie (jeweils nach 3 Zyklen zu kontrollieren)
	• BB
	• NFP
	• evtl. venöses Port-System

Tag 1

Beginn um 6:30:	• 1.000 ml Glucose 5%
Vorlauf 10 Uhr:	• 1 Amp. Zofran® 4 mg in 100 ml NaCl 0,9%
Chemo:	• errechnete Menge **Epirubicin**

a) **Ohne Port:** i.v., über einen Zeitraum von ca. 20 Minuten, im Bolus spritzen

→ dazu muss eine leere Glucose 5% laufen

b) **Mit Port:** Chemo im Beutel verdünnt in 250 ml NaCl 0,9%
Laufzeit: ca. 30 Minuten

Weiterer Vorlauf:	• 2 Amp. Dibondrin® in 100 ml NaCl 0,9%
	• 1 Amp. Zantac® 150 mg i.v.
	• 20 mg Fortecortin® in 100 ml NaCl 0,9%

20 Minuten Pause

Chemo:
- errechnete Menge **Taxol**®, verdünnt in 500 ml NaCl 0,9%
  Laufzeit: 3–4 Stunden

→ PVC-freie Infusionsgeräte + Filter verwenden
→ Notwendige Observation in den ersten 10 Minuten, wg. möglicher Hypersensitivitätsreaktionen!!!

Wichtig: RR-Kontrollen während der ersten 10-30 Minuten der Taxolgabe (dreimal, in 10 Minuten-Abständen RR messen)

- errechnete Menge **Carboplat**®, verdünnt in 250 ml Glucose 5%
  Laufzeit: 1 Stunde

Maßnahmen:
- wöchentliche BB-Kontrollen
- 1 Kps. Zofran® 4 mg für 3 Tage

Tipps und Tricks:

Taxol®: Bei Paravasat gewebsnekrotisierend → *nur* Hyaloronidase s.c.
1–4 Tage nach Taxolgabe → Arthralgien und Myalgien → Rezept für Mexalen® und Diclofenac mitgeben.

Epirubicin®: Bei Paravasat gewebsnekrotisierend → DMSO + trockene Kälte.

Carboplatin: Bei Paravasat nicht schädigend → Allgemeine Maßnahmen.
Allergische Reaktionen am häufigsten bei Reinduktionstherapie und hier beim 2. Zyklus.

Topotecan
(Hycamtin®)
(klassisch: 5 Tage-Gabe)

Indikation: Ovarialkarzinom (second line, third line)
Metastasierendes Zervixkarzinom (Plattenepithel- + Neuroendokrine Karzinome)
Metastasierendes Endometriumkarzinom

Dosis:

Topotecan	1,5 mg/m^2	Tag 1, 2, 3, 4, 5	q21

Voraussetzung:
- BB

Tag 1

Vorlauf 10 Uhr:
- Amp. Zofran® 4 mg in 100 ml NaCl 0,9%
- 1 Amp. Zantac® 150 mg i.v.

Chemo:
- errechnete Menge **Topotecan**, verdünnt in 100 ml NaCl 0,9%
  Laufzeit: 30 Minuten

Nachlauf:
- 1.000 ml Ringerlactat

Tag 2–5
Der Ablauf an diesen Tagen ist derselbe wie an Tag 1

Laborkontrollen:
- an Tag 2 und 5 → BB-Kontrolle

Maßnahmen:
- Wöchentliche BB-Kontrollen
- 1 Kps. Zofran® 4 mg für 3 Tage

Tipps und Tricks:

Topotecan®: Bei Paravasat nicht gewebeschädigend → Allgemeine Maßnahmen.
Koffeinkarenz während der gesamten Therapiezeit.

Topotecan weekly
(Hycamtin®)

Indikation: Ovarialkarzinom (Second line, Third line)
Metastasierendes Zervixkarzinom
Metastasierendes Endometriumkarzinom

Dosis:

Topotecan	4 mg/m^2	Tag 1, 8, 15	q28

Ein Zyklus besteht aus Tag 1, 8 und 15. Tag 29 = Tag 1 des Folgezyklus.

Voraussetzung:
- BB

Tag 1

Vorlauf 10 Uhr:
- 1 Amp. Zofran® 4 mg in 100 ml NaCl 0,9%
- 1 Amp. Zantac® 150 mg i.v.

Chemo:
- errechnete Menge **Topotecan**, verdünnt in 100 ml NaCl 0,9%
  Laufzeit: 30 Minuten

Nachlauf:
- 1.000 ml Ringerlactat

Tag 8 und 15

Der Ablauf an diesen Tagen ist derselbe wie am Tag 1

Maßnahmen:
- Wöchentliche BB-Kontrollen
- 1 Kps. Zofran® 4 mg für 3 Tage

Tipps und Tricks:

Topotecan®: Bei Paravasat nicht gewebeschädigend → Allgemeine Maßnahmen.
Koffeinkarenz während der gesamten Therapiezeit.

Vinorelbin
(Navelbine®)

Indikation: Mammakarzinom

Dosis:

Navelbine®	30 mg/m²	Tag 1, 8	q21

Voraussetzung:
- BB
- obligate Stuhlregulation

Tag 1

Vorlauf 10 Uhr:
- 1 Amp. Zofran® 4 mg in 100 ml NaCl 0,9%

Chemo:
- errechnete Menge **Navelbine®**, verdünnt in 250 ml NaCl 0,9%
  Laufzeit: 30 Minuten

Tag 8

Ablauf wie am Tag 1!!!

Maßnahmen:
- wöchentliche BB-Kontrollen
- 1 Kps. Zofran® 4 mg für 3 Tage

Tipps und Tricks:

Navelbine®: Bei Paravasat gewebsnekrotisierend → Hyaloronidase s.c. + trockene Wärme.
Um eine Venenirritation zu verhindern, immer nach Navelbine-Infusion 500 ml NaCl 0,9% nachhängen (Ausnahme: liegender Port oder ZVK).
Unmittelbar vor Navelbine-Infusion 25 ml 20%iges Humanalbumin® in die Navelbine-Infusion beifügen.
Stuhlregulation (obligat).

VNC
Vincristin / Mitoxantron / Cyclophosphamid
(Oncovin® / Novantron® / Endoxan®)

Indikation:	Metastasierendes Mammakarzinom (historisch)

Dosis:

Oncovin®	1 mg/m²	
Novantron®	10 mg/m²	
Endoxan®	500 mg/m²	q28

Voraussetzungen:	• BB • Echokardiografie • NFP, Elyte • obligate Stuhlregulation

Tag 1

Vorlauf 10 Uhr:	• 1 Amp. Zofran® 4 mg in 100 ml NaCl 0,9%
Chemo:	• errechnete Menge **Oncovin®**, i.v., im Bolus *über ca. 3 Minuten spritzen* • errechnete Menge **Novantron®**, verdünnt in 100 ml NaCl 0,9% *Laufzeit:* 30 Minuten → parallel dazu muss 500 ml Glucose 5% hängen • errechnete Menge **Endoxan®**, verdünnt in 250 ml NaCl 0,9% *Laufzeit:* 30–60 Minuten
Maßnahmen:	• wöchentliche BB-Kontrollen • 1 Kps. Zofran® 4 mg für 3 Tage

Tipps und Tricks:

Oncovin®:	**CAVE:** obligate Laxantiengabe wegen Obstipation Bei Paravasat gewebsnekrotisierend → Hyaloronidase s.c. + trockene Wärme.
Novantron®:	Bei Paravasat gewebsnekrotisierend → DMSO + trockene Kälte.
Endoxan®:	Bei Paravasat nicht gewebsschädigend → Allgemeine Maßnahmen.

Febrile Neutropenie

1. Definition

ANZ (= absolute Neutrophilenzahl) < 500/mm^3 oder Leukozytenzahl < 1.000 mm^3 **und** Temperatur über 38 °C.
Es hat sich allerdings auf unserer Station bewährt, antibiotische Maßnahmen bereits im Fieberanstieg bei Temperatur > 37,5 °C zu beginnen.

2. Ursachen

a) zytostatische Behandlung
b) Strahlentherapie
c) Knochenmarkinfiltration durch maligne Zellen

CAVE: KOMBINATION verstärkt Leukopenie

3. Allgemeines

- Bei neutropenen Patientinnen besteht ein sehr hohes Risiko, dass Bakterien und andere Erreger in die Blutbahn eindringen.
- Granulozyten haben die Funktion, den Organismus vor mikrobiellen Infektionen zu schützen. Dies geschieht z.B. durch Kontrolle der Keimbesiedelung im GIT, Respirationstrakt, Mundschleimhaut.
- Bei granulozytopenen Patientinnen müssen die meisten aeroben und einige anaerobe Bakterien der normalen Körperflora als potentiell pathogen betrachtet werden.

CAVE:
80% der Infektionserreger stammen aus der körpereigenen mikrobiellen FLORA. Fast die Hälfte dieser Erreger wurde erst während der Hospitalisierung erworben.

- Die Patientinnen werden aus verschiedenen Quellen mit Keimen besiedelt:
    - direkte Übertragung der Keime von der Umgebung
    - körperlicher Kontakt
    - Nahrungsmittel
    - Toilettenkontakt
    - Inhalation
    - Parenteral
- Die Infektionsprophylaxe soll deshalb die Besiedelung der Patientin mit neuen Keimen vermeiden und die körpereigenen Erreger reduzieren.

4. Typisches Erregerspektrum der Infektionen bei Granulozytopenie

a) Grampositive Bakterien

- Koagulasenegative Staphylokokken
- Staphylococcus aureus
- Streptococcus species
- Corynebakterien

b) Gramnegative Erreger

- Pseudomonas
- E. coli
- Proteus
- Klebsiella
- andere Enterobacteriaceae

c) Anaerobier

- Clostridium difficile

d) Pilze

- Candida species
- Aspergillus species
- Mucor species

CAVE:
Rascher Fieberanstieg (innerhalb von Stunden): schwer beeinträchtigter Patient
→ HINWEIS auf gramnegative Erreger

Allmählicher Fieberanstieg: Patient relativ wenig beeinträchtigt
→ HINWEIS auf grampositive Erreger

5. Risikofaktoren für Infektionen bei Chemotherapie

a) Patientenspezifische Faktoren

- Alter > 60
- große Tumorlast
- ausgeprägte Komorbidität (z.B. DM II)
- Knochenmark-Reserve

- zelluläre Immundefekte (B + T-Zellen)
- Fehl- und Unterernährung

b) Iatrogene und nosokomiale Risikofaktoren

- ZVK, Port (steriles Arbeiten!)
- venöse periphere Zugänge
- Keimübertragung durch Personal oder Umgebung
- Bluttransfusionen (Leukozytenarm, gefiltert und bestrahlte Erythrozytenkonzentrate!)
- Dauerkatheter, Splint, Aszitesdrain, Pleuradrain
- invasive Eingriffe
- aerogene Keimübertragung (PILZE → bei laufenden Baumaßnahmen!)

c) Therapiebedingte Faktoren

- Pharmakokinetik der Zytostatika
- Enzymdefekte
- Begleittherapie
- Chemo-Zyklusintervalle < 4 Wochen (KM-Regeneration ↓)
- hohe Zytostatikadosis pro Zyklus (myeloablativ)
- Polychemotherapie
- Strahlentherapie parallel zur Chemotherapie
- Rezidiv-Therapie (KM-Reserve ↓)

CAVE: Das Risiko einer Infektion nimmt mit der Häufung dieser Faktoren stark zu.

6. Status Febrilis in der Neutropenie

- Der Status febrilis kann bei hochgradiger Neutropenie ohne klassische Entzündungs- bzw. Infektionszeichen einhergehen und stellt ein akutes ALARMSYMPTOM dar.

> **CAVE:**
> Infektionen ohne Fieber bei hochgradiger Neutropenie (CRP ↑, Procalcitonin ↑).
> *Der Grundsatz:* „Keine Antibiose zur Prophylaxe, sondern erst bei Temperatur-Anstieg", kann in diesem Fall letal sein! → kalte Sepsis!!!

- Der Ausgangsherd der Infektion wird häufig klinisch nicht bemerkt oder gefunden.
- Bei jeder hochgradig neutropenen Patientin kann eine Infektion lebensbedrohlich sein.

CAVE: Mortalität bei gynäkologischen Malignomen 5–10%

- Das Risiko einer lebensbedrohlichen Infektion korreliert mit dem AUSMASS und der ZEITDAUER der Granulozytopenie.
- Je länger die Infektion anhält, umso größer ist das Risiko, dass neben einer initialen bakteriellen Infektion unter der Therapie zusätzlich Erreger wie Pilze, Viren, opportunistische Erreger oder sekundär resistente Bakterien eine Superinfektion hervorrufen.

CAVE:	Niedrigrisiko:	Granulozyten	500–1.000/µl
		Granulozytopenie	2–7 d
		Letalität bei Sepsis	≈ 14%
	Hochrisiko:	Granulozyten	< 100/µl
		Granulozytopenie	> 7d
		Letalität bei Sepsis	≈ 47%

„SOFORTIGES" HANDELN bei „Fieber in der Neutropenie" muss daher gefordert werden.
Unsere Patienten sollen innerhalb von 4 Stunden nach Auftreten des Fiebers mit „empirischer Antibiose" (= Breitspektrum) stationär und unter speziellen Bedingungen behandelt und genauest untersucht werden.

7. Diagnostik

a) Anamnese

Fieber, Husten, Schnupfen, Heiserkeit, Brennen beim Wasserlassen, Durchfall, Erbrechen, etc.

b) Körperliche Untersuchung

- Lymphadenopathie
- SH, NNH, Haut, Perianalregion
- Katheter, ZVK, Port, Venflon, Drain
- Auskultation Pulmo und Cor
- KS Nierenlager
- Meningismus
- abdom. Druckschmerz

c) Labor

- Routinelabor incl. BB, CRP und evtl. Procalcitonin
- evtl. PILZSEROLOGIE (Candida und Aspergillusantigen)

- evtl. VIRUSSEROLOGIE (CMV, HSV, EBV)
- evtl. MYCOPLASMEN, LEGIONELLEN, PNEUMOCYSTIS carinii

d) Mikrobielle Diagnostik

- Blutkultur (im Fieberanstieg 3 aerobe und 3 anaerobe innerhalb 24 Stunden)
  → peripher und falls vorhanden auch aus Port oder ZVK
- Harnkultur
- evtl. Stuhlkultur (Clostridien!!)
- evtl. Sputum (Kultur!!)
- evtl. Abstrich von verdächtigen Läsionen
- evtl. Aszites oder Pleuraerguss (Kultur!!)

e) Bildgebende Diagnostik

- THX-Röntgen in 2 Ebenen
- NNH-Röntgen
- evtl. Thorax-CT (bei V.a. Pilzinfektion)
- evtl. Sono Abdomen

8. Differentialdiagnose

- Tumorfieber
- Drug-Fever (z.B. AB-Unverträglichkeit)
- Allergische Reaktion (z.B. Blutprodukte)

9. Häufigste Infektionsmanifestationen

- Mund, Pharynx (SH-Schädigung, z.B. bei Gingivitis, Stomatitis, Mukositis mit massiver Keimeinschwemmung)
- Lunge, Respirationstrakt (Tracheobronchitis, Pneumonie)
- Gastrointestinaltrakt (Ulzera, Enterocolitis, intest. Obstruktionen)
- Perianalregion (Proktitis, Fissuren, SH-Verletzung)
- Urogenitaltrakt (Harnwegsinfekt, Zystitis, Pyelonephritis)
- Nase, NNH (Sinusitis, Rhinitis)
- i.v. Katheter, ZVK, Haut (wichtige „Eintrittspforten")

> **CAVE:**
> In der Neutropenie bleibt Fieber aufgrund der insuffizienten Immunantwort häufig das einzige Symptom eines bestehenden Infektes.
> Andererseits „Kalte Sepsis" nie vergessen.

10. Therapie

Die rasche THERAPIEEINLEITUNG ist bei Fieber in der Neutropenie entscheidend.
→ Sofortige Einleitung der empirischen Antibiotikatherapie bei Auftreten von Fieber oder bei klinisch fassbaren Infektionszeichen auch ohne Fieber!!
→ Differentialdiagnostische Überlegungen sind nachrangig. BK, HK, evtl. Abstriche unmittelbar vor Antibiotikagabe, weitere Diagnostik (THX-Röntgen, Sonografie, evtl. Abszesspunktion, usw.) danach.

EMPIRISCHE THERAPIE bei Patientinnen mit febriler Neutropenie bedeutet:
- breites Spektrum
- vor Erregernachweis
- bei Erregernachweis keine gezielte Therapieeinengung

CAVE: nur bei 30% kann ein kausaler Erreger nachgewiesen werden.

a) Therapieeinleitung

Monotherapie →"Tazobac"

PIPERACILLIN/TAZOBACTAM (TAZONAM®) 3 × 4,0 g/0,5 g i.v. oder
CEFPIROM (CEFROM®) 2 × 2,0 g i.v.

b) Therapieeskalation

Wenn nach weiteren 48 Stunden klinische Progredienz zu erkennen ist:
AUSWEITUNG des antibiotischen Spektrums

→ im grampositiven Bereich
z.B. VANCOMYCIN® 2 × 1 g/d i.v. (20–30 mg/kg/d)

CAVE: Spiegelbestimmung

→ bei V. a. gramnegative Keime
z.B. AMINOGLYCOSID (BIKLIN®) 3 × 500 mg i.v.

CAVE: Spiegelbestimmung, NFP-Kontrolle

c) Weitere Eskalation

Wenn nach weiteren 48–72 Stunden keine Besserung zusätzliche Gabe von:
z.B. FLUCANAZOL (DIFLUCAN®) 200 bis 400 mg i.v. oder per os (10 mg/kg/d)
oder
z.B. ITROCONAZOL (SPORANOX®) 200 mg i.v./d

oder nach Resistenzbestimmung entsprechend Antibiogramm; z.B. Amphotericin B, Ambisone, Cancidas.

d) Adaption

Wenn die Ergebnisse der diagnostischen Maßnahmen (BK, HK, Resistenzbestimmung) vorliegen, erfolgt die Anpassung der Therapie, insbesondere wenn die bisherige Behandlung unzureichend war:

- positiver Erregernachweis → Behandlung entsprechend Resistenztestung
- Infekt durch Herpesviren → ACICLOVIR (ZOVIRAX®)
- CMV-Infekt → GANCYCLOVIR (CYMEVENE®)
- Pilzinfekt → Behandlung entsprechend Resistenztestung
- Varicellen Zoster virus → ACICLOVIR (ZOVIRAX®)
- Pneumozystis carinii → Trimetroprim-Sulfmethoxazol (BACTRIM®)

CAVE:
Bei Patientinnen mit Fieber in der Neutropenie ist eine Einengung des antibiotischen Spektrums im Rahmen der Adaption jedoch unbedingt zu vermeiden!!

Febrile Neutropenie

Standard GYN 3

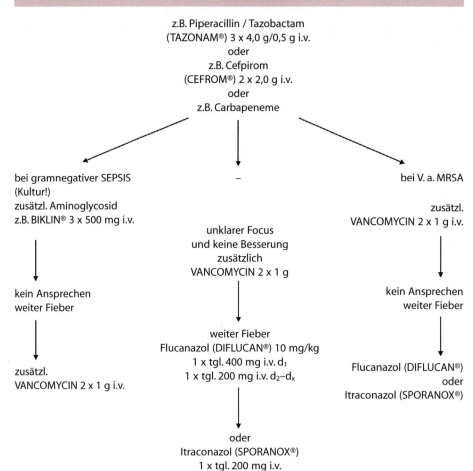

11. Therapiedauer

Grundsatz: „ So kurz wie möglich, so lange wie nötig!"

Bei zu kurzer Therapie: Gefahr des Infektrezidivs mit ungünstiger Prognose
Bei zu langer Therapie: Gefahr der Resistenzentwicklung, Pilzinfektionen, Clostridien-enterocolitis

Orientierend gilt:
bei Leuko > 1.000 mm^3 – wenn 3 Tage fieberfrei dann Beendigung der antibiotischen Therapie

bei Leuko < 1.000 mm^3 – Fortführung der Therapie bis Leuko > 1.000/µl (unabhängig davon, ob die Patientin noch Fieber hat)
– wenn Patientin 5 Tage fieberfrei ist, langsame Deeskalation der antibiotischen Behandlung
– falls Patientin noch fiebert, Weiterführung der Therapie bis 3 Tage nach Entfieberung

> **CAVE:**
> Patientinnen mit PERSISTIERENDER NEUTROPENIE haben ein hohes Risiko der Zweit- und Mehrfachinfektion. Die wichtigsten Erreger sind invasive Pilze, insbesondere Candidaspezies und Aspergillusspezies.

12. Allgemeine Maßnahmen bei Neutropenie – ANZ < 500

a) ISOLATION der Patientin in einem Einzelzimmer (Personal und Besucher müssen vor Eintritt die Hände desinfizieren, einen Mundschutz tragen und im Zimmer einen „Übermantel" anziehen).

b) Gabe von hämatopoetischen Wachstumsfaktoren zur Beschleunigung der Knochenmark-Rekonstitution
G-CSF (NEUPOGEN®)   < 75 kg → 30 Mio IE 1 x tgl. s.c.
> 75 kg → 48 Mio IE 1 x tgl. s.c.

c) Bei Fieber über 37,5 °C sofortige Diagnostik und empirische Therapie mit Breitspektrumantibiotika (BK, HK, THX-Röntgen, CRP, Procalcitonin)

d) Nächster Chemozyklus mit 25% Dosisreduktion; evtl. Gabe von Neulasta® (sekundäre Prophylaxe) oder Neupogen®

e) Die Patientinnen müssen tgl. gründlich untersucht werden.
CAVE: Kleinste Haut- oder Schleimhautverletzungen können eine „Eintrittspforte" sein.

f) Sterile Durchführung invasiver Maßnahmen

   CAVE: Port, ZVK, Venflon, DK etc.

g) Auf das Risiko aerogener Übertragung von Aspergillussporen muss besonders geachtet werden.

   CAVE: offenes Fenster, Baumaßnahmen!!

h) Mukositisprophylaxe, Zahnpflege (evtl. Chlorhexidinlösung 0,2%, Schonung der MSH, weiche Zahnbürste)

i) keine Suppositorien, keine rektale Temperaturmessung

   CAVE: Schleimhautverletzung

j) Kein ungekochtes Obst, rohes Gemüse. Nahrungsmittel müssen ultrahocherhitzt oder mindestens pasteurisiert sein.

k) Konsequentes Händewaschen/Händedesinfektion

   CAVE: Toilette

l) keine Topf-/Schnittblumen, keine Kaltvernebler oder Inhalationsgerät. Leitungstrinkwasser kann auf der GYN 3, lt. Hygiene verwendet werden.

Allgemeine Tipps und Tricks bei Verabreichung von Chemotherapie

Die Patientinnen sollten angehalten werden, während der Chemotherapie und in den darauf folgenden Stunden viel zu trinken. Des weiteren sind die Patientinnen über mögliche Nebenwirkungen und deren Prophylaxen zu informieren.

1. Lokale Nebenwirkungen

Bei der intravenösen Verabreichung von Zytostatika kann es zu lokalisierten Hautreizungen und Venenirritationen kommen. Diese sind von wirklichen Paravasationen, bei denen das Zytostatikum ins paravenöse Gewebe austritt, zu unterscheiden. Paravasate können je nach Medikament zu Schäden, bis hin zum großflächigen Absterben von Gewebe führen. Die Patientin ist über diese Nebenwirkung aufzuklären, sowie die Möglichkeiten ihrer Vermeidung zu instruieren (siehe Kapitel Paravasate).

2. Systemische Nebenwirkungen

a) Übelkeit und Erbrechen

Grundsatz der Antiemese

Prophylaxe steht vor Therapie (siehe Kapitel: Antiemese)

Die meisten Zytostatika führen zu Appetitlosigkeit, Übelkeit und Erbrechen. Meist treten die Beschwerden präparatabhängig ca. 1–5 Stunden nach der Gabe auf.
Nüchtern zu bleiben, hat keinen antiemetischen Effekt. Orale Zytostatika sollen nur nach den Mahlzeiten eingenommen werden. Während der Infusion kann das Lutschen von Bonbons oder Ananaseiswürfeln und das Kauen von Kaugummi hilfreich sein.
Nierenschale und Zellstoff sollten in Griffnähe stehen.
Starke Geruchsreize sind zu vermeiden.

Weitere hilfreiche Maßnahmen für die Patientinnen

- Oberkörperhochlagerung
- Fenster öffnen
- ein Glas Wasser anbieten
- Mundpflege mit Stäbchen oder Tee zum Spülen
- Wunschkost bestellen

b) Fatigue (Erschöpfungssyndrom, Müdigkeit)

Folgende Maßnahmen sind zu beachten oder zu treffen:

- ausreichend Ruhe und Schlaf
- gesunde Ernährung
- viel Flüssigkeit
- Ablenkung: spazieren gehen, lesen, Kontakt zu anderen Menschen, evtl. Tagebuch schreiben
- Motivation für die Zukunft geben, psychoonkologische Betreuung und Begleitung anbieten
- Kontrolle des Blutbildes (bei Hb↓ evtl. Gabe von Blutkonserven oder Beginn mit einer Therapie mit rekombinantem Erythropoietin).

c) Obstipation

Obstipation ist ein bei Tumorkranken häufiges, meist multifaktorielles Beschwerdebild, das zu einer erheblichen Beeinträchtigung der Befindlichkeit führen kann.

Um einer Obstipation vorzubeugen, sollten die Patientinnen ausreichend trinken, sich so viel wie möglich bewegen und ballaststoffreiche Nahrung zu sich nehmen.

Falls trotz Prophylaxe eine Obstipation auftritt, kann mit spezifischer Ernährung (z B. Dörrpflaumen, Leinsamen) und Abführmitteln, z.B. Laevolac®, Agaffin®, Movicol®, weitergeholfen werden.

Motilitätswirksame Substanzen wie Paspertin®, Motilium® wirken unterstützend. Die Verabreichung von Clysmen und Durchführung von Einläufen kann notwendig sein.

Besondere Bedeutung hat im klinischen Alltag die Obstipation durch einen lokalen Tumorprozess, sowie als unerwünschte Arzneimittelwirkung bei:

- Opiattherapie
- Therapie mit Vinkaalkaloiden
- Therapie mit 5-HT$_3$-Antagonisten in der Antiemese

d) Schleimhautveränderungen

Stomatitis, Mukositis

→ *unter MTX-Therapie*:
Folinsäure = Calziumfolinat® → 1 Amp., entsprechend 30 mg, in einem Glas Wasser, 2–3 x tgl. Mundspülung

CAVE: Keine Folinsäurespülungen bei Mukositis durch andere Medikamente wie z.B. 5-FU oder Capecitabine

→ *unspezifisch bei Neutropenie*:
- Glandomed® Mundspülung (2–3 × tgl.)
- Bepanthen® Mundspülung (2–3 × tgl.)
- Mundspülung mit Kamillentee, Eibischtee

Soor

- Mycostatin® orale Suspension 3 × tgl. 2–6 ml/dl
- Ampho-Moronal® Lutschtabletten 3 × 2/Tag
- Diflucan® Tabletten (= Fluconazol) 100–400 mg per os/Tag
- Dactarin® Gel 2% lokal (2–3 × tgl.)

Herpes

- Herviros® - Pyralvex® im Wechsel; zusätzlich Zovirax® per os, bzw. systemisch

Allgemein

- Xylocain® viscös → vor dem Essen auf schmerzende Stellen tupfen
- Schmerzmedikation (Morphin, Tramal®)
- Granulozytenkolonie stimulierende Faktoren s.c. bei hochgradiger Neutropenie
- Infusionstherapie bei reduzierter Nahrungsaufnahme
- Lauwarme oder kühle Speisen werden als angenehm empfunden
- Weiche Kost; mit Trinkhalm trinken
- Runde Eiswürfel mit Ananassaft (enthält Bromelein)
- Meiden von zu stark gewürzten Speisen (Pfeffer, Salz, Essig)
- Karotten- oder Gemüsesäfte sind säurearm
- Falls Mundtrockenheit
  – Künstlicher Speichel (z.B. Sialin®)
  – Ananaseiswürfel
  – Butter
  – Johanniskrautöl
  – Zuckerfreier Kaugummi

e) Erhöhtes Risiko für Blasenschleimhautschäden

Um eine hämorrhagische Zystitis zu vermeiden und das Blasenkarzinomrisiko zu senken, ist bei Ifosfamid- und Cyclophosphamid-Gabe, eine Prophylaxe mit dem Antidot Uromitexan®, nach einem ganz genauen Zeitplan i.v. zu verabreichen. Es besteht auch die Möglichkeit Uromitexan® oral zu verabreichen, wird jedoch von den Patientinnen, aufgrund des üblen Geschmacks, selten toleriert.

Von besonderer Bedeutung ist eine ausreichende Hydratation (mindestens 2 l Urinproduktion/Tag oder 200 ml/h).

Der Einsatz von Uromitexan® gilt bei Ifosfamidtherapie generell, und bei Cyclophosphamid-Dosierungen ab 1.000 mg/m² als obligat!

Pflegerische Maßnahmen

- Zum Trinken anleiten
- Regelmäßige Harnkontrollen (Makrohämaturie)
- Exakte Flüssigkeitsbilanzierung (Verstopfung des Harnkatheters durch Koagel → Spülung)

Therapie der schweren hämorrhagischen Zystitis

- Blutkonserven bereitstellen
- Ausreichende Hydrierung
- Urologen verständigen
- Spülkatheter legen

Versuch der lokalen Instillation von Fibrinkleber bzw. intravesikale Anwendung von Prostaglandin F$_2$-Alpha.
Versuch der Ligierung der Arteria iliaca interna oder Embolisierung der zuführenden Gefäßäste.

Ultima ratio: totale Zystektomie

Obsolet:
- Antifibrinolytika
- 1–10%ige Formalinlösung
- Senkstakensonde
- Elektrokoagulation nur ganz selten wirksam (da meist generalisierte Läsion)

f) Leukopenie und Thrombopenie

Die Zytostatika führen zu einer Knochenmarksdepression, d.h. zu einer Schädigung der blutbildenden Zellen. Hauptprobleme sind dabei die Leukopenie und die Thrombopenie.
Dadurch ist die Patientin infektions- und blutungsgefährdet.
Deshalb ist auf die Einhaltung der Hygienebestimmungen, sorgfältige Körperhygiene und das Vermeiden von stark keimbesiedelten Nahrungsmitteln in der Neutropenie zu achten.

Vorsicht: Blumentöpfe, Erde, Baumaßnahmen, Menschenansammlungen (Bus, Bahn, Kindergärten, Hausarzt), evtl. Tragen eines Mundschutzes!

Neben der Infektionsprophylaxe ist die Früherkennung von Infektionen entscheidend. Die Patientin wird auf Zeichen beginnender Infektionen wie z.B. Fieber, Husten oder Schnupfen beobachtet. Auch auf die häufigen Vaginalinfektionen ist zu achten.

Erforderlich ist auch der Schutz vor Verletzungen wegen möglicher Gerinnungsstörungen und erhöhter Infektionsgefährdung. Stuhl und Urin werden auf Blutbeimengungen beobachtet.

CAVE: → Keine i.m. Injektionen bei Leukopenie und Thrombopenie (Gefahr von Infektionen bzw. starken Blutungen in den Muskel)!

Unsere Patientinnen erhalten bei Thrombopenie und Neutropenie ein Informationsblatt (Abb. 1a und 1b).

g) Haarausfall

Obsolet: Kältehauben

Bei zu erwartendem Haarausfall (Alopezie) sollte frühzeitig eine Perücke angepasst werden, um eine größtmögliche Ähnlichkeit zum eigenen Haar zu erreichen. Die Kosten für die Perücke werden von den meisten Krankenkassen getragen (oft ist nur ein Selbstbehalt von 10 % zu leisten). Wichtig für die Patientin ist das Wissen, dass die Haare nach Beendigung der Behandlung wieder wachsen werden.

Das regenerierende Haar kann sich gegenüber der ursprünglichen Behaarung in Farbe und Struktur geringfügig unterscheiden. Die Regeneration setzt meist 1–2 Monate nach Absetzen der Chemotherapie ein.

Sehr verbreitet sind auch vielfältige Arten von Kopfbedeckungen wie z.B. Hüte, Kappen oder Kopftücher.

h) Hormonelle Nebenwirkungen

Zytostatika greifen in den Hormonhaushalt ein, da sie die Keimdrüsen also Eierstöcke und Hoden schädigen. Bei Frauen bleibt die Menstruation aus, bei Männern verringert sich die Samenzellbildung. Oft ist eine bleibende Sterilität die Folge (siehe Kapitel Fertilitätserhaltung bei jungen Frauen unter Polychemotherapie).

Patienteninformation bei Leukozytopenie

Sehr geehrte Patientin!

Sie leiden an einem Mangel an Leukozyten, auch genannt Leukozytopenie. Die Leukozyten sind zuständig für die Immunabwehr. Da Sie einen Mangel daran haben, sind Sie sehr anfällig für Infekte, die sehr schnell zu einem lebensbedrohlichen Zustand führen können. Deshalb ist es unbedingt erforderlich, dass Sie sich an bestimmte Regeln halten. Meist hat eine zu starke Leukozytopenie (Leuko < 1.000) eine Isolation zur Folge. Isolation bedeutet, dass Sie ein Einzelzimmer belegen und dieses nicht verlassen dürfen, bis die Leukozyten einen entsprechenden Wert erreicht haben.

Die Isolation dient zu Ihrem Schutz; Sie sind nicht ansteckend!

In der Isolation sind einige besonders wichtige Maßnahmen zu befolgen:

- Temperaturkontrollen 2 – 4 stündlich '! folgen Sie bitte einfach den Anweisungen des Pflegepersonals. Temperatur über 37 ° C, Husten, Schnupfen, Heiserkeit, Halsschmerzen oder Brennen beim Wasser lassen melden Sie bitte sofort dem Pflegepersonal.
- Haben Sie eine oder mehrere Wunden an Ihrem Körper (z. B. eingewachsener Nagel, Abschürfung, Schnittwunde...), die Eintrittspforten für Keime darstellen, informieren Sie bitte sofort das Pflegepersonal.
- Achten Sie selbst auf genügende Hygiene.
- Sie dürfen kein Leitungswasser trinken, nur abgekochtes Wasser, Mineral etc.
- Sie dürfen nichts Rohes essen; es wird eine dementsprechende Kost für Sie bestellt, oder es kommt die Diätassistentin zu Ihnen.
- Wenn etwas auf den Boden fällt ist dies nicht wieder zu verwenden (Zellstoff, Nahrungsmittel...). Alles was auf dem Boden gelegen hat, darf nicht ins Bett gelegt werden! Hausschuhe bitte nicht im Bett tragen.
- In Ihrem Zimmer können Sie sich frei bewegen.
- Das Zimmer darf nur früh morgens und spät abends gelüftet werden; den übrigen Tag müssen die Fenster verschlossen bleiben.
- Sie dürfen zum WC nicht außerhalb des Zimmers, Sie erhalten einen Toilettenstuhl. Melden Sie sich bitte einfach bei dem Pflegepersonal, wenn dieser zu Entleeren ist.
- Sie erhalten täglich frische Wäsche.

Besondere Regeln für Besucher:

- Besucher sollten sich vor dem Betreten des Zimmers bei dem Pflegepersonal melden!
- Besucher dürfen nur mit genügender Händedesinfektion, Mundschutz und Übermantel zu Ihnen ins Zimmer.
- Besucher dürfen sich nicht aufs Bett setzen, oder diverse Taschen etc. auf das Bett stellen '! Keime!
- Besucher die selbst erkältet oder krank sind, sollten ihren Besuch verschieben.
- Topfpflanzen... sind verboten

Abb. 1a

Patienteninformation bei Thrombozytopenie

Sehr geehrte Patientin!

Sie leiden unter einem Mangel an Blutplättchen, auch genannt Thrombozytopenie. Die Thrombozyten sind verantwortlich für die Blutgerinnung und Blutstillung. Da durch einen Mangel eine erhöhte Blutungsgefahr besteht, sollten Sie sich an bestimmte Regeln halten:

➢ **Halten Sie sich an die,** vom Arzt verordnete **Bettruhe.**
 - **Absolute Bettruhe** d. h. Sie müssen 24 Stunden am Tag das Bett hüten, Sie dürfen dieses nicht verlassen.
 - **Relative Bettruhe** d. h. Sie müssen ebenfalls das Bett hüten; zum Waschen und zur Toilette dürfen Sie allerdings aufstehen.

➢ **Achten Sie auf diverse Blutungszeichen** z. B. Nasenbluten, Hautblutungen ('! kleine rötliche bis lila Punkte in der Haut, auch Petechien genannt), blaue Flecken an div. Körperstellen (Hämatome), blutiger Harn oder Stuhl etc.

➢ **Melden Sie diverse Blutungszeichen sofort** Ihrem Arzt oder dem Pflegepersonal.

➢ Putzen Sie Ihre Zähne mit einer sehr weichen Zahnbürste, oder spülen Sie am Besten den Mund nur aus. Bei Bluten des Zahnfleisches sofort mit dem Zähneputzen aufhören.

➢ Wenn Sie eine Prothese besitzen sollten Sie diese, soweit möglich, nicht tragen '! halten Sie Rücksprache mit Ihrem Arzt oder dem Pflegepersonal.

➢ Essen Sie nichts Hartes, **bestellen Sie sich eine Weiche Kost**. Harte Nahrungsmittel (Brotrinde etc.) können z. B. Zahnfleischbluten auslösen. Essen oder Trinken Sie auch nichts zu Heißes.

➢ Achten Sie besonders darauf sich nicht zu verletzen. Schaffen Sie eine sichere Umgebung. '! Achten Sie auf Stolperfallen.

➢ Nehmen Sie vorübergehend Hilfe an, auch wenn es Ihnen unangenehm sein sollte. Ihr Zustand wird sich wieder bessern.

Die Thrombozyten erholen sich meist von selbst, ohne jegliche medizinische Maßnahmen. Dies dauert manchmal etwas länger (einige Tage bis Wochen), somit bitten wir Sie einfach um etwas Geduld.

Nur bei einem dramatischen Abfall der Thrombozyten oder bedrohlichen Blutungen muss von medizinischer Seite interveniert werden.

Abb. 1b

Substanzspezifische Tipps und Tricks

1. Bleomycin

- Pulmonale Toxizität
  - vor allem bei Bleomycinsulfat, weit weniger bei Bleomycin-Hydrochlorat
  - Lungenfibrose bis Pneumothorax
  - keine effektive Prophylaxe bekannt, d.h. Begrenzung der Gesamtdosis auf 270–350 mg
  - verstärkte pulmonale Toxizität
    - o bei Kombination mit Cyclophosphamid
    - o bei Niereninsuffizienz (Dosisanpassung!)
    - o bei O_2-Gabe (Inhalationsnarkose!)
    - o Bolusgabe (besser Langzeitinfusion!)
- Alopezie
- Fieber, Schüttelfrost (meist kurz nach Infusion)
- Anaphylaktoide Reaktionen
- Besondere Vorsicht in Kombination mit Cisplatin, Etoposid, Vincristin → Akutes Nierenversagen (ANV), Ateminsuffizienz, Raynaud-Syndrom
- Besondere Vorsicht bei ausgeprägtem Lungenbefund oder vorausgegangener thorakaler oder mediastinaler Bestrahlung

2. Carboplatin (Carboplat®)

- Myelosuppression

  CAVE: Insbesondere in der Monotherapie ausgeprägte Thrombopenien, oft verspätet nach 21 Tagen.

- Nephrotoxizität
- Ototoxizität
- Allergische Reaktionen (v. a. bei Reexposition)
- Alopezie (selten)
- Gastrointestinale Störung
- Elektrolytestörung
- Emetogen **CAVE:** obligate Antiemese

3. Cisplatin (Platinol®)

- Alopezie (selten)
- Ototoxizität
- Nephrotoxizität!! (kumulativ)

- Neurotoxizität!! (kumulativ)
- Hoch emetogen

   CAVE: obligate Antiemese

- Gastrointestinale Störungen
- Elektolytestörung (Magnesium↓, Kalzium↓, Kalium↓, Natrium↓)
- Anaphylaktoide Reaktion → selten
- Nekrosen bei Paravasat wenn Konzentration > 0,4 mg/ml
- Anämie in Kombination mit 5-FU, Bleomycin
- Besondere Vorsicht in Kombination mit Bleomycin
  → ANV, Raynaud-Syndrom, Ateminsuffizienz

Wichtig:
Verstärkung der Ototoxizität durch:
- Lärm
- ZNS-Bestrahlung
- Ifosfamidgabe

Wichtig:
Verstärkung der Nephrotoxizität (Tubulusschädigung) durch:
- Vorbehandlung mit MTX oder Ifosfamid
- NSAR, Aminoglykoside

Wichtig:
Verminderung der Nephrotoxizität durch Infusion mit Mannitol und forcierter Diurese Zielurinvolumen > 200 ml/h

4. Cyclophosphamid (Endoxan®)

- Alopezie
- Myelosuppression
- Nephrotoxizität (akute Tubulusnekrosen, inadäquate hohe ADH-Sekretion)
- Urotoxizität (hämorrhagische Zystitis)
- Übelkeit und Erbrechen

Wichtig:
Ab einer Dosis > 1.000 mg/m²/Tag Gabe von Mesna zur Prophylaxe der hämorrhagischen Zystitis.

Wechselwirkungen

- Allopurinol (Urosin®) verstärkt die Knochenmarkdepression
- Unter Antidiabetika kann die Blutzuckersenkung verstärkt sein

5. Daunorubicin (Daunoblastin®)

- Alopezie
- Gastrointestinale Störung (Übelkeit, Erbrechen, Diarrhoe)
- Kardiotoxizität (akut: Rhythmusstörungen, chronisch: dilatative Kardiomyopathie)
  kumulative Maximaldosis: 550 mg/m²
- Allergische Reaktionen (selten)
- Nekrosen bei Paravasat
- Leberschäden

Wichtig:
Dosisanpassung bei schwerer Leber- und Niereninsuffizienz

Risikofaktoren für anthrazyklininduzierte Kardiotoxizität

- Hohe kumulative Dosis
- Hohe Einzeldosis
- Applikationsdauer (langsame Applikation ist besser)
- Kardiale Vorerkrankung
- Schlechter Allgemeinzustand
- Hohes oder sehr junges Alter

CAVE:
Linksventrikuläre Auswurffraktion < 50%:
Verlaufskontrolle (EF) nach jedem Zyklus!
Verminderung der Auswurffraktion um > 10% von Zyklus zu Zyklus
→ Therapie-Stop!

6. Docetaxel (Taxotere®)

- Myelosuppression ist dosislimitierend (hauptsächlich Neutropenien!!)
- Hypersensitivitätsreaktionen (seltener als bei Paclitaxel)
- Ödembildung, Gewichtszunahme, Third-Space-Phänomen (evtl. Auftreten von Pleura- und Pericarderguss)
- Alopezie
- Nagelveränderungen, Onycholyse, Dermatotoxizität
- Periphere Neuropathie
- Verschluss des Ductus nasolacrimalis
- Recall-Phänomen (Reaktivierung einer vorhergehenden Strahlendermatitis)
- Bei Paravasat: keine schweren Hautschäden

> **Wichtig:**
> *Prophylaxe*: gilt vorwiegend der Vermeidung von Ödembildung + Third-Space-Phänomen
> Fortecortin® 2 × 8 mg am Tag –1, 1, 2
> Bei Weekly-Gabe 2 × 4 mg am Tag –1, 1, 2

7. Doxorubicin (Adriblastin®)

- Myelosuppression (dosislimitierend)
- Alopezie
- Gastrointestinale Störungen (evtl. gastrointestinale Ulzera v. a. wenn zusätzlich Strahlentherapie)
- Kardiotoxizität, Kardiomyopathie (Risikofaktor: kardiale Vorerkrankungen und Bestrahlung der Thoraxwand)
  kumulative Maximaldosis: 450 mg/m^2
- Haut- und Schleimhautentzündung (Dermatitis, Nesselausschlag, Mukositis)
- Bei Paravasat Nekrosen

> **Wichtig:**
> - Dosisanpassung bei eingeschränkter Leberfunktion und Gallenabflussbehinderung
> - Keine Anwendung solange floride Ulzera, Durchfall, Entzündungen bestehen
> - Die Kombination Cyclophosphamid + Anthrazyklin verstärken die herzmuskelschädigende Wirkung.
> - Bei Hypokalzämie kann es zu malignen Arrhythmien bis zum Herztod kommen.
> - Bei vorhergehender Bestrahlung oder geplanter Bestrahlung Gefahr der Ösophagitis und Recall-Phänomen.

Frühzeichen der Kardiotoxizität

Anstieg des atrialen natriuretischen Peptids (ANP)

> **Wichtig:**
> Regelmäßige Echokardiografiekontrolle zur Beurteilung der linksventrikulären Auswurffraktion (obligat nach jedem 2.–3. verabreichten Zyklus).

8. Epirubicin (Farmorubicin®)

- Alopezie
- Myelosuppression (dosislimitierend)

- Gastrointestinale Störung (Übelkeit, Erbrechen, Diarrhoe)
- Kardiomyopathie, Kardiotoxizität (geringer als bei Doxorubicin) *kumulative Dosis:* 750 mg/m²
- Allergische Reaktionen (selten)
- Haut- und Schleimhautentzündungen (Dermatitis, Mukositis, Radiation-Recall-Phänomen)
- Bei Paravasat Nekrosen

> **Wichtig:**
> Dosisreduktion bei schweren Leberfunktionsstörungen
> *Unterscheide:* Akute Kardiotoxizität → EKG-Veränderungen, Arrhythmien
> Chronische Kardiotoxizität → dilatative Kardiomyopathie, Einschränkung der linksventriculären Auswurffraktion

9. Etoposid (VP-16, Vepesid®)

- Leukopenien und Neutropenien
- Alopezie
- Neurotoxische Störung (Schwindel, periphere Neuropathie)
- Generalisierte allergische Reaktionen
- Fieber, Kältegefühl
- Selten gastrointestinale Störungen (v.a. bei oraler Applikation)

> **Wichtig:**
> Bei zu rascher i.v.-Gabe → Blutdruckabfall, daher langsame i.v.-Infusion über 30–60 Minuten.
> Kalziumantagonisten können die Toxizität von Etoposid erhöhen.

10. 5-FU (Fluoroblastin®)

- Alopezie
- Photosensibilisierung, Hyperpigmentierung
- Gastrointestinale Störung (Übelkeit, Erbrechen, Diarrhoe)
- Magen-Darm-Ulzera (besonders unter Dauerinfusion)
- Kardiotoxizität (besonders unter Dauerinfusion)
- Coronarspasmen unter der Therapie – Stenokardien bis zum Herzinfarkt
- **Wirkungsverstärkung durch Folinsäure**, Bestrahlung (Strahlensensibilisierung)
- Allergische Reaktionen
- Bessere Verträglichkeit bei Verabreichung v. a. abends und nachts
- Hand-Fuß-Syndrom (besonders unter Dauerinfusion)
- Konjunktivitis, verstärkter Tränenfluss

> **Wichtig:**
> Synergismus mit Methotrexat und Cisplatin.
> Evtl. Hypotension, akutes Herz- und Nierenversagen in Kombination mit Cisplatin.

11. Gemcitabine (Gemzar®)

- Myelosuppression ist dosislimitierend
- Grippeähnliches Syndrom mit Fieber, Gliederschmerzen, Kopfschmerzen und Lethargie (Gabe von Paracetamol oder Diclofenac)
- Nur selten Übelkeit und Erbrechen
- Keine Alopezie

12. Ifosfamid (Holoxan®)

- Alopezie
- Gastrointestinale Störung (Übelkeit, Erbrechen, Diarrhoe)
- Nephrotoxizität (renal-tubuläre Dysfunktion → meist irreversibel)
- Urotoxizität (hämorrhagische Zystitis)
- Reversible Enzephalopathie (ZNS-Toxizität, Psychose, Somnolenz, Verwirrtheit)
    - Risikofaktoren:
        o Reduzierter Karnofsky-Status
        o Erniedrigtes Serumalbumin
        o Erhöhtes Creatinin
        o Infusionsdauer unter 3 Stunden
    - Mögliche Prophylaxe: Humanalbumin® 20%, reichlich Glucose 5% Infusion
    - Therapie:
        o Methylenblau 50 mg in 100 ml NaCl 0,9%, alle 2-4 Stunden
        o Symptomatische Therapie mit Diazepam oder Haloperidol (Haldol®)
        o Ausreichende Infusionstherapie mit 5%iger **Glucose**
- Bei Paravasat Ulzera möglich

Therapieschemata für die Applikation von Mesna bei Ifosfamidtherapie:

Dosierung	Therapie
IFO < 3 g/m²/Tag Mesna:	Standardschemata mit IFO, i.v. Kurzinfusion 20% der IFO-Dosis (h 0, + 4, + 8; i.v.)
IFO ≥ 3- ≥ 5 g/m²/Tag Mesna:	Mittelhochdosiertes IFO, kontinuierliche Infusion (24 h) 20% der IFO-Dosis (h 0; Bolus i.v.) 50% der IFO-Dosis (h 0 bis + 12 nach IFO kontinuierlich i.v.[a])
IFO ≥ 5 g/m²/Tag Mesna:	Hochdosistherapie mit IFO, kontinuierliche Infusion (24 h) 20% der IFO-Dosis (h 0 bis + 12 nach IFO kontinuierlich i.v.[a])
Orale Gabe von Mesna Mesna:	(für IFO < 3 g/m² als Kurzinfusion) 20% IFO-Dosis (h 0; Bolus i.v.) 40% IFO-Dosis (h + 2, + 6 p. o.)

[a]Für kontinuierliche Infusion kann Mesna zusammen mit Ifosfamid im vorgeschriebenen Konzentrationsbereich in einem Infusionsbeutel appliziert werden.
Aus: Schmoll H.-J. et al. (Hrsg.) (1996) Kompendium Internistische Onkologie – Teil 1, 2. Aufl. Springer Medizin, Berlin Heidelberg New York

Wichtig:
Mesna (Uromitexan®) schützt vor hämorrhagischer Zystitis, aber nicht vor den gefährlichen Tubulusnekrosen. Daher ist eine ausreichende Hydratation und Harn-Alkalisierung von großer Bedeutung!

Wichtig:
Verlängerte HWZ in höherem Lebensalter und bei Adipositas

Frühzeichen der tubulären Nephrotoxizität

Hyperaminazidurie

13. Irinotecan (CPT-11)

- Myelosuppression (Leukopenie) und Diarrhoe sind dosislimitierend
- Alopezie
- Krankheitsgefühl, Müdigkeit, Anorexie, Fieber
- Abdominelle Krämpfe, Hyperperistaltik, Emesis

> **CAVE:**
> - *„Akutes cholinerges Syndrom"* (innerhalb 24 Stunden nach Irinotecan-Gabe) → Schwitzen, Speichel- und Tränenfluss; abdominelle Krämpfe; profuse Diarrhoe → Therapie: 0,5 mg Atropin® s. c. → stationäre Aufnahme dringend notwendig!
> - *„Verzögerte Diarrhoe"* Auftreten > 48 Stunden bis 6 Tage → **sofortige** Therapie: Loperamid (zuerst 1 × 2 Kapseln à 2 mg, anschließend alle 2 Stunden 1 Kps. bis 12 Stunden nach letztem flüssigen Stuhlgang)
> - Bleibt eine Besserung unter Therapie aus → unbedingt stationäre Aufnahme und zusätzliche Therapie mit Ciproxin® 400 mg 2 × tgl sowie Octreotid 100 µg s.c. 3 × tgl. + Budesonid 9 mg Tabl. 1 × tgl. p.o.

14. MTX (Farmitrexat®)

- Hautreaktionen (Juckreiz, Recall-Phänomen, Photosensibilisierung, selten Lyell-Syndrom)
- Gastrointestinale Störung (Übelkeit, Erbrechen, Diarrhoe, Blutung, Ulzera und Enterocolitis)
- Nierenschäden (KI → Kreatinin > 2 mg/dl)
- Immunsupprimierend in niedrigen Dosen (Abnahme der CD4-positiven Helferzellen)
- Leukenzephalopathie insbesondere in Kombination mit ZNS-Bestrahlung
- Mukositis, Stomatitis

> **Wichtig:**
> Wirkungsverstärkung durch NSAR, ASS, Amitryptilin, Cisplatin, Insulin, Theophyllin, Kalziumantagonisten und 5-FU
> *Antidot*: Calziumfolinat®

Stomatitis unter MTX-Therapie

1 Amp. Calziumfolinat® (30 mg) in 1 Glas Wasser lösen, 2–3 × tgl. Mundspülung

15. Miltefosin (Miltex®)

- Indiziert bei nichtulzerierten Hautmetastasen
- *Lokale Nebenwirkungen*: Rötung, Schuppung, Pruritus der Haut
  - *Anwendung*:
    o Lösung 2 × tgl. 1 Tropfen auf befallenen Hautbereich mit Schutzhandschuhen auftragen
    o Maximal 5 ml/Tag
    o Bei soliden Infiltrationen soll der Durchmesser der Knoten nicht größer als 2 cm sein (keine Tiefenwirkung).

o Größer ausgedehnte flache lymphangitische Infiltrationen können auch lokal mit Miltefosin behandelt werden.
o Nicht sinnvoll ist der Einsatz bei tiefreichenden Haut-/Weichteilmetastasen.
o Die behandelten Hautgebiete sollten nicht > 10% des gesamten Integuments sein.

CAVE: Bei Exulzeration → systemische Toxizität → daher nicht verwenden

16. Oncovin (Vincristin®)

- Neurotoxizität ist dosislimitierend
- Obstipation!! (Laxanzien routinemäßig)
- Alopezie
- Gastrointestinale Störung (Übelkeit, Erbrechen, Diarrhoe)
- Haut- und Schleimhautentzündungen
- Syndrom der inadäquaten ADH-Sekretion (erhöhte Natriumausscheidung)

Wichtig:
- Verstärkte Neurotoxizität
  - Bei Leberfunktionsstörung
  - In Kombination mit Cyclosporin A
  - Alter > 50
- Angina pectoris
  - In Kombination mit Cisplatin und Bleomycin
- Bronchospasmus
  - In Kombination mit Mitomycin
- Nekrosen bei Paravasat
- Überempfindlichkeitsreaktion mit vorübergehender kortikaler Blindheit

17. Oxaliplatin (Eloxantin®)

- Neurotoxisch (akute Dysästhesie, kumulative periphere Neuropathie)
  - Klinik:
    o Am Tag der Chemo und einige Tage danach → akute Dysästhesie mit Kälteempfindlichkeit an Finger, Nase, Zehen, Mund und Larynx → daher vermeiden von kalten Getränken oder Berühren kalter Gegenstände → evtl. Wärme-Pads in Handschuhe
  - Prophylaxe:
    o 1 g Kalziumgluconat und 1 g 15%iges Magnesiumsulfat in 125 ml Glucose 5%, als 20-minütige Infusion, vor und nach der Gabe von Oxaliplatin
- selten gastrointestinale Störung (Übelkeit, Erbrechen, Diarrhoe)
- evtl. Gabe von Oxaliplatin bei Z. n. Carboplatin-Hypersensitivitätsreaktion
  - auch hier erhöhtes Risiko daher Hautaustestung!

18. Mitoxantron (Novantron ®)

- Alopezie
- Mäßige Myelosuppression
- Relativ häufig gastrointestinale Störung (Übelkeit, Erbrechen, Diarrhoe)
- Kardiomyopathie
  kumulative Maximaldosis: 150 mg/m^2
- Nekrosen nach Paravasat
- Typische blaugrüne Verfärbung des Urins und Blaufärbung der Skleren (normalisiert sich nach ca. 48 Stunden)

Wichtig:
Wirkungsverstärkung durch
- Trizyklische Antidepressiva
- Diazepam
- Verapamil

19. Paclitaxel (Taxol®)

- Alopezie (inklusive Wimpern, Augenbrauen)
- Knochenmarksuppression (v. a. Neutropenien)
- Neuromuskuläre Toxizität!!
  - Akut: Myalgien, Arthralgien (evtl. Gabe von Mexalen®)
  - Chronisch: toxische Polyneuropathie v. a. Hände und Füße (evtl. dosislimitierend)
    o *Beispiel:* Patientin kann Tasse nicht mehr halten, stolpert über eigene Füße
    o *Therapie:* Versuch mit Gabapentin Tbl. in ansteigender Dosierung
- Hypersensitivitätsreaktion (daher obligate Prophylaxe)
- Kardiovasculäre Ereignisse, Tachykardie, Synkope, Bigeminus, Hypertonie (**präexistenter AV-Block = Kontraindikation!!**)
- Durch Lösungsmittel Chremophor EL evtl. Anstieg der Blutfette und Beeinträchtigung der Blutrheologie
- Bei Paravasat Nekrosen möglich

Wichtig:
Risikofaktoren zur Entwicklung peripherer Neuropathie:
- Diabetes mellitus
- Kombination mit Cisplatin
- Alkoholtoxische Neuropathie

20. Topotecan (Hycamtin®)

- Hämatotoxizität (insbesondere Neutropenie) jedoch nicht kumulativ
- Übelkeit (selten)
- Alopezie (selten)

> **Wichtig:**
> *Bei 5-tägiger Gabe*: Neutropenie und Anämie
> Bei Weekly-Gabe: selten Myelotoxizität, evtl. Thrombopenie

> **Wichtig:**
> Kein Kaffeegenuss während gesamter Topotecan-Therapie, da Koffein den topotecan-induzierten programmierten Zelltod verhindert.

21. Treosulfan (Ovastat®)

- Kaum bis selten Alopezie
- Leuko- und Thrombopenie
- Selten allergische Alveolitis, pseudogrippale Beschwerden, Parästhesien, Zystitis

22. Pegyliertes liposomales Doxorubicin (Caelyx®)

- Keine Alopezie
- *Haupttoxizität*: PPE (= palmo-plantare Erythrodysästhesie), Stomatitis
  - Klinik:
    o Handinnenflächen oder Fußsohlen werden taub, schmerzen, schwellen an oder werden rot; trockene juckende Haut
- Selten stärkere Myelotoxizität
- Kaum Übelkeit und Erbrechen
- Minimale Kardiotoxizität

Prophylaxe PPE:

- Gabe von Melkfett prophylaktisch
- DMSO-Salbe rezeptieren
- Fortecortin® 8 mg Tbl.   2 × 1   Tag 1–5
                            2 × ½   Tag 6
                            1 × ½   Tag 7

Patienteninformation

Siehe Abb. 2.

23. Liposomales Doxorubicin (Myocet®)

- Vorwiegend myelotoxisch
- Keine PPE
- Geringe Kardiotoxizität
- Alopezie

Patienteninformation:

Verhaltensweisen zur Vorbeugung gegen das Hand-Fuß-Syndrom (PPE)

Was Sie tun können
(während des Zeitraums Ihrer Therapie)

- Tragen Sie lose Kleidung aus Naturmaterialien
- Tragen Sie bequeme Schuhe
- Trinken Sie gekühlte Getränke
- Duschen Sie kurz und nicht zu warm

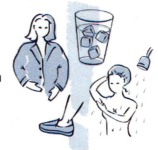

Das Auftreten der Hautreaktionen wird durch Schwitzen und Druck oder Reibung gefördert. Versuchen Sie dieses zu vermeiden.

Was Sie vermeiden sollten
Hitze
- Vermeiden Sie direkte Sonneneinstrahlung
- Üben Sie keine übermäßige körperliche Aktivität aus (Jogging, Aerobic, Sport)
- Vermeiden Sie sehr heiße Duschen oder Bäder
- Greifen Sie nicht in sehr heißes Spül- oder Putzwasser

Druck oder Reibung
- Kleben Sie kein Pflaster oder Klebeband auf die Haut
- Tragen Sie keine engen Handschuhe
- Lassen Sie Hände und Füße so oft wie möglich unbedeckt
- Reiben Sie die Haut nach dem Duschen nicht trocken, sondern klopfen Sie sie ab. Benutzen Sie keine rauhen Handtücher oder Waschlappen
- Knien Sie nicht über einen längeren Zeitraum
- Stützen Sie sich nicht auf die Ellenbogen auf

Unterbinden des Blutflusses
- Tragen Sie keine zu enge Unterwäsche
- Vermeiden Sie einschnürende Gummibänder

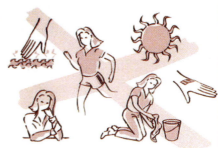

Abb. 2

24. Capecitabine (Xeloda®)

- Stomatitis häufig!!
- PPE
    - Klinik:
        o Handinnenflächen oder Fußsohlen werden taub, schmerzen, schwellen an oder werden rot; trockene juckende Haut
- Selten gastrointestinale Störungen (Übelkeit, Erbrechen)
- Müdigkeit
- Diarrhoe

Tabletteneinnahme

Tabletten innerhalb 30 Minuten nach Mahlzeit (Frühstück, Abendessen) mit Wasser einnehmen.

Wichtig:
Dosisanpassung bei Patientinnen > 60 Jahre und bei Patientinnen mit eingeschränkter Nierenfunktion.

Therapiezyklus

Siehe Abb. 3.

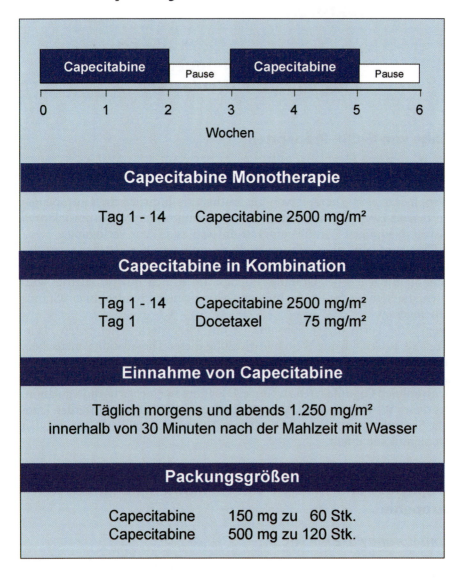

Abb. 3

Applikation von hämatopoetischen Wachstumsfaktoren

Filgrastim (Neupogen®)
Pegfilgrastim (Neulasta®)

1. Gabe von G-CSF-Präparaten

Neutropenien zählen zu den häufigsten Nebenwirkungen und sind der Hauptgrund für Dosisreduktion und Verlängerung des Therapieintervalls.
Zur Prophylaxe und Therapie von chemotherapie-induzierten Neutropenien stehen derzeit zwei rekombinante humane Granulozyten Wachstumsfaktoren Filgrastim (Neupogen®) und Pegfilgrastim (Neulasta®) zur Verfügung.
Beim Filgrastim handelt es sich um einen recombinant hergestellten Granulozyten-colonie-stimulierenden Faktor (G-CSF). Dieser Wachstumsfaktor stimuliert die Stammzellen der Granulozytopoese im Knochenmark. Hierbei wird vor allem die Reifung der für die Infektabwehr wichtigen Neutrophilen-Granulozyten angeregt.
Die pegylierte Form dieser Substanz ist mit ihrer stark verlängerten Halbwertszeit als entscheidende Weiterentwicklung dieser Therapeutika anzusehen. Pegfilgrastim und Filgrastim wirken mit gleicher Affinität über den gleichen Rezeptor. Beim Pegfilgrastim macht man sich dessen selektiven Abbau durch die neutrophilen Granulozyten zu Nutze. Das führt zu einer Art Autoregulation, bei der dieser Wirkstoff im Falle einer Neutropenie nicht abgebaut werden kann und die Serumkonzentration erst nach Anstieg der neutrophilen Granulozyten wieder signifikant abfällt.

2. Prophylaxe und Therapie von chemotherapie-induzierter Neutropenie

a) Primärprophylaxe mit G-CSF

Eine routinemäßige Gabe wird nicht empfohlen. Es kann bei bestimmten Risiko-Patienten eine primäre Gabe von G-CSF durchgeführt werden:

- Alter > 70
- bereits vorbestehende Neutropenie
- weit fortgeschrittene Tumorerkrankung
- Performance Status WHO-Grad > 2

Auch ist eine Primärprophylaxe bei konkomitanter Radio-Chemotherapie nicht indiziert!

b) Sekundärprophylaxe mit G-CSF

Wir empfehlen eine Sekundärprophylaxe mit G-CSF nach Neutropenie Grad 4 (Neutrophile < 500 µl) und nach febriler Neutropenie.

3. Wahl des Präparates

Beide Präparate sind zur prophylaktischen Therapie zugelassen und sind von ihrer Wirksamkeit quasi ident (Reduktion der Dauer der Neutropenie, der Anzahl an Hospitalisierungen, des Antibiotikaverbrauches und der Inzidenz einer neuerlichen (febrilen) Neutropenie). Dem Pegfilgrastim wird eine bessere Steuerbarkeit und ein stärkerer Schutz vor febriler Neutropenie nachgesagt. Ein unbestrittener Vorteil für den Patienten ist die geringere Injektionshäufigkeit.

4. Therapie der Neutropenie

CAVE: Hierzu ist nur das reine Filgrastim (Neupogen®) zugelassen.

Effektivität der Therapie der durch Infektionen komplizierten febrilen Neutropenien ist nachgewiesen.
Dem gegenüber ist der Nutzen bei afebriler bzw. unkomplizierter febriler Neutropenie fraglich.

Sonderfall: *Afebrile und febrile Neutropenie nach Neulasta®*

Auf Grund der oben beschriebenen Autoregulation des Abbaus von Pegfilgrastim durch neutrophile Granulozyten ist eine zusätzliche G-CSF-Gabe (Neupogen®) bei Neutropenie nach Neulasta® **nicht indiziert** (Ausnahme: Patienten unter Dialyse, da 30% Pegfilgrastim Verlust aus dem Serum).

5. Nebenwirkungen

- Knochen-, Muskel-, Gelenk- und Kopfschmerzen
- Fieber
- Allergische Reaktionen (lokal)
- Dyspnoe
- Mukositis
- Splenomegalie
- Erhöhung von Harnsäure, alkalische Phosphatase, LDH

6. Dosierung

a) Filgrastim (Neupogen®)

Die empfohlene Dosis beträgt 5 µg (0,5 Mio. IE) pro Kg Körpergewicht 1x täglich als subkutane Injektion.
Das bedeutet für die tägliche Praxis 30 Mio. IE Filgrastim = 300 µg/ml/Tag, bei Körpergewicht < 75 kg; ab 75 kg Körpergewicht 48 Mio. IE = 480 µg/ml/Tag.
Hat man sich für eine Filgrastim Therapie entschieden, so soll diese bis zum Erreichen einer Leukozytenzahl von 10.000 mm^2 fortgeführt werden (**CAVE:** 50%iger Abfall der Leukozytenzahl 48 Stunden nach Absetzen von Filgrastim).
Wirkungsbeginn von Filgrastim nach 24 Stunden, mit Sättigungsphase der Wirksamkeit nach 3–5 Tagen.
G-CSF soll 24–48 Stunden vor und 24 Stunden nach einer Chemotherapie nicht angewendet werden.

CAVE: Hohe zytotoxische Sensibilität von proliferierenden myeloischen Zellen

b) Pegfilgrastim (Neulasta®)

- ist als subkutane 6 mg Fertigspritze erhältlich
- hat eine HWZ von 15–80 Stunden
- wird 24 h nach Chemotherapie appliziert
- darf nicht innerhalb **von 14 Tage vor – bis 24 Stunden nach** Chemotherapiegabe verabreicht werden (d.h. bei Chemotherapieschemata, die aus einem Tag 1 und Tag 8 bestehen, kann Pegfilgrastim erst am Tag 9 verabreicht werden!!)
- keine Indikation bei Neutropenie unter alleiniger Strahlentherapie
- **nicht** für die Therapie der Neutropenie oder der febrilen Neutropenie zugelassen

Rekombinante Erythropoietine

1. Allgemeines

Derzeit stehen drei rekombinant hergestellte Erythropoietine zur Verfügung, das Epoetin-α, das Epoetin-β und das DarbEpoetin-α. Diese fördern gleich dem natürlichen Erythropoietin die Proliferation der Progenitorzellen der Erythropoese. Derzeit besteht noch Unklarheit, ob Erythropoietine nicht auch das Tumorwachstum beeinflussen können, da bei einer Vielzahl von Tumoren funktionstüchtige Erythropoietin-Rezeptoren festgestellt wurden. Des Weiteren sind die Literaturdaten bezüglich einer Verbesserung des Ansprechens von Radio- oder Chemotherapie durch eine strenge Konsolidierung des Hämoglobin-Wertes mittels Erythropoietinen während der Therapie, sehr kontroversiell. Das gilt ebenfalls für das Patientenüberleben in randomisierten Studien, bei denen Erythropoietin-behandelte mit nicht-behandelten Kollektiven unter Radio- bzw. Chemotherapie verglichen werden.

Unwidersprochen ist jedoch die Effektivität dieser Substanzen in der Behandlung bzw. Prävention der tumorassoziierten Anämien, verbunden mit einer signifikanten Reduktion des Bedarfs an Transfusionen. Klar belegt ist ebenfalls die Effektivität in der Behandlung des Fatigue-Syndroms bei Tumorpatienten und der günstige Effekt auf die Lebensqualität.

Die zur Verfügung stehenden rekombinanten Erythropoietine unterscheiden sich lediglich in ihrem Kohlenhydrat-Anteil und haben hierdurch nach subkutaner Injektion eine längere Halbwertszeit als das natürliche Erythropoietin (8,5 Stunden):

Epoetin-α (Erypo®)   24 Stunden
Epoetin-β (NeoRecormon®)   20,5 Stunden
DarbEpoetin-α (Aranesp®)   49 Stunden

2. Anwendungsgebiete

Behandlung bzw. Prävention der tumorassoziierten oder chemotherapie-induzierten Anämie.

3. Indikation

- Patientinnen mit einem Hämoglobin-Wert ≤ 10g/dl
- Patientinnen mit einem Hämoglobin-Wert < 12g/dl (unter bestimmten klinischen Bedingungen und in Abhängigkeit von der Schwere der Anämie-Symptomatik)

Bis die Datenlage bezüglich des Risiko-Nutzen Verhältnisses dieser Substanzen geklärt ist, empfiehlt es sich besonders in der „kurativen Situation" generell zurückhaltender mit der Applikation von rekombinanten Erythropoietinen zu sein (d.h. strenge Indikationsstellung; keine Prophylaxe!) und durchaus die eine oder andere Transfusion, mit all ihren bekannten Problemen, in Kauf zu nehmen.

In der Palliativsituation hingegen kann durchaus großzügiger mit Erythropoietinen zum Wohlergehen der Patienten umgegangen werden.

Vor Therapiebeginn und während dieser soll in periodischen Abständen ein Gesamt-Eisenstatus inklusive Transferrin und Ferritin durchgeführt werden. Des Weiteren ist ein Folsäure-Mangel und ein Vitamin B12-Mangel auszuschließen.

4. Dosierungen

- Epoetin-α: 10.000 IE s.c., 3-mal/Woche
- Epoetin-β: 150 IE/kg KG s.c., 3-mal/Woche
- DarbEpoetin-α: 2,25 µg/kg KG s.c., 1-mal/Woche
  gängig sind 200 µg s.c. alle 14 Tage

- Bei Hämoglobin Anstieg < 0,5 g/dl innerhalb von 4 Wochen oder < 1 g/dl nach 6 Wochen → Verdoppelung der Dosis
- Bei Anstieg des Hämoglobin-Wertes > 2 g/dl in einem Monat → Dosisreduktion um 50%
- Bei einem Hämoglobin-Wert von 12g/dl soll die Therapie abgesetzt oder die Dosierung so modifiziert werden, dass ein Hämoglobin-Wert zwischen 10,5 g/dl und 12 g/dl gehalten wird.
- Eine Erythropoietin-Behandlung über 8 Wochen bei fehlender Wirksamkeit (Hämoglobin-Anstieg von < 1 g/dl) soll nicht fortgesetzt werden, es sei denn, es kann ein gleichzeitiger Eisenmangel festgestellt werden. In diesem Fall muss zusätzlich zur Erythopoietin-Gabe eine Eisen-Substitution stattfinden.
- Bei Hämoglobin-Wert ≥ 14 g/dl ist die Gabe von Erythropoietinen absolut kontraindiziert.

Alle Präparate können in entsprechend höherer Dosierung, wie z.B. 40.000 IE Epoetin-α 1 × wöchentlich bzw. DarbEpoetin-α 500 µg alle 3 Wochen, verabreicht werden. Auch sind wirksame Konzepte mit initialen sehr hohen Loadingdosierungen und nachfolgenden geringeren Erhaltungsdosen beschrieben worden. Allerdings ist bei diesen Dosierungen möglicherweise mit einer erhöhten Thromboembolie-Gefahr zu rechnen und es ist rein theoretisch vorstellbar, dass die hierdurch erreichten hohen Serumkonzentrationen das Tumorwachstum anregen könnten. Daher sind solche Dosierungen nur in Ausnahmefällen (Fehlen anderer Möglichkeiten, Compliance-Probleme) zulässig.

5. Nebenwirkungen

Thromboembolien (besonders, wenn Hämoglobin-Wert > 12 g/dl)
Erythem im Bereich der Injektionsstelle
Grippeartige Beschwerden, wie Fieber, Kopfschmerzen, Schüttelfrost, Gliederschmerzen
Antikörper gegen Epoetin → Pure Red cell Aplasia

6. Kontraindikationen

- Hämoglobin-Wert > 14 g/dl.
- Frische Thrombose/Embolie
- Therapieresistente Hypertension
- Bekannte Hämolyse
- Hypersensitivität gegen Benzylalkohol, Benzoesäure, Benzalkoniumchlorid

Antihormonelle Therapien

1. Mammakarzinom

Seit mehr als hundert Jahren sind Auswirkungen von weiblichen Sexualhormonen auf das Tumorwachstum bei Mammakarzinom bekannt. Heute sind antihormonelle Maßnahmen integraler Bestandteil, sowohl in der adjuvanten Therapie als auch in der Behandlung der metastasierten Krankheit. Der Nachweis von Östrogenrezeptoren (ER) und/oder Progesteronrezeptoren (PR) im Tumorgewebe ist Voraussetzung für eine relevante Wirksamkeit. Der Rezeptorstatus gilt als positiv, wenn in mehr als 10 Prozent der Tumorzellen entweder der Östrogen- oder Progesteronrezeptor immunhistochemisch nachgewiesen werden kann.

Zur antihormonellen Behandlung stehen derzeit unterschiedliche Möglichkeiten zur Verfügung:

- *Ausschaltung der Ovarialfunktion*

Dieses Vorgehen hat nur bei Patientinnen in der Prämenopause Bedeutung und kann entweder durch operative Entfernung der Ovarien oder medikamentös reversibel mittels GnRH-Analoga erfolgen. Letztere führen bei mehrfacher Anwendung zu einer Down-Regulation der GnRH-Rezeptoren in der Adenohypophyse. Dadurch kommt es zu einem Abfall der gonadotropen Hormone (FSH und LH) auf präpubertale Werte und zu einem Funktionsverlust der Ovarien. In der adjuvanten Therapie des Mammakarzinoms erfolgt die Verabreichung der GnRH-Analoga (z.B. Goserelin 3,6 mg) als subkutanes Depot alle 28 Tage über 2 bis 3 Jahre.
Die Nebenwirkungen entsprechen den Beschwerden des klimakterischen Syndroms (**CAVE:** Osteoporose).

- *Hemmung der Östrogenbindung am Östrogenrezeptor*

Dieser Effekt wird im Mammakarzinomgewebe durch die Bindung von Tamoxifen am ER erreicht. Allerdings handelt es sich beim Tamoxifen nicht um einen reinen ER-Antagonisten sondern um einen so genannten SERM (selective estrogen receptor modulator) der in anderen Geweben wie z.B. im Endometrium (+ Knochen) eine rezeptoragonistische Wirkung entfaltet und hier wachstumsfördernd wirkt. Dieser stimulierende Effekt wird als Grund für das gehäufte Auftreten von Endometriumkarzinomen und Malignen Müller´schen Mischtumoren bei längerer Einnahme (> 2 Jahre) angesehen. Bei Mammakarzinompatientinnen mit der Zusatzdiagnose eines Endometriumkarzinoms, stellen daher die Aromataseinhibitoren die Therapie der Wahl dar. Uterine Blutungen unter Tamoxifen sind immer histologisch abzuklären. Bei rezidivierenden, ab-

geklärten Blutungen unter Tamoxifen kann auf eine Aromatasehemmer-Therapie umgestiegen werden. Eine weitere wichtige Nebenwirkung des Tamoxifens ist die Erhöhung des Thromboembolierisikos.
In der adjuvanten Therapie werden 20 mg täglich, über die Dauer von 5 Jahren, per os verabreicht.
Tamoxifen kann auch in der Prävention des Mammakarzinoms zum Einsatz kommen.

- *Abbau des Östrogenrezeptors durch steroidale Antiöstrogene*

Fulvestrant (Faslodex®) ist ein steroidaler reiner ER-Antagonist, der nach seiner Bindung an den Rezeptor zusätzlich zu dessen Abbau führt. Die Hauptindikation in der Mammakarzinom-Therapie ist die Rezidivsituation nach erfolgter Tamoxifen- und/oder Aromatasehemmer-Therapie.

- *Hemmung der Östrogenproduktion durch Aromatasehemmer*

Östrogene werden außerhalb des Ovars ebenfalls durch Aromatisierung von androgenen Vorstufen vor allem in Fettzellen, jedoch auch in anderen, mit der entsprechenden Aromatase ausgestatteten Körperzellen, produziert. Es muss angenommen werden, dass diese Produktion ebenfalls in den Karzinomzellen selbst stattfinden kann. Durch spezifische Aromatasehemmer (Anastrozol, Letrozol und Exemestan) kann diese extraovarielle Produktion aufgehoben werden. Den Aromatasehemmern kommt sowohl in der adjuvanten Therapie als auch in der Behandlung des metastasierten Mammakarzinoms eine erhebliche Bedeutung zu. Im Gegensatz zu postmenopausalen Patientinnen muss eine Behandlung bei prämenopausalen Frauen mit einer ovariellen Ablationstherapie kombiniert werden. Als vordergründigste Nebenwirkung ist die Osteoporose zu nennen. Als Prophylaxe bzw. Therapie kann hier auf eine gleichzeitige Gabe von Biphosphonaten zurückgegriffen werden. Jährliche Knochendichtemessungen sind in jedem Fall durchzuführen.

CAVE: Antihormonelle Therapien sollen nicht gleichzeitig mit einer Chemotherapie durchgeführt werden.

2. Endometriumkarzinom

Besonders in der metastasierten und palliativen Situation kann eine hochdosierte Gestagentherapie (Medroxyprogesteronacetat 500–1000 mg, täglich, per os) anstatt einer Polychemotherapie in Erwägung gezogen werden.
Für eine Gestagentherapie in der adjuvanten Situation beim Endometriumkarzinom gibt es derzeit keine Indikation.
Tamoxifen (Nolvadex®, Ebefen®) ist bei Patientinnen mit Endometriumkarzinom kontraindiziert.

3. Ovarialkarzinom

In der palliativen Situation besteht die Möglichkeit einer Tamoxifen-Therapie. Die berichteten Ansprechraten liegen um die 10%. Besonders sprechen naturgemäß Karzinome an, die Hormonrezeptoren exprimieren, z.B. endometrioide Karzinome.

Aromatase-Inhibitoren

- Anastrozol (Arimidex®)
- Letrozol (Femara®)
- Exemestan (Aromasin®)

1. Anwendung

Das hormonrezeptor-positive Mammakarzinom:

- Adjuvante Therapie bei postmenopausalen Patientinnen
- Therapie beim fortgeschrittenen und rezidiviertem Mammakarzinom
- Second line Therapie nach Tamoxifen
- neoadjuvante Therapie bei Kontraindikation gegen Chemotherapie und im hohen Alter

Besonderer Hinweis:

Besondere Eignung der Aromatasehemmer bei Patientinnen mit:

- hohem Thromboembolierisiko
- rezidivierende histologisch abgeklärte vaginale Blutungen unter Tamoxifen
- bei Endometriumkarzinom als Zusatzdiagnose

Auch bei Progression der Erkrankung unter Anastrozol oder Letrozol ist bei einem Umsteigen auf Exemestan, in ca. 7%, mit einem objektivierbaren Ansprechen und in weiteren 18% mit einer Stabilisierung der Erkrankung zu rechnen.

2. Pharmakodynamische Eigenschaften

Anastrozol und Letrozol sind wirksame und hochselektive nicht-steroidale Aromatasehemmer. Beim Exemestan handelt es sich um einen steroidalen irreversiblen Blocker der Aromatase.

Bei postmenopausalen Frauen wird Östradiol in erster Linie durch die Umwandlung von Androstendion in Östron durch den Aromataseenzymkomplex im peripheren Gewebe erzeugt. Östron wird in der Folge in Östradiol umgewandelt. Es konnte gezeigt werden, dass eine Reduktion der zirkulierenden Östradiolspiegel bei Frauen mit Mammakarzinom zu einem therapeutischen Effekt führt.
Aromatasehemmer besitzen keine gestagene, androgene oder östrogene Zusatzwirkung.

3. Dosierungen

- Anastrozol 1 mg Tbl. täglich, durchgehend über 5 Jahre (bzw. 2 oder 3 Jahre nach Tamoxifentherapie; bzw. bis zur Tumorprogression)
- Letrozol 2,5 mg Tbl. täglich (idem)
- Exemestan 25 mg Tbl. täglich (idem)

4. Gegenanzeigen

Aromatasehemmer sind kontraindiziert bei:

- Prämenopausalen Frauen
  Eine Therapie mit Aromatasehemmern ist jedoch nach chirurgischer oder medikamentöser ovarieller Ablation möglich.
- Schwangeren oder stillenden Frauen
- bei schweren Nierenfunktionsstörungen
- bei mittelschwerer oder schwerer Lebererkrankung
- bei bekannten Allergien gegen die Substanz

Es soll keine Kombinationstherapie von Aromatasehemmern mit Tamoxifen durchgeführt werden. Auch sind gleichzeitige Hormonsubstitutionstherapien wegen einer Reduktion der Wirksamkeit der Aromatasehemmer abzulehnen.

5. Nebenwirkungen

Osteoporose, Hitzewallungen, Gelenkschmerzen, Scheidentrockenheit, leichter Haarausfall, leichte Übelkeit (klimakterisches Syndrom)
Das Auftreten von Thrombosen in 2–3% ist signifikant seltener als bei Tamoxifentherapie.

Tamoxifen (Nolvadex®, Ebefen®)

1. Anwendung

Adjuvante oder palliative Behandlung des Hormonrezeptor-positiven Mammakarzinoms.

2. Wirkungsmechanismus

Tamoxifen ist ein nichtsteroidales Triphenylethylen, das ein komplexes Spektrum von östrogenantagonistischen und östrogenagonistischen pharmakologischen Wirkungen in verschiedenen Geweben ausübt. Somit gehört Tamoxifen zur Gruppe der SERM's (selectiv estrogen receptor modulators). Bei Brustkrebspatientinnen wirkt Tamoxifen im Tumorbereich antiöstrogen, indem es die Bindung von Östrogen an den Östrogenrezeptor verhindert. Eine östrogenagonistische Wirkung besteht am Endometrium (proliferationsfördernd) und am Knochen (Osteoporoseprotektion).

3. Dosierung, Art und Dauer der Anwendung

Die übliche Dosis ist 20 mg/Tag, als Einzeldosis. Die Tablette wird unzerkaut, mit ausreichend Flüssigkeit, am besten zu einer Mahlzeit eingenommen.

Die Behandlung sollte:

- bei der adjuvanten Behandlung des Mammakarzinoms die Dauer von 5 Jahren nicht überschreiten.
- beim Auftreten eines Rezidives beendet werden.
- bei weiter gewünschter endokrinologischer Therapie kann diese, mit Aromatasehemmern bzw. steroidalen irreversibeln ER-Antagonisten, wie z.B. Fulvestrant, weitergeführt werden.

- Kommt Tamoxifen in der palliativen Situation zum Einsatz, soll die Therapie bis zur eindeutigen Progression fortgesetzt werden.

4. Gegenanzeigen

- Überempfindlichkeit gegen einen Bestandteil des Präparates, schwere Thrombozytopenie, Leukopenie oder Hyperkalzämie, Schwangerschaft, Kindesalter
- Tamoxifen soll nicht bei Hormonrezeptor-negativen Mammakarzinomen eingesetzt werden

5. Wechselwirkungen mit anderen Mitteln

- Während der Behandlung mit Tamoxifen sollten keine Hormonpräparate, insbesondere keine östrogenhaltigen (z.B. die Pille oder Hormonsubstitutionstherapie) eingenommen werden, da eine gegenseitige Wirkungsminderung möglich ist.
- Tamoxifen sollte nicht während dem Zeitraum der Chemotherapie verabreicht werden!

6. Nebenwirkungen

Tamoxifen wird im Allgemeinen gut vertragen. Der Großteil der möglichen Nebenwirkungen erfordert meist keine Therapieänderung oder Unterbrechung. Die Hauptnebenwirkung ist die Erhöhung des *Thromboembolierisikos*, die besonders am Anfang der Therapie gefürchtet ist.
Ein Teil der Nebenwirkungen, z.B. Hitzewallungen, Vaginalblutungen, Fluor vaginalis, kann auf die pharmakologische Wirkung von Tamoxifen zurückgeführt werden. Unter Tamoxifentherapie treten gehäufte Pathologien des Endometriums und Endometriumkarzinome sowie MMMT auf. Nebenwirkungen allgemeiner Art sind Schwindelgefühl, Kopfschmerzen sowie Gewichtszunahme.

> **CAVE:** *Endometriumpathologien unter Tamoxifen:*
> Bei vorhandenem Uterus sind trotz des agonistischen Effektes von Tamoxifen auf das Endometrium keine sonografischen Kontrollen der Gebärmutterschleimhaut gefordert, die über das Maß der jährlichen Routinekontrollen hinausgehen. Die Höhe des Endometriums ist kein relevanter Parameter zum Ausschluss von Pathologien, da das Tamoxifen zu einer ödematösen Veränderung der submukösen Myometriumschichten führt, die von dem eigentlichen Endometrium sonografisch nicht abzugrenzen sind.
>
> Allerdings ist jede (!) uterine Blutung unter Tamoxifen mittels einer Hysteroskopie und fraktionierten Abrasio abzuklären.
> Mit einer Zunahme der Endometriumpathologien ist nach einer Therapiedauer von mehr als 2 Jahren zu rechnen. Dieser Umstand kann derzeit als gutes Argument für einen Wechsel einer Tamoxifen- auf eine Aromatasehemmer-Therapie herangezogen werden.
> Bei rezidivierenden vaginalen Blutungen unter Tamoxifen, die abgeklärt sind, ist ein Umsteigen auf einen Aromatasehemmer empfehlenswert.

GnRH-Analoga

- Goserelin (Zoladex®)
- Leuprorelin (Enantone®)

1. Anwendung

- Hormonrezeptor-positives Mammakarzinom bei Frauen in der Prämenopause. Als adjuvante Therapie in Kombination mit Tamoxifen. Die Kombinationstherapie hat sich in mehreren klinischen Studien überlegen gegenüber einer Goserelin-Monotherapie erwiesen. Laufende Studien werden zeigen, welchen Platz eine Kombination von GnRH-Analoga mit Aromataseinhibitoren in der adjuvanten Therapie des hormonsensitiven Mammakarzinoms haben wird.
- Endometriales Stromazellsarkom (falls Ovarien in situ)
- Ovarprotektion während konventioneller Chemotherapie

2. Pharmakodynamische Eigenschaften

Bei der Frau werden nach einem vorübergehenden Anstieg (flare up) des Östrogens, ungefähr 21 Tage nach der ersten Depotinjektion, die Serumöstradiolspiegel gesenkt. Sie bleiben bei einer kontinuierlichen Behandlung (1 Depot alle 28 Tage) auf einem Niveau, das mit dem postmenopausaler Frauen vergleichbar ist. Dieser Abfall führt bei den meisten Patientinnen zu einer Verdünnung des Endometriums, Suppression der Follikelentwicklung im Ovar und zu einer Amenorrhoe. Aufgrund des Flare-up-Phänomens soll auf jeden Fall während des ersten Applikationsmonats zusätzlich für eine mechanische Kontrazeption gesorgt werden. In der Literatur sind jedoch mehrere Fälle von Schwangerschaften auch während einer längeren Behandlung mit GnRH-Analoga beschrieben worden. Ob hierfür eine Resistenzentwicklung mit Durchbruchsovulationen oder Resorptionsstörungen bzw. fehlerhafte Anwendungen des Präparates verantwortlich sind, ist derzeit nicht geklärt.

3. Dosierung, Art und Dauer der Anwendung

- Zoladex® Depot 3,6 mg, Implantat s.c., alle 28 Tage
- Enantone®-Gyn Monats-Depot-Zweikammerspritze 3,75 mg, s.c., alle 28 Tage

Die Dauer der Behandlung richtet sich nach der Indikation:

- in der adjuvanten Therapie des Mammakarzinoms kontinuierlich 2–3 Jahre
- zur Ovarprotektion 14 Tage vor und bis zum Abschluss der Chemotherapie

4. Warnhinweise und Vorsichtsmaßnahmen

Besondere Vorsicht ist geboten bei Patientinnen mit zusätzlichen Risikofaktoren im Hinblick einer Osteoporose (chronischer Alkohol- und Nikotinabusus, gehäuftes familiäres Auftreten von Osteoporose, Langzeittherapie mit Antikonvulsiva und Kortikosteroiden).

5. Nebenwirkungen

- Im Vordergrund steht die klimakterische Symptomatik (Trockenheit der Scheide, Libidoverlust, Hitzewallungen, Schlafstörungen etc.)
- In seltenen Fällen sind systemische Hautreaktionen, z.B. Juckreiz, Exantheme, möglich.
- Veränderungen des Blutdruckes (Hypotonie, Hypertonie) wurden gelegentlich unter GnRH-Analoga beobachtet.

Medroxyprogesteronacetat
(Farlutal®, Depo-Provera®)

1. Eigenschaften und Wirksamkeit

Medroxyprogesteronacetat (MPA) ist ein synthetisches, von Progesteron abgeleitetes Steroidhormon. Es zeigt eine ausgeprägte gestagene Wirkung, bei lediglich geringer östrogener und androgener Wirkung. In entsprechender Dosierung unterdrückt es die hypophysäre Sekretion der gonadotropen Hormone und führt dadurch bei Frauen im gebärfähigen Alter zur Anovulation.

2. Anwendung

- Zur palliativen Behandlung bei bestimmten hormonabhängigen Tumoren, insbesondere bei Mammakarzinom und Endometriumkarzinom. Ein antitumoraler Effekt ist nur bei Tumoren mit nachgewiesenen (Östrogen-) Gestagenrezeptoren zu erwarten. Das trifft insbesondere für das fortgeschrittene oder metastasierte, Progesteronrezeptor-positive Endometriumkarzinom zu, bei dem immer wieder ein antitumorales Ansprechen beobachtet wird.
- Aufgrund ihrer roborierenden Wirkung können jedoch hochdosierte Gestagene ganz generell die Lebensqualität (durch Erhöhung des Hämoglobinwertes, Schmerzlinderung etc.) steigern. Daher hat sich das Hauptanwendungsgebiet dieser hochdosierten Therapeutika auf die reine Palliativsituation verlagert.

3. Dosierung

1–2-mal täglich, 500 mg Tabletten, per os oder 1.000 mg Stechampullen 1 x täglich, in Saft gelöst, per os.

4. Dauer der Therapie

Bei antitumoraler Intention, kontinuierlich bis zur Tumorprogression. Je nach Verträglichkeit können auch Therapiephasen über mehrere (3–4) Wochen mit entsprechenden Pausen bzw. mit einer Erhaltungsdosis von 1.000 mg alle 3 Wochen angedacht werden.
Bei reiner Palliation, kontinuierlich bis zum Auftreten von therapielimitierenden Nebenwirkungen.

5. Gegenanzeigen

Diabetes mellitus (als relative Kontraindikation), Thrombophlebitis, Zustand nach Thromboembolie, schwere Leberfunktionsstörungen.

6. Nebenwirkungen

- Thromboembolien
- Depression
- Schlaflosigkeit, Müdigkeit, Schwindel
- Muskelschmerzen und Muskelkrämpfe
- Gewichtszunahme

Die durch Medroxyprogesteronacetat induzierte Reduktion der Plasma-Östrogenkonzentration kann bei Frauen vor der Menopause eine Abnahme der Knochendichte zur Folge haben.

Therapie mit humanisierten monoklonalen Antikörpern

Trastuzumab (Herceptin®)

Trastuzumab ist ein rekombinant hergestellter, humanisierter IgG1 monoklonaler Antikörper, der gegen das HER2/*Neu* Protein an der Zelloberfläche gerichtet ist. Trastuzumab kommt derzeit hauptsächlich in der Therapie des Mammakarzinoms zum Einsatz.

1. HER2/*neu* Protein

Das HER2/*Neu* Protein gehört zur Familie der epidermalen Wachstumsfaktorrezeptoren (EGF – R). Der Ligand für das HER2/*Neu* ist derzeit noch nicht identifiziert. Allerdings ist gesichert, dass eine Überexpression dieses Wachstumsrezeptors bei Mammakarzinom die Prognose erheblich verschlechtert und eine erhöhte Tendenz zur früheren hämatogenen Metastasierung besteht.
Mit einer Überexpression von HER2 ist in 20–25% der Mammakarzinome zu rechnen.

2. *Der* HER2-*Status*

Der HER2-Status kann durch zwei unterschiedliche Untersuchungen im Karzinomgewebe bestimmt werden. Die derzeit gängigste und einfachste Methode ist

a) *die Immunhistochemie,* bei der die Überexpression des HER2-Proteins an der Oberfläche der Zellen bestimmt wird. Immunhistochemische HER2-Positivität ist definiert als (++) und (+++).
b) Des weiteren besteht die Möglichkeit die Amplifizierung des HER2-Gens mittels dem sog. *Fishtest* direkt im Gewebe nachzuweisen. Es ist gängige Praxis eine immunhistochemische (++)-Positivität mittels Fishtest weiter abzuklären. Nur Patientinnen mit einem positiven HER2-Status können von einer Trastuzumabtherapie profitieren.

3. Wirkmechanismus von Trastuzumab

Der HER2-Antikörper blockiert gezielt den HER2-Rezeptor auf der Krebszelle. Dadurch wird

- die Proliferation dieser HER2 überexprimierenden Zellen gehemmt
- eine antikörperabhängige zellvermittelte Zytotoxizität (ADCC) sowie
- eine komplementabhängige Zytotoxizität (CDC) initiiert.

Eine therapeutisch messbare Wirksamkeit ist allerdings nur zu erwarten, wenn an der Oberfläche von Tumorzellen eine gewisse Rezeptordichte vorliegt (siehe HER2-Status). Somit konnte ein positiver Effekt auf das krankheitsfreie – und Gesamtüberleben bei Patientinnen mit HER2-positivem Mammakarzinom durch eine Kombination von Trastuzumab und Chemotherapie gezeigt werden. Es ist bislang nicht geklärt, warum die Effektivität von Trastuzumab bei messbarem Tumor in der Kombination mit einem Zytostatikum wesentlich höher ist, als in der Monotherapie. Andererseits profitieren Patientinnen mit HER2-positiven Karzinomen von einer Langzeit-Monotherapie (1 bzw. 2 Jahre) in der adjuvanten Situation.

4. Durchführung der Trastuzumabtherapie

a) Die Trastuzumabbehandlung wird üblicherweise **einmal pro Woche** i.v. verabreicht:
Loading Dose 4 mg/kg KG in 250 ml NaCl 0,9 % gelöst, über 90 Minuten.
Folgeinfusionen mit 2 mg/kg KG in 250 ml NaCl 0,9 % gelöst, über 30 Minuten.

b) In letzter Zeit hat sich auch die **dreiwöchentliche Gabe** in einer höheren Dosierung:
Loading Dose 8 mg/kg KG in 250 ml NaCl 0,9 % gelöst, über 90 Minuten.
Erhaltungsdosis 6 mg/kg KG in 250 ml NaCl 0,9 % gelöst, über 30 Minuten.

- Die Trastuzumabtherapie kann als Monotherapie oder in Kombination mit einem klassischen Zytostatikum (Taxane, Vinorelbin etc.) durchgeführt werden. Die Trastuzumabtherapie als solche erfordert keine spezielle Prämedikation (CAVE Kombinationspartner, wie z.B. Taxane!).
- In der Kombinationstherapie bestehen gute Gründe auch bei Progression die Trastuzumabtherapie beizubehalten und nur den Zytostatikapartner auszutauschen (treatment beyond progression).
- In der Monotherapie sollte die Behandlung solange fortgesetzt werden, bis eine Tumorprogression eindeutig nachgewiesen werden kann.

5. Nebenwirkungen

Die Trastuzumabtherapie ist im Allgemeinen sehr gut verträglich. Mit den typisch chemotherapieassoziierten Nebenwirkungen wie z.B. Übelkeit, Alopezie und Myelotoxizität ist nicht zu rechnen. Allerdings muss in 7% mit Kardiotoxizität durch die Herceptin®-Behandlung gerechnet werden.
Diesem Umstand ist ganz besonders bei Patientinnen, die anthrazyklin-vorbehandelt sind und/oder deren linke Brustwand bestrahlt wurde, Rechnung zu tragen.
Insbesondere in der Kombination Herceptin® mit Anthrazyklinen muss auf den kardiotoxischen Effekt geachtet werden. Neuere Daten belegen, dass eine Kom-

bination mit Epirubicin (anstatt Doxorubicin) mit einer Steigerung des kardialen Risikos von 2,5–3% einhergeht, diese Therapie jedoch durchführbar ist. Generell sollte vor der ersten Gabe, und nach jedem dritten vollendeten Zyklus die Patientin echokardiografisch untersucht werden. Bei einer Kombination von Trastuzumab und Doxorubicin empfehlen wir eine kardiologische Kontrolle nach jedem vollendetem zweiten Zyklus.

Eine weitere ungefährliche, für den Patienten subjektiv als unangenehm empfundene Nebenwirkung ist die grippeähnliche Symptomatik mit Fieber, Kopf- und Gliederschmerzen.

Diese Nebenwirkung tritt innerhalb von 1 bis 2 Stunden nach Verabreichung des Präparates auf und ist in ca. 95% auf die erste Gabe von Herceptin® beschränkt. Therapie: Paracetamol oder Diclofenac natrium.

Weitere Nebenwirkungen sind:

- Infusionsreaktion (häufig), vor allem bei Erstinfusion
- Diarrhoe (ca. 27%)
- Kardiotoxizität (selten), vor allem in Kombination mit Anthrazyklinen
- Pulmonale Toxizität (selten)
- Allergieähnliche Reaktion und Hypersensibilität (selten)
- Hämatologische Toxizität (< 1%)

Bevacizumab (Avastin®)

Handelsübliche Menge:
Jede Durchstechflasche enthält 100 mg Bevacizumab in 4 ml bzw. 400 mg in 16 ml. Entspricht jeweils einer Konzentration von 25 mg/ml.

1. Wirkungsmechanismus

Beim Bevacizumab handelt es sich um einen rekombinant hergestellten, humanisierten monoklonalen Antikörper, der den Gefäßwachstumsfaktor VEGF (vascular endothelial growth factor) spezifisch bindet und dadurch dessen Bindung an seinen Rezeptor an der Oberfläche der Gefäßzellen hemmt. Somit wird vor allem im Tumor die Neoangiogenese gehemmt, was zu einer Mangelversorgung der Tumorzellen führt.

2. Dosierung, Art und Dauer der Anwendung

Die empfohlene Bevacizumab-Dosis beträgt 5–10 mg/kg Körpergewicht einmal alle 14 Tage als intravenöse Infusion. Vereinzelte Studien haben die Machbarkeit von Dosisvariationen z.B. 15 mg/kg KG alle 21 Tage etc. zeigen können. Eine Dosisreduktion aufgrund von unerwünschten Ereignissen wird nicht empfohlen. Wenn erforderlich sollte die Behandlung verschoben oder abgesetzt werden.

Die initiale Dosis sollte über einen Zeitraum von 90 Minuten als i.v. Infusion appliziert werden. Wenn die erste Infusion gut vertragen wird, kann die zweite Infusion über 60 Minuten erfolgen. Wenn auch die 60 Minuten Infusion gut vertragen wird, können alle folgenden Infusionen über 30 Minuten erfolgen. Die erste Gabe sollte nach der Chemotherapie verabreicht werden. Alle nachfolgenden Dosen können vor oder nach der Therapie appliziert werden.

> Bevacizumab-Infusionslösungen dürfen nicht mit Glucoselösungen gemischt oder zusammen verabreicht werden!

3. Handhabung

Die für eine Dosis für 5 mg/kg KG erforderliche Menge Bevacizumab wird entnommen und mit Kochsalzlösung 0,9% (9 mg/ml) zur Injektion auf ein Gesamtvolumen von 100 ml verdünnt. Restmengen in der Durchstechflasche sind zu verwerfen.

Die am häufigsten beobachteten unerwünschten Nebenwirkungen bei Patientinnen unter Avastin® waren mit oder ohne Chemotherapie: Asthenie, Diarrhöe und Übelkeit.

4. Komplikationen

- Magen-Darm-Perforation (**CAVE** bei Tumorbefall, siehe Ovarialkarzinom)
- Wundheilungsstörungen
- Hypertonie
- Proteinurie
- Arterielle Thromboembolie
- Blutungen im ZNS
- Dekompensierte Herzinsuffizienz
- Kopfschmerzen vor allem in hohen Dosisbereichen

Da im Erwachsenenalter Neoangionese nur im Rahmen von Wundheilungen signifikant stattfindet, sollte eine Bevacizumabtherapie:

- nicht vor dem 28. postoperativen Tag begonnen werden (Wundheilungsstörungen, Anastomoseninsuffizienz).
- Bei elektiven Eingriffen wenigstens 21 Tage präoperativ abgesetzt werden.

Auf eine mögliche Verstärkung der anthrazyklin-bedingten Kardiotoxizität durch Bevacizumab wurde in einer kürzlich erschienen Arbeit hingewiesen. Ob diese Ergebnisse auch Konsequenzen für den Einsatz von Bevacizumab bei anthrazyklin-vorbehandelten Patientinnen oder bei gleichzeitiger Bestrahlung der linken Brustwand hat, ist bislang ungeklärt.

Bisphosphonate in der gynäkologischen Onkologie

1. Allgemeines

Bisphosphonate sind eine Gruppe osteotroper Medikamente, mit einem breiten Anwendungsspektrum in der Behandlung aller Osteopathien, die mit einem absoluten oder relativen Überwiegen der Osteoklastentätigkeit einhergehen.
Neue potentielle Einsatzbereiche der Bisphosphonate sind die Prävention von Metastasen (adjuvanter Einsatz) und die Beeinflussung des Immun-Stromasystems sowohl in Knochen als auch im Tumor. Rezente Untersuchungen haben einen hemmenden Effekt der Bisphosphonate auf das Tumorwachstum belegen können. Des Weiteren konnten antiangiogenetische Effekte (Senkung der VEGF- und β-FGF-Serumspiegel) nachgewiesen werden.
In vitro Untersuchungen weisen darauf hin, dass die Kombination von Zoledronat oder Ibandronat mit gängigen zytostatischen Substanzen wie Paclitaxel, Docetaxel etc. die Apoptoseinduktion stärker steigern kann als die Zytostatika allein. Des Weiteren kann in der Kombination ebenfalls der antiangiogenetische Effekt gesteigert werden. In Zukunft wird sich daher das Indikationsspektrum vermutlich wesentlich erweitern. Die derzeit potentesten Bisphosphonate in der Onkologie sind Ibandronat und Zoledronat.

2. Indikationen

„Goldstandard" in der Behandlung von Skelettkomplikationen wie Knochenschmerzen, Osteoporose, pathologische Fraktur und Hyperkalziämie!
Neu in der Schmerztherapie ist die intensivierte Gabe von Bondronat® 6 mg i.v. an drei aufeinander folgenden Tagen.

a) Indikation für Bisphosphonate mit Zulassung

Osteolytische Knochenmetastasen
Tumorinduzierte Hyperkalzämie
Prävention und Therapie der postmenopausalen Osteoporose
Prävention und Therapie der glucocorticoidinduzierten Osteoporose

b) Vorliegen positiver Studien, aber noch fehlende Zulassung

Therapie von osteoblastischen Knochenmetastasen
Prävention von Osteolysen bei bekannten Knochenmetastasen (Mammakarzinom)
Adjuvanter Ansatz der Verhütung von Knochenmetastasen (Mammakarzinom)

Antiproliferativer Einsatz bei multiplem Myelom
Primäre Knochentumore und ossär metastasierende Sarkome

Für den Einsatz zur Prävention der Skelettmetastasen sind die Bisphosphonate noch nicht zugelassen. Für onkologische Zentren werden aber derzeit empfohlen:

Clodronat (Ostac®)	1.600 mg	oral	1 × tgl.
Pamidronat (Aredia®)	90 mg	i.v.	1 × monatlich
Ibandronat (Bondronat®)	6 mg	i.v.	1 × monatlich
Ibandronat (Bondronat®)	50 mg	oral	1 × tgl.
Zoledronat (Zometa®)	4 mg	i.v.	monatlich bis $1/4$-jährlich

3. Einteilung der Bisphosphonate

- Bisphosphonate der ersten Generation (ohne Stickstoffsubstitution)
  - Etidronat (Etidronat®)
  - Clodronat (Bonefos®)
  - Tiludronat (Skelid®)

- Bisphosphonate der zweiten Generation (Aminobisphosphonate)
  - Alendronat (Fosamax®)
  - Pamidronat (Aredia®)

- Bisphosphonate der dritten Generation (Am Stickstoff substituierte Bisphosphonate)
  - Ibandronat (Bondronat®)
  - Risedronat (Actonel®)
  - Zoledronat (Zometa®)

Die Verabreichung erfolgt entweder per os oder i.v. Die Ausscheidung erfolgt zu 90% (unverändert) renal durch aktive Sekretion im proximalen Tubulus. Die einzelnen Bisphosphonate weisen große Unterschiede in Eiweißbindung, Eliminationshalbwertszeit und maximaler Serumkonzentration auf. Das heißt es muss jede Substanz hinsichtlich Anwendung und Nebenwirkung für sich betrachtet werden.

Die früheste pharmakologische Wirkung wird nach 24 Stunden beobachtet und hält bei Einzeldosis 2–3 Wochen und bei längerer, kontinuierlicher Applikation 3–4 Monate.

4. Allgemeine Wirkungen

- Hemmung der Knochenresorption (klinischer Haupteffekt)
- Hemmung der Osteoklastenaktivität (Kalziumspiegel ↓, Knochenabbauprodukte ↓)
- Bestimmte Bisphosphonate zeigen Effekte auf das Immunsystem (IL_1 ↑, PGE_2 ↑)

- Bestimmte Bisphosphonate zeigen antiangiogenetische Effekte (VEGF-Serumspiegel ↓, β FGF-Spiegel ↓)
- Hemmenden Effekt auf Tumorwachstum durch Hemmung der intrazellulären Signaltransduktion

5. Nebenwirkungen

Unerwünschte Nebenwirkungen sind für gewöhnlich leicht und verschwinden in der Regel nach 48 Stunden. In den meisten Fällen ist keine spezielle Behandlung erforderlich.

a) Grippeähnliche Symptome

Nach erstmaliger Gabe kommt es am häufigsten zu Fieber, Schüttelfrost, Arthralgien, Myalgien und Krankheitsgefühl. Diese Reaktion setzt ca. 10 Stunden nach der ersten Verabreichung ein, und hält 1–2 Tage an. Zusätzlich kann man einen CRP-↑ und einen IL-6-↑ beobachten. Meist tritt diese Reaktion bei Zweitgabe nur mehr abgeschwächt auf und verschwindet bei weiteren Zyklen. Eine symptomatische Therapie kann mit Paracetamol oder Acetylsalizylsäure erfolgen.

b) Gastrointestinale Nebenwirkungen

Unspezifische Oberbauchbeschwerden, Völlegefühl, Übelkeit, Diarrhoe
V. a. bei oraler Gabe wenn die Einnahmevorschriften nicht befolgt werden.

CAVE: ulzerierende Ösophagitis

c) renale Nebenwirkungen

In der Vergangenheit sind Fälle von akuten Nierenversagen durch zu rasche und zu hoch konzentrierte Infusionen vorgekommen. Das bedeutet: die i.v.-Applikation von Bisphosphonaten soll langsam und in starker Verdünnung erfolgen. Obligat sind wiederholte Kontrollen (vor jedem i.v. Zyklus) sowie eine entsprechende Dosisreduktion bei Niereninsuffizienz.

Sonderfall: Ibandronat 6 mg (Bondronat®) gilt als nierenfreundliches Präparat (es weist eine hohe Eiweißbindung auf und zeigt langsames Anfluten an die Tubuluszellen der Nieren).
Es ist bisher keine Nephrotoxizität bekannt. Daher ist **keine routinemäßige NFP-Kontrolle notwendig** und es kann auch bei Patientinnen mit schweren Nierenfunktionsstörungen (Creatinin-Clearance < 30 ml/min) mit auf 2 mg reduzierter Dosis angewendet werden.

d) Kiefernekrosen (erstmals beschrieben 2003)

- Ursachen:
  multifaktoriell; pathogenetisch noch keine befriedigenden Erklärungen.

- Risikofaktoren:
  - vorhergehende zahnmedizinische Eingriffe (Zahnextraktion, Wurzelbehandlung, Implantat etc.)
  - Chemo-, Strahlen- und Steroidtherapie

- Empfehlungen zur Prävention und Therapie der Kiefernekrosen
  - Generell ist bei der Anwendung von Bisphosphonaten ein Zahnstatus zu erheben. Idealerweise sollte der Zahnstatus vor Beginn der Therapie saniert werden und auf eine ausreichende Mundhygiene geachtet werden.
  - Sollte es unter Bisphosphonat-Therapie zu dringlichen operativen Eingriffen im Kieferbereich kommen, so sollte die Bisphosphonat-Gabe für 1–2 Monate unterbrochen werden.
  - Bei bereits eingetretener Problematik (Nekrose) während Bisphosphonat-Therapie soll das Bisphosphonat für 1–2 Monate vor dem chirurgischen Eingriff abgesetzt werden und dringend antibiotische Therapie eingeleitet werden.

e) Hypokalziämie und Hypomagnäsiämie

Selten klinisch relevante Symptome

CAVE: in Kombination mit Aminoglykosiden evtl. länger anhaltende, klinisch relevante Hypokalziämie.

f) Mineralisationsstörung

Diese Nebenwirkung wird bei den neuen Bisphosphonaten nicht mehr beobachtet.

CAVE: Etidronat (= Bisphosphonat 1. Generation) kann bei höherer Dosierung, über längeren Zeitraum (über 6 Monate) zu Mineralisationsstörungen führen.

g) Okuläre Nebenwirkungen

Evtl. Augen- und Sehstörung; „rotes Auge", meist vorübergehend jedoch augenärztliche Abklärung angezeigt. Meist treten die Symptome einseitig auf, und sind nach Absetzen der Bisphosphonate reversibel.

h) Lokale Phlebitis bei zu rascher, hoch konzentrierter Infusion

i) Provokation eines Asthmaanfalles bei Patientinnen mit Aspirin-sensitivem Asthma bronchiale

6. Kontraindikationen und wichtige Richtlinien

- Bei Patientinnen mit Schluckstörung, Refluxösophagitis oder gastrointestinalen Ulzera keine orale Bisphosphonat-Gabe (nur i.v.)!
- Keine gleichzeitige Gabe von Aminoglykosiden wegen klinisch relevanter Hypokalziämien.
- Nie Kombination mehrerer Bisphosphonate zugleich.
- Eine bestehende Exsikkose muss vor i.v.-Gabe erkannt und behoben werden (Rehydrierung mit 0,9%igen NaCl) um Nierenschäden zu vermeiden.
- Im Rahmen einer Operationsplanung am Knochen (z.B. Hüft-OP) sollten Bisphosphonate 1 Monat vor und 1 Monat nach OP abgesetzt werden.
- Bei geplanten Zahn- bzw. Kieferoperationen soll die Bisphosphonat-Gabe 1–2 Monate unterbrochen werden.
- Etidronat soll bei Vorliegen einer Fraktur nicht mehr verabreicht werden (Störung der Mineralisation).

Vorsichtsmaßnahmen bei oraler Verabreichung von Bisphosphonaten:

- Einnahme der Tablette nach dem Aufstehen (nüchtern) – $^1/_2$ Stunde vor der Einnahme der ersten Mahlzeit oder eines Getränkes – mit einem vollen Glas Leitungswasser; nicht mit Mineralwasser, Tee, Kaffee oder Fruchtsaft.
- Auch mit der Einnahme von anderen Medikamenten (einschließlich Antazida, Calciumpräparate und Vitamine) 30 Minuten warten. Tablette nicht kauen oder im Mund auflösen.
- Unmittelbar nach der Einnahme mindestens 30 Minuten in aufrechter Position bleiben. Nicht mehr hinlegen, aber auch kein Jogging oder Hometrainer!
- Bettlägrige Patientinnen sollen kein orales Bisphosphonat verordnet bekommen.
- Ausschluss einer Schluckstörung oder Refluxösophagitis in der Anamnese.

CAVE: Absolute Kontraindikation in der Schwangerschaft und Stillzeit.

7. Dosierungen

Aredia® (Pamidronat)

90 mg in 500 ml NaCl 0,9%, über mindestens 2 Stunden i.v.
→ bei normaler Nierenfunktion
→ 1 × monatlich

CAVE: Bei Hyperkalziämie: Rehydration mit 0,9%igem NaCl vor der Therapie.

Zometa® (Zoledronat)

4 mg in 100 ml NaCl 0,9%, über 15 Minuten i.v.
→ obligate Überwachung der NFP und regelmäßige Kontrolle der Creatinin-Clearance
→ bei normaler Nierenfunktion
→ 1 × monatlich

CAVE: Bei Creatinin-Clearance < 60 ml/min Dosisreduktion auf 3 mg in 250 ml NaCl 0,9%, über 30 Minuten.

Bondronat® (Ibandronat)

6 mg in 500 ml NaCl 0,9%, über 1 Stunde i.v.
→ 1 × monatlich
→ auch bei eingeschränkter Nierenfunktion (bis Serumkreatinin von 5 mg/dl)

Nach neuesten Studien ist eine Verabreichung über 15 Minuten möglich.

CAVE: Bei Creatinin-Clearance < 30 ml/min ist die Dosis auf 2 mg zu reduzieren.

Bondronat® (Ibandronat)

50 mg Tbl, 1 × tgl., ½ Stunde vor dem Frühstück mit Wasser einnehmen

> Bondronat® 6 mg i.v. bzw. 50 mg Tbl. verhindern skelettale Ereignisse gleich wirksam.

**Ausgewählte Kapitel
der gynäkologischen Onkologie
und ihrer Grenzgebiete**

Intraperitoneale (IP) Chemotherapie in der Primärbehandlung des Ovarialkarzinoms

Es liegen derzeit drei randomisierte Studien vor, die auf ein signifikant verlängertes krankheitsfreies- und Gesamtüberleben für Patientinnen mit fortgeschrittenem Ovarialkarzinom hinweisen, wenn die primäre Chemotherapie teilweise IP durchgeführt wurde. Die letzte dieser Studien wurde am 5. Januar 2006 publiziert und hat das National Cancer Institute dazu veranlasst einen sog. „Clinical Alert" herauszugeben, um sowohl Ärzte als auch Patientinnen über diesen Fortschritt in der Behandlung des Ovarialkarzinoms zu informieren. Insofern ist die Ärzteschaft nun aufgerufen, den in Frage kommenden Patientinnen eine IP Therapie anzubieten und nach Möglichkeit diese Patientinnen auch über diesen Applikationsweg zu behandeln.

1. Grundlagen der IP Therapie

Es handelt sich bei dieser Therapie um eine lokoregionäre Tumorbehandlung mit bewiesenermaßen effizienten Zytostatika, die nicht wie üblich i.v. verabreicht werden, sondern über mehrere Zyklen direkt in die freie Bauchhöhle instilliert werden. Dies geschieht in aller Regel über ein subkutan implantiertes Kathetersystem mit Reservoir. Von großer Bedeutung ist natürlich, dass die gesamte Bauchhöhle für die applizierten Chemotherapeutika frei zugängig ist, und eine gleichmäßige Verteilung nicht durch Verwachsungen vereitelt wird. Das Ovarialkarzinom eignet sich prinzipiell für ein solches Vorgehen, da dessen Ausbreitung meist auf das Cavum peritonei begrenzt bleibt. Des Weiteren können über diesen Applikationsweg höhere Zytostatika-Dosen als bei einer konventionellen systemischen Therapie verabreicht werden. Es muss angenommen werden, dass ein Teil der IP applizierten Dosis nach langsamer Resorption aus der Peritonealhöhle auch eine systemische Wirkung entfaltet. Das ist nicht nur für den anti-tumoralen Effekt, sondern auch für das Auftreten von Nebenwirkungen von Bedeutung. Andererseits ist festzuhalten, dass die IP-applizierten Therapeutika eine Eindringtiefe von 1 mm bezogen auf die Tumoroberfläche nicht überschreitet.

2. Indikation zur IP Therapie

Die Indikation zur IP Therapie ist bei allen Patientinnen mit einem primär fortgeschrittenen Ovarial-, Tuben- oder Peritonealkarzinom, bei denen ein optimales Debulking (sprich: Tumorrest < 1 cm) im Rahmen der Primäroperation gelungen ist, gegeben. Es ist anzunehmen, dass auch Patientinnen mit Tumorrest zwischen 1 cm und 2 cm von einer IP Therapie profitieren können. Patientinnen mit einem Tumorrest > 2cm sollte keine IP Therapie angeboten werden.

Es ist bisher noch nicht belegt, ob auch Patientinnen mit Frühstadien von einer IP Verabreichung der Chemotherapie profitieren.

Derzeit besteht, außerhalb von kontrollierten klinischen Studien, keine Indikation zur IP Therapie in der Rezidivsituation bei den hier genannten Tumorentitäten.

3. Welche Zytostatika sollen IP verabreicht werden?

Die derzeit vorliegenden Daten der drei oben erwähnten Phase III Studien beschränken sich auf *Cisplatin und Paclitaxel*. Es liegen zwar Daten über die Verträglichkeit von IP Applikationen von Topotecan und Gemcitabine vor, allerdings fehlt noch der Beweis einer besseren Wirksamkeit im Vergleich zur konventionellen i.v. Gabe. Daher dürfen diese Substanzen derzeit nur unter kontrollierten Studienbedingungen IP angewandt werden.

In der klinischen Routine sollten bislang nur Cisplatin und Paclitaxel unter Nachahmung der vorliegenden erfolgreichen Studienprotokolle, IP verabreicht werden.

4. Voraussetzungen zur Verabreichung der IP Therapie

- Klare Indikationsstellung (siehe Tumorrest) und eindeutiges histologisches Ergebnis
- Einwandfrei funktionierendes Kathetersystem, d.h. gute Durchlässigkeit, keine Anzeichen für lokale Entzündung des umliegenden Gewebes, kein Druckschmerz
- Keine relevanten Adhäsionen, die einer gleichmäßigen Zytostatikaverteilung entgegenwirken
- Neutrophile Granulozyten Anzahl $> 1500/mm^3$
- Thrombozyten Anzahl $> 100.000/mm^3$
- Creatinin Clearance > 60 ml/min.
- Keine Allergien gegen die geplanten Zytostatika

5. Katheter-System und dessen Implantation

Katheterbedingte Nebenwirkungen stellen die Crux der IP Therapie dar. Einige dieser Probleme lassen sich durch:

- die richtige Wahl des Port-Systems,
- das Befolgen einzelner Regeln bei der Implantation,
- das Einhalten von Hygienerichtlinien beim Anstechen der Port-Membran und
- den sorgfältigen Umgang während und nach der Applikation vermeiden.

a) Wahl des Port-Systems

Es stehen mehrere Reservoir-Katheter Systeme zur Verfügung. Wobei die Unterschiede nicht das Reservoir, sondern den Katheterschlauch betreffen. Es sollten vom Material her, die weichen und flexiblen *Silikonschläuche* benutzt werden und nicht die spröden Polyurethan-Katheter, die aufgrund ihrer Starrheit eher zu Darmverletzungen und Perforationen führen können. Die angebotenen „IP-Katheter" mit größerem Lumendurchmesser und mehreren seitlichen Perforationen, haben den Nachteil, dass in diese Perforationen häufig Fibroblasten einwachsen und es zu einem narbigen Verschluss und zur Blockade des Katheters kommt. Aus diesem Grund ziehen wir bislang die klassischen *intravenösen Port-Systeme* (Katheterlumen 9–10 French) vor. (**CAVE:** umso größer das Katheterlumen, umso starrer!)

Theoretisch besteht auch die Möglichkeit einer wiederholten Punktion mit einer Verres-Nadel vor der jeweiligen Medikamenten-Instillation. Dieses Vorgehen wird jedoch von den meisten Experten aufgrund des Aufwandes und der wiederholten Verletzungsgefahr abgelehnt und sollte besonderen Indikationen vorbehalten bleiben.

Die Verwendung eines Tenckhoff Katheters zur Peritoneal-Dialyse wird nicht empfohlen.

b) Port-Implantation

Die Implantation des Reservoirs erfolgt 1–2 cm oberhalb des linken oder rechten Rippenbogens und wird dort mit 4 spät- oder nicht-resorbierbaren Nähten an der Muskulatur und der Faszie befestigt. Durch Untertunnelung der Haut wird der Schlauch in die Höhe des Nabels gebracht und paraumbilical in die freie Bauchhöhle geleitet. Es sollten 7–10 cm des Katheterschlauches in die Peritonealhöhle ragen.

Wichtig ist die genaue Überprüfung der Andockstelle des Katheterschlauches an den Reservoir-Sicherheitsverschluss.

Vor dem definitiven Verschluss der Bauchhöhle sollte das System mittels Heparin 5.000 IE 0,1 ml auf 10 ml NaCl 0,9% verdünnt, durchgespült und damit auf seine Funktion und Dichtheit hin überprüft werden.

Es wird häufig diskutiert, ob das Katheter-System im Rahmen der Primäroperation oder in einer zweiten chirurgischen Sitzung implantiert werden soll. Die meisten Experten empfehlen das einzeitige Vorgehen, es sei denn, es wurde im Rahmen der Primäroperation ein Eingriff am Dickdarm durchgeführt. Aufgrund der hierdurch erhöhten Infektionsgefahr des Kathetersystems sollte in diesen Fällen zweizeitig vorgegangen werden.

c) Anstechen des Katheter-Systems

- Anstechen unter sterilen Kautelen (sterile Handschuhe, nur sterile Tupfer verwenden)
- Großflächige Desinfektion des Hautgebietes um das Katheter-Reservoir
- Abwarten bis das Desinfektionsmittel eingetrocknet ist
- Dann neuerliche kleinflächige Desinfektion der Haut um und über dem Port
- Ausschließlich Grippernadeln zum Anstechen der Membran verwenden
- Mit der nicht-dominanten Hand das Reservoir mit 2 Fingern fixieren und senkrecht anstechen.

> **CAVE:**
> Bei Blockierung keineswegs mit großem Druck versuchen Durchgängigkeit zu erreichen → Gefahr der Diskonnektion des Katheterschlauches vom Reservoir.
> Im Gegensatz zu i.v. Port-Systemen keine Aspirationsversuche, da hierdurch lediglich der Darm am Schlauchende angesaugt wird.

Nach Abschluss der geplanten Chemotherapiezyklen soll das Kathetersystem baldmöglichst entfernt werden!

6. IP-Schema

Das in der Primärbehandlung des Ovarialkarzinoms angewandte „IP-Therapie-Konzept" ist eigentlich eine *„2 Komponenten-Therapie"*, **bei der ein Teil der Zytostatika IP und ein weiterer Teil i.v. verabreicht wird.**

Die Dosierungen und der Anwendungsmodus sind an das Studienprotokoll der GOG-172 [Amstrong et al. N Engl J Med 2006 Jan 5; 354(1):34–43] angelehnt:

> *Schema:*
> Tag 1: Paclitaxel 135 mg/m²   über 24 St. (oder 3 St.)   i.v.
> Tag 2: Cisplatin 100 mg/m²   so schnell wie möglich   IP
> Tag 8: Paclitaxel 60 mg/m²   so schnell wie möglich   IP
> Wiederholung alle 21 Tage

7. Verabreichungsprotokoll

Tag 1

Vorlauf 10 Uhr:
- 1 Amp. Zofran® 4 mg in 100 ml NaCl 0,9%
- 2 Amp. Dibondrin® in 100 ml NaCl 0,9%
- 1 Amp. Zantac® 150 mg i. v.
- 20 mg Fortecortin® in 100 ml NaCl 0,9%

20 Minuten Pause

i.v. -Paclitaxel:
- errechnete Menge **Paclitaxel**, verdünnt in 500 ml NaCl 0,9%
  Laufzeit: 3 Stunden (oder 24 Stunden über Tropfenzähler)

→ PVC-freie Infusionsgeräte + Filter verwenden
→ Notwendige Observation in den ersten 10 Minuten, wegen möglicher Hypersensitivitätsreaktionen!!!

Wichtig:
RR-Kontrollen während der ersten 10–30 Minuten der Paclitaxelgabe (dreimal, in 10 Minuten-Abständen RR messen)

Bei *Diabetikern* ist die Blutzuckerkontrolle während der Chemotherapie wichtig → BZ-TP.

Beginn um 21 Uhr:
- Dauerkatheter legen
- 1 Tbl. Temesta® 1,0 mg zum Schlafen
- 1 Kps. Zofran® 4 mg p. o.

Wenn das Körpergewicht der Pat. < 50 kg liegt, beträgt die Einfuhr während der Nacht 2.000 ml; wiegt sie > 50 kg, dann beträgt sie 2.500 ml.

Diabetiker erhalten nur NaCl 0,9% Infusionen, keine Glucose 5%.

Prähydrierung während der Nacht

- 1.000 ml NaCl 0,9%
  + 18 ml Cormagnesin
  + 40 mval KCl
- 1.000 ml Glucose 5%
  + 18 ml Cormagnesin
  + 40 mval KCl
- 500 ml NaCl 0,9%

Die Infusionen sollten am **Tag 2** bis ca. 9 Uhr infundiert sein.

Tag 2

Vorlauf 10 Uhr:
- 1 Amp. Zantac® 150 mg i.v.
- 250 mg Solu-Dacortin® i.v.
- 20 mg Lasix® i.v.
- 5 mg oder 10 mg Tbl. Gewacalm® p. o. (je nach Körpergewicht und Wunsch der Patientin)
- 1 Kps. Emend® 125 mg **1 h vor Chemo p. o.**
- 250 ml Mannit® 15% und parallel dazu
- 1 Amp. Zofran® 4 mg in 100 ml NaCl 0,9%

→ Die Infusionen werden mittels Dreiwegehahn gleichzeitig verabreicht.
Die Laufzeit beträgt ca. 30 Minuten.

Überwachung der Pat. während der Chemotherapie:

Ab der ersten Mannit®gabe und während des Cisplatins, bis nach der 2. Mannit®gabe ist halbstündlich die Harnmenge zu kontrollieren (mittels Stundenharnmessgerät). Blutdruck und Puls werden alle 2 Stunden kontrolliert, bei Abweichungen stündliche Kontrollen.

IP-Cisplatin:	• errechnete Menge **Cisplatin**, verdünnt in 2.000 ml NaCl 0,9% **Mittels Blutwärmer auf 37 °C erwärmen (!) und** über das Kathetersystem intraperitoneal instillieren. *Laufzeit:* So schnell wie möglich!!

Nach Beendigung der IP-Infusion wird ein **Heparinlog** mit 20 ml NaCl 0,9% + 100 IE/ml Heparin (zur i.v.-Injektion) gesetzt und die Gripper-Nadel sofort ohne Sog entfernt.

Ist das Cisplatin fertig, werden sofort folgende Infusionen parallel, mittels Dreiwegehahn i.v. angehängt:

- 250 ml Mannit® 15% per Infusomat
  → 50 ml/h
- 500 ml Glucose 5%
  + 10 mval KCl
- 1.000 ml NaCl 0,9%
  + 20 mval KCl
  + 18 ml Cormagnesin

Es folgen:
- 1.000 ml Glucose 5%
  + 20 mval KCl
  + 2 Amp. Calcium

- 1.000 ml NaCl 0,9%
- 500 ml Glucose 5%
  + 10 mval KCl
  + 1 Amp. Calcium
- 250 ml Mannit® 15% bei Bedarf

18 Uhr:
- 1 Amp. Zantac® 150 mg i.v.

Tag 8

Vorlauf:
- 1 Amp. Zofran® 4 mg in 100 ml NaCl 0,9%
- 2 Amp. Dibondrin® in 100 ml NaCl 0,9%
- 1 Amp. Zantac® 150 mg i.v.
- 20 mg Fortecortin® in 100 ml NaCl 0,9%

20 Minuten Pause

IP-Paclitaxel:
- errechnete Menge **Paclitaxel**, verdünnt in 2000 ml NaCl 0,9%
  Mittels Blutwärmer auf 37 °C erwärmen (!) und über das Kathetersystem intraperitoneal instillieren.
  Laufzeit: so schnell wie möglich!!

→ PVC-freie Infusionsgeräte + Filter verwenden
→ Notwendige Observation in den ersten 10 Minuten, wegen möglicher Hypersensitivitätsreaktionen !!!

Wichtig:
RR-Kontrollen während der ersten 10–30 Minuten der Paclitaxel-Gabe (dreimal, in 10 Minuten-Abständen RR messen)

Nach Beendigung der IP-Infusion wird ein **Heparinlog** mit 20 ml NaCl 0,9% + 100 IE/ml Heparin (zur i.v.-Injektion) gesetzt und die Gripper-Nadel sofort ohne Sog entfernt.

Bei *Diabetikern* ist die Blutzuckerkontrolle während der Chemotherapie wichtig → BZ-TP.

8. Nebenwirkungen

Die IP Chemotherapie muss als eine nebenwirkungsreiche Behandlungsform des Ovarialkarzinoms gesehen werden. Während der Behandlungszeit ist mit einer signifikant stärkeren Verschlechterung der Lebensqualität als unter einer i.v. Therapie zu rechnen. Immerhin haben nur 42% der in den IP-Arm inkludierten Patientinnen der GOG-172 Studie die gesamte Anzahl der vorgesehenen 6 Zyklen erhalten. Die restlichen Patientinnen sind aufgrund von Nebenwirkungen aus der Studie ausgeschieden.

Die meisten Nebenwirkungen einer IP Therapie stehen in Verbindung mit dem Katheter-System. Diese treten meist während den ersten beiden Zyklen auf. Dabei kann es sich um unkomplizierte **Blockaden des Katheters** (10%) oder aber auch seltener um Bildung von verwachsungsbedingten **Pseudozysten** handeln, die einer gleichmäßigen Verteilung der Zytostatika im Weg stehen. Die Inzidenz von schweren (Grad 3+4) katheterbedingten Entzündungen wird mit 13% angegeben. Zu schweren **krampfartigen Bauchschmerzen** kommt es in ca. 20% der Fälle. Auch an lebensbedrohliche Komplikationen wie **Darmperforation**, mit Auftreten von wässerigen Diarrhöen nach IP Applikation muss gedacht werden. In sehr seltenen Fällen wurde auch eine Metastasierung entlang des Katheterschlauchs bis in die subkutane Reservoirtasche beschrieben.

Bei Katheter-Problemen empfiehlt es sich, gleich eine Durchgängigkeitsprüfung mit Kontrastmittel oder auf nuklearmedizinischem Weg durchzuführen. Können solche Probleme nicht einfach behoben werden, soll das System ausgebaut und auf eine i.v. Therapie umgestiegen werden. In seltenen Fällen kann eine neuerliche Implantation eines Kathetersystems überlegt werden.

Eine weitere häufige Nebenwirkung bleibt, auch bei IP Instillation von Cisplatin, die **Polyneuropathie**, diese ist signifikant stärker (19% Grad 3 + 4) ausgeprägt als bei i.v. Gaben (9%). Das gilt auch für die Langzeitprognose (> 1 Jahr) dieser dosislimitierenden Nebenwirkung.

Auch ist die **Myelotoxizität** bei IP Verabreichung der oben angegebenen Kombinationstherapie höher als bei einer i.v. Verabreichung (Grad 3 + 4: Leukopenien in 76%, Thrombopenien in 12%). Es sollte die Möglichkeit einer prophylaktischen Therapie mit rekombinanten kolonie-stimulierenden Faktoren großzügig wahrgenommen werden (z.B. Filgrastim oder nach Tag 8 auch Pegfilgrastim).

Des Weiteren sind noch **renal-metabolische Probleme** in 27% und das Auftreten von **Fieber** in 9% als häufige Nebenwirkungen zu nennen.

Methotrexat zur Behandlung der ektopen Schwangerschaft

1. Voraussetzungen

- Hämodynamisch stabile Patientin
- Keine andere Akut-Symptomatik und klare differentialdiagnostische Verhältnisse
- Möglichkeit und Bereitschaft zur Nachkontrolle (HCG-Bestimmungen)
- Aufklärung bezüglich Notwendigkeit einer Behandlungswiederholung (ca. 20%)!
- Serum HCG < 5.000 mE/ml
- Keine positive fetale Herzaktion im Ultraschall
- CAVE Antikoagulation: i.m. Injektionen kontraindiziert!! → i.v.-Gabe möglich
- Schriftliche Einwilligung der Patientin

2. Zwei Behandlungsvarianten

a) *Single-dose Methotrexat: 50 mg/m² i.m. (einmalig)*

Protokoll für die single-dose Methotrexat Verabreichung

Prätherapeutische Untersuchungen
- Blutbild
- Blutgruppen- und Rhesus-Bestimmung
- LFP und NFP
- Serum HCG
- Transvaginale Sonografie

Behandlung Tag 0
- i.m. Injektion der Methotrexat-Dosis (50 mg/m²)
- i.m. RhesoGam® (300 µg) Gabe (falls Patientin Rh-negativ)
- Absetzen einer Folsäure Medikation
- Aufklärung: körperliche Schonung, kein Geschlechtsverkehr

Kontrolle Tag +7
- Serum HCG Kontrolle
- BB-Kontrolle
- Transvaginale Sonografie
- Wiederholung der Methotrexat (gleiche Dosis; i.m.) Gabe, falls Abfall des Serum HCG innerhalb 1 Woche, weniger als 25% des Ausgangswertes. (Maximal 3 Einzeldosen in wöchentlichen Abständen!! → laparoskopische Intervention)

Wöchentliche Kontrollen
- Serum HCG Kontrollen bis unter 15 mE/ml
- Transvaginal-Sonografie

Jederzeit

Laparoskopische Intervention bei starken Bauchschmerzen, Zeichen eines akuten Abdomens, sonografisch freie Flüssigkeit > 100 ml.

Beachte

- Kurzzeitiger Serum HCG Anstieg 3–4 Tage nach Methotrexat-Gabe nicht ungewöhnlich!
- Die gewünschte Induktion eines Tubarabortes kann zu mäßigen aber auch kurzfristig zu stärkeren Unterbauchschmerzen führen (DD: Tubenruptur und innere Blutungen!)
- 20% der Patientinnen brauchen mehr als eine Methotrexat-Injektion und ca. 1% benötigen mehr als 2 Injektionen
- Die mittlere Dauer, bis ein Serum-HCG Wert < 15 mE/ml erreicht wird, beträgt 33 Tage.

b) Multidose Methotrexat

Methotrexat 1 mg/kg KG **i.m.** alternierend mit **Leucovorin**, 0,1 mg/kg KG **i.m.** täglich
Methotrexat Tag 1, 3, 5, 7, etc., Leucovorin Tag 2, 4, 6, 8, etc. durchgehend bis das Serum-HCG um 15% des Ausgangswertes gesunken ist.

Obwohl es für beide Varianten keine prospektiv randomisierten Vergleichsstudien gibt, scheint die Multidose-Variante in retrospektiven Untersuchungen tendenziell eine etwas bessere Effektivität zu zeigen. Allerdings ist die NW-Rate höher, die Patientin erhält eine höhere Zytostatika-Dosis und es bedarf eines alternierenden Leucovorin-Rescues.
Aufgrund der besseren Risiko/Nutzen-Situation und der wesentlich einfacheren Praktikabilität wird der Single-dose-Variante in den meisten Kliniken der Vorzug gegeben.

Relevante Nebenwirkungen

- ca. 30% der Fälle bei single-dose und 40% bei multidose-Variante
- am häufigsten: Stomatitis, Konjunktivitis,
- Pleuritis, Gastritis, Enteritis, LFP↑,
- Hämatotoxizität (selten)
- Haarverlust bis inkomplette Alopezie (äußerst selten; jedoch Aufklärung!)

3. Tipps und Tricks

Bei Patientinnen, bei denen mit einer hohen Morbidität im Falle einer laparoskopischen Intervention zu rechnen ist (extreme Adipositas, mehrfach vorlaparotomiert und bekannter Verwachsungsbauch, absolute KI für Vollnarkose, etc.), kann nach Risiko/Nutzen Abwägung auch bei HCG zwischen 5.000 und 6.000 mE/ml und/oder bei positiver fetaler Herzaktion eine medikamentöse Behandlung der ektopen Gravidität diskutiert werden. Allenfalls ist in solchen Fällen dem multidose Vorgehen der Vorzug zu geben.

Systemische Therapie der Gestationalen Trophoblasttumore

„In der Behandlung der malignen Trophoblasterkrankungen steht
die Chemotherapie im Mittelpunkt"

Histopathologisch werden folgende gestationale Trophoblasterkrankungen oder -tumoren unterschieden:

- die komplette oder inkomplette Blasenmole (= *Benigne Trophoblasterkrankung*)

- die invasive Mole
- das Chorionkarzinom
- der Placental Site Trophoblastic Tumor (PSTT)

Die drei letztgenannten Erkrankungen sind relevant für die ***systemische Therapie.***

Anmerkungen

- 2/3 der behandlungsbedürftigen malignen gestationalen Trophoblasterkrankungen treten nach Molenschwangerschaften auf. Chorionkarzinome können jedoch auch nach normalen Schwangerschaften, Extrauterin-Graviditäten, und Spontanaborten vorkommen. Dem hingegen treten 95% der PSTT nach normalen Schwangerschaften und nur 5% nach Molenschwangerschaften auf.
- Trophoblasterkrankungen metastasieren **hämatogen**!
- Bei Molen und beim Chorionkarzinom kann der Krankheitsverlauf optimal durch das **humane Choriongonadotropin (HCG)** im *Serum* monitiert werden. Dem gegenüber produziert der PSTT meist wenig HCG und für diese Sonderform ist das humane plazentare Laktogen (HPL) im *Serum* zur Verlaufskontrolle heranzuziehen.
- Nach Molen-Evakuierung dauert es *9 bis 11 Wochen* bis das HCG negativ wird.
- **Bei der Diagnose „Blasenmole" ist in jedem Fall ein HCG-Monitoring durchzuführen.**

HCG Kontrollen bei Blasenmole – nach Evakuierung des Uterus:

- die ersten 3 Wochen – wöchentlich,
- dann 6 Monate – monatlich,
- Falls HCG nach 8 Wochen nicht negativ → 12 Monate – monatlich.

- Ziel: HCG im Serum negativ *(d.h. in 3 aufeinander folgenden Kontrollen nicht mehr nachweisbar! [< 5 mE/ml])*
- Bei klinisch nicht mehr nachweisbarem Serum-HCG können sich theoretisch noch bis zu 100.000 vitale trophoblastäre Zellen im Körper befinden.

CAVE: Falsch positive Serum-HCG-Werte: Heterophile Antikörper können die Bestimmungen des HCGs im Serum verfälschen und zu falsch positiven HCG-Werten führen. Da diese Antikörper aufgrund ihrer Größe nicht renal ausgeschieden werden, soll ein positiver Serum-HCG-Befund vor Therapiebeginn wenigstens einmal durch eine HCG-Bestimmung **im Harn** verifiziert werden!

- Hormonelle Kontrazeption bis 1 Jahr nach Normalisierung des Serum HCGs (da sonst kein HCG-Monitoring möglich).
- IUD wegen Perforationsgefahr kontraindiziert!

Maligne trophoblastäre Erkrankungen zeigen ein sehr gutes Ansprechen auf Chemotherapie, so dass auch noch bei ausgedehnter Fernmetastasierung eine kurative Behandlung möglich ist! Die Chemotherapie ist die Behandlung der Wahl.

1. Indikationen zur Chemotherapie

- *Bei Blasenmole* falls nach Evakuierung des Uterus:
  - kein Absinken des HCG Spiegels nach 3 Wochen
  - kurzzeitiger HCG Abfall gefolgt von Plateaubildung
  - Anstieg des Serum HCGs
  - HCG > 20.000 mE/ml nach 4 Wochen
  - neuerliche Blutungen bei Verdacht auf retiniertes Molengewebe
  - Diagnose: invasive Mole
  - Nachweis von Metastasen
- *Bei der histologischen Diagnose: – Chorionkarzinom – metastasiert oder nicht metastasiert.*
- *Beim PSTT nur (!) bei nachgewiesener Metastasierung*

Anmerkung – Prophylaktische Chemotherapie bei Blasenmole

Da ca. 15% aller Blasenmolen den Ausgangspunkt einer therapiebedürftigen Trophoblasterkrankung darstellen, wäre es naheliegend an eine generelle prophylaktische Methotrexat-Therapie bei Blasenmolen zu denken. Aufgrund des fehlenden Vorteils bezüglich Heilungsraten und Überleben ist eine solche Prophylaxe jedoch **nicht angezeigt!**

Vor Beginn einer Chemotherapie ist ein ausführliches Staging zum Ausschluss einer Metastasierung durchzuführen.

Bei einer unkomplizierten Molenschwangerschaft kann sich das Staging auf ein Thorax-Röntgen (seitlich + a.-p.) beschränken.
Bei inadäquatem Rückgang des HCG-Titers (siehe oben) sind folgende Staging Maßnahmen **obligat**:

- CT Thorax, Abdomen, kleines Becken
- Schädel CT oder MRT
- Vaginalsonographie mit Doppler evtl. MRT des kleinen Beckens
- Blutbild, Gerinnung
- Gesamtlabor inkl. Schilddrüsenparameter
- Bei Verdacht auf Gehirnmetastasen: Liquorpunktion mit HCG Bestimmung und Zytologie. Bei ZNS Befall ist die HCG Liquor/Serum Ratio > 1:60.

2. Prognosefaktoren

Die Prognose von Trophoblasttumoren wird nahezu ausschließlich vom Ansprechen auf Chemotherapie bestimmt. Folgende Faktoren sind mit einem schlechten Therapie-Ansprechen assoziiert:

- Termingeburt der vorangegangenen Schwangerschaft
- Intervall zwischen letzter Schwangerschaft und Therapiebeginn > 4 Monate
- Serum-HCG vor Behandlung > 40.000 mE/ml
- Metastasen in Gehirn und Leber oder im Gastrointestinaltrakt
- Inadäquate Initialbehandlung (!)
- Versagen der first line Chemotherapie

Anhand einer **Bewertung** dieser Parameter kann mittels eines **SCOREs** *bei metastasierten* Trophoblasttumoren das **RISIKO** für ein *Nicht-Ansprechen* auf eine Monotherapie berechnet werden. Natürlich ist ein ausgedehntes **Staging** für die Ermittlung dieses Scores Voraussetzung. Das Score-Ergebnis ist ausschlaggebend für die Wahl der adäquaten Chemotherapie in der metastasierten Situation.

Prognosefaktoren zur Unterteilung der metastasierten Trophoblasterkrankungen in eine niedrig- und hoch-Risikogruppe (FIGO-SCORE; 2004)

Prognostischer Faktor	Scorepunkte (0–4)			
	0	1	2	4
Alter (Jahre)	< 40	≥ 40	–	–
Vorausgegangene Schwangerschaft (SS)	Blasenmole	Abort	Ausgetragene SS	–
Intervall zwischen Ende der vorausgegangenen SS und Beginn der Chemotherapie (Monate)	< 4	4 – < 7	7 – < 13	≥ 13
Serum-β-HCG (mE/ml) vor Behandlungsbeginn	< 1000	1000 – < 10.000	10.000 – < 100.000	≥ 100.000
Größter Tumordurchmesser einschließlich Uterus (cm)	< 3	3 – < 5	≥ 5	–
Metastasenlokalisation	Lunge	Milz, Nieren	Gastrointestinal	Leber, Gehirn
Anzahl der Metastasen	0	1 – 4	5 – 8	> 8
Vorausgegangene Chemotherapie	–	–	Monotherapie	≥ 2 Medikamente

Ermittlung des Scorewertes durch Addition der einzelnen Scorepunkte.
Risiko-Einstufung: Scorewert von 0–6 Punkte = **low risk**; Scorewert von ≥7 Punkte = **high risk**.

3. Wahl der Chemotherapie

First line Therapie

Nicht metastasierte und
metastasierte *low risk* Trophoblasterkrankungen → Monotherapie

Metastasierte *high risk* Trophoblasterkrankungen → Polychemotherapie

a) Nicht metastasierte und metastasierte low risk Trophoblasterkrankungen

First line

Methotrexat-Folinsäure (Schema der 1. Wahl!)

Methotrexat	1 mg/kg/KG pro Tag i.m.	an den Tagen 1, 3, 5, 7. jeweils um 12 Uhr
Folinsäure Leukovorin®	0,1 mg/kg/KG pro Tag i.m.	an den Tagen 2, 4, 6, 8. jeweils um 18 Uhr
	30 Stunden-Intervall zwischen MTX und Folinsäure ideal!	

Tgl. BB, Thrombozyten-Kontrolle!!
Wiederholung alle 2 Wochen
NW: Stomatitis

oder

Methotrexat ohne Folsäure-Rescue

Methotrexat   0,4 mg/kg KG pro Tag i.m.   Tag 1–5

oder

Methotrexat weekly

Methotrexat   50 mg/m² i.m. 1 × wöchentlich

oder

Actinomycin D

12 µg/kg KG pro Tag i.v.   Tag 1–5

Tgl. BB, Thrombozyten und SGOT Kontrolle!!
Wiederholung alle 2 Wochen
NW: Alopezie (!) Myelosuppression, Emesis
CAVE: Maximaldosis/Tag = 1 mg (!)

oder

Actinomycin D

1,25 mg/ m² i.v.
Wiederholung alle 2 Wochen

Bei einem verzögerten Response auf eine primäre Monotherapie kann vor einem Wechsel zur Second line Therapie kurzfristig eine *Dosiserhöhung* in Betracht gezogen werden, z.B.

Methotrexat	0,6 mg/kg KG pro Tag **jedoch i.v.!!**	Tag 1–5

oder

Actinomycin D	14 µg/kg KG pro Tag i.v.	Tag 1–5

Second line

In ca. 10% der Fälle kommt es nach 2 First line Zyklen nicht zu einem signifikanten HCG Abfall oder gar zu einem Anstieg. In diesen Fällen muss eine Resistenz gegenüber dem gewählten Zytostatikum angenommen werden.

Es sollte nun auf das jeweilig andere Zytostatikum (Methotrexat → Actinomycin D *bzw.* Actinomycin D → Methotrexat) als **Monotherapie** (siehe oben) umgestellt werden. In nahezu allen Fällen gelingt eine Heilung mittels der Second line Therapie.

Third line

In den wenigen Fällen, bei denen auch eine Second-line Therapie nicht zum Erfolg führt, muss auf eine **Polychemotherapie** nach dem EMACO oder MAC Schema umgestiegen werden.
Therapiedauer: Die zytostatische Therapie muss solange fortgesetzt werden, bis der HCG Titer in 3 aufeinander folgenden wöchentlichen Kontrollen negativ (< 5 mE/ml) ist.

b) Metastasierte high risk Trophoblasterkrankungen

Bei metastasierten *high risk* Erkrankungen muss primär bereits aggressiver im Sinne einer **Polychemotherapie** vorgegangen werden.
Unter Umständen ist auch ein multimodales Vorgehen mit zusätzlicher chirurgischer oder radiologischer Therapie angezeigt. Bei Hirnmetastasen ist eine Radiotherapie indiziert, diese kann nach Abschluss durch eine intrathekale Methotrexat-Therapie mit einer Absolutdosis von 12,5 mg alle 14 Tage ergänzt werden. Auch Lebermetastasen können bei Chemoresistenz selektiv einer Radiotherapie unterzogen werden.
Diese lokoregionären Maßnahmen werden dann von einer Polychemotherapie gefolgt.

First line

EMACO Schema

Tag 1	Etoposid	100 mg/m² i.v., Infusion	
	Methotrexat	100 mg/m² i.v., Bolus	
	dann Methotrexat	200 mg/m² über 12 Stunden	
	Actinomycin D	0,5 mg i.v., Bolus	
Tag 2	Etoposid	100 mg/m² i.v., Infusion	
	Actinomycin D	0,5 mg i.v., Bolus	
	Folinsäure	15 mg per os, 2 × alle 12 Stunden, Beginn: 32 Stunden nach Methotrexatbeginn	
Tag 3	Folinsäure	15 mg per os, 2 × alle 12 Stunden	
Tag 8	Cyclophosphamid	600 mg/m² i.v., Infusion	
	Vincristin	1mg/m² i.v., Bolus	

Wiederholung alle 2 Wochen

oder

MAC Schema

Methotrexat	1 mg/kg KG i.v.	Tag 1, 3, 5, 7
Folinsäure	0,1 mg/kg KG i.m.	Tag 2, 4, 6, 8 jeweils 24 Std. nach MTX
Actinomycin D	12 µg/kg KG/Tag i.v.	Tag 1–5 (Maximaldosis/ Tag = 1 mg)
Cyclophosphamid	3 mg /kg KG i.v.	Tag 1–5

Wiederholung alle 2 Wochen

Second line und Salvage Protokolle

Wählt man als First line Behandlung das MAC-Schema, kann bei fehlender Remission in der Second line Therapie durchaus das etoposidhaltige EMACO-Schema eingesetzt werden. Wird EMACO bereits als first line Polychemotherapie gewählt, muss in der second line auf andere, so genannte **Salvage Therapien,** zurückgegriffen werden:

Cisplatin-Etoposid-Schema
(Soper JT, et al. Gynecol Oncol. 1995 Mar; 56 (3): 421–4)

Cisplatin	20 mg/m^2/Tag i.v.	Tag 1–5
Etoposid	100 mg/m^2/Tag i.v.	Tag 1–5

Wiederholung alle 3 Wochen

oder

APE Schema

Actinomycin D	0,3 mg mg/m^2/Tag i.v.	Tag 1, 2, 3, 14, 15, 16
Cisplatin	100 mg/m^2/Tag i.v.	Tag 1
Etoposid	100 mg/m^2/Tag i.v.	Tag 1, 2, 3, 14, 15, 16

Wiederholung alle 4 Wochen

oder

PEB Schema

Etoposid	100 mg/m^2/Tag i.v.	Tag 1–5
Cisplatin	20 mg/m^2 i.v.	Tag 1–5
Bleomycin	30 mg absolut i.v.	Tag 1, 8, 15

Wiederholung alle 3 Wochen

oder

PEBA Schema
(Chen LP, et al. Gynecol Oncol. 1995 Feb; 56 (2): 231–4)

Cisplatin	20 mg/m^2/Tag i.v.	Tag 1–4
Etoposid	100 mg/m^2/Tag i.v.	Tag 1–4
Beomycin	10 mg/m^2/Tag i.v.	Tag 1–4
Doxorubicin	40 mg/m^2/Tag i.v.	Tag 1–4

Wiederholung alle 3 Wochen

oder

EMA/EP Schema
(Newlands ES, et al. J Clin Oncol. 2000 Feb; 18 (4): 854–9)

Tag 1 Etoposid 150 mg/m^2 i.v. (30 Min.)
Cisplatin 75 mg/m^2 i.v. über 12 Stunden,
in 3 Liter NaCl 0,9% + 60 mval KCl

Tag 8   Etoposid 100 mg/m² i.v. (30 Min.)
Actinomycin D 0,5 mg i.v. (Bolus)
Methotrexat 300 mg/m² i.v. über 12 Stunden in 1 Liter NaCl 0,9%

Tag 9   Folinsäure   15 mg per os, alle 12 Stunden

Tag 10 Folinsäure   15 mg per os, alle 12 Stunden

Wiederholung alle 2 Wochen

oder

Paclitaxel/Ifosfamid
(Shorbagi et al. Gynecol Oncol. 2005 May; 97 (2): 722–3)

Paclitaxel	175 mg/m² i.v. (über 3 St.)	Tag 1
Ifosfamid	1,0 g /m² i.v. (über 4 St.)	Tag 1, 2, 3, 4, 5

CAVE: Uromitexan jeweils 300 mg/m² i.v. (h 0; + 4, + 8 nach Beginn des Ifosfamids)

Des Weiteren gibt es auch mehr oder minder erfolgreiche Berichte über Hochdosis Therapiekonzepte in der therapierefraktären ultima ratio Situation.

4. Therapiedauer

Bei den metastasierten *high risk* Trophoblasterkrankungen sollten, nachdem der HCG Titer in 3 aufeinander folgenden wöchentlichen Kontrollen negativ (< 5 mE/ml) wurde, **noch 2–3 Sicherheits-Zyklen** der zytostatischen Therapie durchgeführt werden.

5. Differentialdiagnose

Von den Trophoblasterkrankungen sind neben falsch-positiven Serum HCG-Befunden auch immer HCG produzierende *Karzinome der Blase, des Ovars, der Lunge und des Magens* **zu differenzieren**, um den Patientinnen uneffektive Chemotherapien zu ersparen.

Differentialdiagnostische Kriterien:

- meist Serum HCG < 1000 mE/ml (äußerst selten höher jedoch bis 100.000 mE/ml)
- keine vorausgegangene Schwangerschaft (**CAVE:** Risiko für maligne Trophoblasterkrankungen nimmt mit der Zeit ab, aber das längste beschriebene Intervall ist dennoch 18 Jahre)
- DNA Analyse am Tumorgewebe mit Nachweis paternaler DNA ist beweisend!

Der Plazentabett-Tumor (PSTT)

nimmt seinen Ausgang von der Insertionsstelle der Plazenta und spricht im Vergleich zu den anderen Trophoblasttumoren schlecht auf eine zytostatische Behandlung an. Da dieser äußerst seltene Tumor meist auf den Uterus beschränkt bleibt, ist die Hysterektomie unter Belassung beider Adnexen die Therapie der Wahl, mit der die meisten Patientinnen ausreichend behandelt sind.

Obwohl diese Tumore nur wenig HCG produzieren und dieses Hormon auch den Krankheitsverlauf nicht zuverlässig wiederspiegelt (siehe HPL als Verlaufsmarker), muss ein *HCG Spiegel von > 10.000 mE/ml* als ein schlechter Indikator angesehen werden.

Des Weiteren sind

- die *Anzahl der Mitosen* (> 5 pro10 HPF),
- *das Alter* > 40 Jahre,
- eine Manifestation nach *mehr als 2 Jahren* nach letzter Schwangerschaft,
- das Vorliegen einer *ZNS-Beteiligung*

als ungünstige Prognosefaktoren zu werten.

Das Risiko von PSTTs sollte *nicht* mittels des oben angeführten FIGO-SCORE bewertet werden.
Im Falle einer Metastasierung, die auch nach Jahren auftreten kann, ist **primär** eine **Polychemotherapie** angezeigt. Eine Monotherapie ist auf Grund ihrer fehlenden Wirksamkeit auf jeden Fall zu vermeiden.

Die wirksamste Polychemotherapie zur Behandlung des PSTT ist bislang noch nicht gefunden, primär wird das **EMA/EP Schema** (siehe oben) empfohlen.

Als Salvage Behandlung steht weiter noch das **CEC-Schema** zur Verfügung:

Tag 1   Cyclophosphamid 600 mg/m² i.v.

Tag 1–3 Cisplatin 25 mg/m² i.v.
Etoposid 100mg/m² i.v.

Chemotherapie während der Schwangerschaft

Das Auftreten einer malignen Erkrankung während einer Schwangerschaft trifft 1 pro 1000 Schwangere. Am häufigsten handelt es sich dabei um Mammakarzinome, Zervixkarzinome, Lymphome und maligne Melanome. In Abhängigkeit der *Tumorentität*, des *Stadiums* und des *Schwangerschaftsalters* kann nicht immer bis zur Lebensfähigkeit des Feten oder bis zur Geburt mit einem therapeutischen Eingreifen abgewartet werden, ohne die Prognose für die Schwangere signifikant zu verschlechtern oder wie im Fall einer akuten lymphatischen Leukämie denkbar, das Leben der Schwangeren aufs Spiel zu setzen. In diesen Fällen muss eine systemische Zytostatika Therapie unabhängig vom Gestationsalter in Erwägung gezogen werden.

Die Teratogenität (griechisch: teratos = Monster) von Medikamenten allgemein und von Zytostatika im Besonderen ist abhängig:

1) vom jeweiligen Zeitpunkt ihrer Applikation (Alter der Schwangerschaft)
2) von der verabreichten Dosis
3) von der Plazentagängigkeit des Zytostatikums

Letztere wird vom Molekulargewicht, der Lipidlöslichkeit und der Plasmaprotein Bindung der jeweiligen Substanz bestimmt. Wobei ein niedriges Molekulargewicht, eine hohe Fettlöslichkeit und eine geringe Bindung an Plasmaproteine die fetale Exposition begünstigen.

Zum Verabreichungszeitpunkt von Chemotherapeutika, bezogen auf das Schwangerschaftsalter, gelten *folgende Grundsätze*:

Erstes Trimenon: Hohe Spontanabortrate im Sinne des „Alles oder Nichts-Gesetzes" sowie am Wichtigsten eine sehr hohe Rate an hochgradigen Missbildungen.
Die Vulnerabilität des Embryos ist besonders hoch im Rahmen der Organogenese zwischen Anfang der 2. bis zur abgeschlossenen 8. Woche nach Konzeption. Während dieses Zeitintervalls ist vor allem mit starken Missbildungen des Herzens, des Neuralrohres und der Gliedmaßen zu rechnen. Bis ins späte erste Trimenon sind schwerwiegende Schädigungen des Innenohrs, des Gaumens, der Augen, des ZNS, des hämapoetischen Systems sowie der Genitalien zu erwarten.

Zweites und drittes Trimenon: Vordergründig sind hier Zeichen der intrauterinen Wachstumsretardierung (IUGR) und ein verringertes Geburtsgewicht. Ob diese Phänomene allein auf die Gabe der Chemotherapie oder aber auch auf tumorbedingte mütterliche Zusatzeffekte wie Anämie, Anorexie und Mangelernährung zurückzuführen sind, bleibt noch zu klären. Langzeitbeobachtungen von Kindern, deren Mütter wegen akuter Leukämien in der Schwangerschaft chemotherapiert wurden, haben keine Auswirkungen auf das Lernverhalten oder hämatologische und immunologische Abnormalitäten zeigen können.

Andererseits muss auch darauf hingewiesen werden, dass durchaus am Anfang des zweiten Trimenons bis zur abgeschlossenen 16. Woche *(post conceptionem)* mit ernsten ZNS Schädigungen, die zur mentalen Retardierung führen können, zu rechnen ist.

Funktionelle Störungen gepaart mit geringfügigeren Anomalien können für gewisse Organsysteme wie das ZNS, die Augen, Zähne und die äußeren Genitalien je nach angewandter Chemotherapie und Zusatzmedikation bis zum Ende der Schwangerschaft auftreten. Das gleiche gilt auch für die hämatotoxischen Nebenwirkungen, die nicht nur die Schwangere sondern auch den Feten und dessen Knochenmarksreserve in vollem Umfang treffen können und so in der Peripartal- und Neonatal-Periode zu lebensbedrohlichen Komplikationen führen können, vor allem, wenn der letzte Chemotherapiezyklus kurz vor der Geburt durchgeführt wurde, aber auch wenn dieser schon mehrere Wochen zurückliegt.

Anmerkung:
- Bis dato sind *410 Fälle* von Chemotherapie-Applikationen in der Schwangerschaft, die meisten davon nach dem 1. Trimenon, *publiziert.* Folgende Raten an Komplikationen konnten aus diesen Fällen ermittelt werden:
  - intrauteriner Fruchttod (IUFT) 5%
  - verstorbene Kinder (Neonatalperiode) 1%
  - IUGR 7%
  - Frühgeburtlichkeit 4%
  - vorübergehende Myelosuppression 4%
  - Missbildungsrate 3% (davon 82% Zytostatikatherapie während des 1. Trimenons)
- Es ist häufig unmöglich einen festgestellten fetotoxischen Effekt einer definierten Zytostatikaklasse zuzuschreiben, da in der Regel Kombinationen von potenten teratogenen Substanzen und selten Einzelsubstanzen im Rahmen von Chemotherapien zum Einsatz kommen.
- Des Weiteren scheint es für jede Schwangerschaft bzw. für jeden Fetus ein *individuelles Risikoprofil* zu geben, das von einer Reihe unvorhersehbarer Faktoren wie genetische Prädispositionen, individuelle zeitliche Nuancen in der Organentwicklung, interkurrierende Infekte, Anämien und schwangerschaftsassoziierte Erkrankungen (wie Präklampsie) etc. mitbestimmt wird. Jedenfalls zeigen Serienberichte in der Literatur, bei denen Schwangere mit den gleichen Schemata zu annähernd gleichen Zeitpunkten behandelt wurden, oft diametral unterschiedliche Ausgänge. Das gilt auch für die seltenen Berichte über exponierte Zwillingsschwangerschaften.

Substanzspezifische Zusammenfassung

1. Antimetaboliten

Methotrexat: In der Mehrheit der Fälle werden, auch bei Gaben im 1. Trimenon, keine Malformationen beobachtet, jedoch ist bei einem Übersteigen einer Absolutdosis von mehr als 10 mg pro Woche mit Missbildungen am knöchernen Schädel im Sinne eines „*Aminopterin-Syndroms*" zu rechnen. Andererseits besteht eine hohe Rate an Spontanaborten. Bei späterer Gabe werden ein erniedrigtes Geburtsgewicht und Panzytopenien nach der Geburt beschrieben.

5-Fluorouracil: Es gibt kaum Daten zu Expositionen im 1. Trimenon, (dann jedoch vermehrte Spontanaborte und IUGR). Die meisten Literaturangaben beziehen sich auf CMF- und FEC- bzw. FAC-Gaben im 2. und 3. Trimenon, wobei es zu IUGR, intrauterinen Fruchttoden (IUFT) und postpartalen hämatotoxischen Komplikationen, jedoch nicht zu spezifischen Missbildungen kam.

Cytarabin: Exposition im 1. Trimenon führt zu Missbildungen der Gliedmaßen. Zu späteren Zeitpunkten kommt es zur IUGR und häufig zum IUFT sowie neonatalen Komplikationen aufgrund von hämatotoxischen Nebenwirkungen.

Mercaptopurin: Die meisten beschriebenen Expositionen (auch im 1. Trimenon) enden ohne wesentliche Missbildungen. Allerdings besteht die Gefahr einer IFGR und seltener eines IUFT.

Tioguanin: Gefahr des IUFT im Vordergrund, besonders wenn mit Cytarabin kombiniert (ca. 12%). Vermutet wird eine Assoziation mit schweren Präeklampsien.

2. Alkylantien

Cyclophosphamid: Wird Cyclophosphamid im 1. Trimenon eingesetzt, ist sehr häufig mit Malformationen der Extremitäten und Endglieder (v. a. Zehen), Augen, Ohrmuschel und Gaumenspalten zu rechnen. Des Weiteren muss auf das erhöhte Malignomrisiko im Kindesalter hingewiesen werden. Im späteren Verlauf der Schwangerschaft ist mit IUGR in ca. 7% und mit IUFT in 3% sowie in Einzelfällen mit postpartalen Infektionen auf Grund von Panzytopenien zu rechnen.

Dacarbazin: Nach der 14. Woche appliziert, sind keine nennenswerten Missbildungen und Komplikationen oder Langzeitschäden (außer gelegentliche IUGR) zu erwarten. Das gilt insbesondere für die Kombination Doxorubicin, Bleomycin, Vinblastin und Dacarbazin (ABVD) in der Behandlung des Hodgkin Lymphoms.

Busulfan: Alle beschriebenen Malformationen (Pylorus-Stenose, Nierenagenesie, Kalzifikationen in der Leber) gehen auf Verabreichungen im 2. Trimenon (!) zurück, wohingegen 8 Fälle aus dem 1. Trimenon ohne Missbildungen berichtet wurden.

3. Anthrazykline

Doxorubicin: Insgesamt liegen 162 Fallberichte vor, wovon 25 eine Exposition während des 1. Trimenons mit 3 schweren Missbildungen beschreiben. Es wird vermutet, dass 2 dieser Anomalien an den Extremitäten durch den Kombinationspartner Cytarabin verursacht wurden. Nach dem 1. Trimenon sind Spätaborte, IUGR, IUFT, Neutropenien und interkurrierende Infekte in der Neonatalperiode sowie eine Häufung von Präeklampsien zu erwarten.

Daunorubicin: Es gibt keine Berichte über den Einsatz in der Frühschwangerschaft. Augenmissbildungen als Spätkomplikation können auch nach Exposition im 3. Trimenon vorkommen. IUGR (12%), Myelosuppression (10%), IUFT (7%), und Präeklamsie (5%) sind häufige und wichtige Komplikationen aus 43 Einzelbeobachtungen.

Epirubicin: Wenige Fallberichte (n = 13) mit allerdings 23% IUFT und Tode in der Neonatalperiode.

Idarubicin: Aufgrund der kardiotoxischen Nebenwirkungen in der Schwangerschaft kontraindiziert!

Zur Kardiotoxizität bei Anthrazyklingaben in der Schwangerschaft:
Ob nach einer gewissen Kumulativdosis mit Schädigungen des Herzmuskels nach Anthrazyklin-Exposition beim Feten in ähnlicher Weise zu rechnen ist, wie bei Kleinkindern oder im Erwachsenenalter, ist nicht zur Gänze geklärt. Eine schädigende Wirkung auf die Kardiomyozyten muss jedoch angenommen werden Dennoch sind für den Anthrazyklineinsatz in der Schwangerschaft, bezogen auf eine separate Myokardtoxizität beim Feten, *keine kumulativen Grenzdosen* bekannt, an denen man sich orientieren könnte. Auch gibt es bezüglich der Kardiotoxizität keine schlüssigen Daten, was den Einsatz von Anthrazyklinen im 1. Trimenon betrifft.
Echokardiografische Untersuchungen des fetalen Myokards unter *Doxorubicin*-Therapie haben keine signifikanten Unterschiede in der Entwicklung und Funktionalität zwischen exponierten und nicht-exponierten fetalen Herzen nachweisen können, wenn die doxorubicin-haltige Therapie nach der 24. SSW. begonnen wurde. Bis zum 2. Lebensjahr durchgeführte Kontrollen ergaben ebenfalls keinen Anhalt für Myokardschäden.
Alle beschriebenen kardiotoxischen fetalen und postpartalen Nebenwirkungen und Fälle von IUFT beziehen sich auf Therapien mit *Epirubicin,* Daunorubicin und allen voran dessen Derivat *Idarubicin.*

Obwohl alle Anthrazykline ein relativ hohes Molekulargewicht besitzen, scheint die im Vergleich zu den anderen Anthrazyklinen hohe Fettlöslichkeit von *Idarubicin* die Plazentagängigkeit derart zu erhöhen, dass bei allen exponierten Feten unabhängig vom Schwangerschaftsalter, mit schwerwiegender kardialer Toxizität oder gar mit einem IUFT gerechnet werden muss. Diese Substanz sollte während der Schwangerschaft nicht zum Einsatz kommen!

Doxorubicin scheint in wesentlich geringeren Mengen in das fetale Kompartiment überzutreten, es kann nicht im Fruchtwasser und höchstwahrscheinlich nur kurz im fetalen Blut nachgewiesen werden. Moderate Konzentrationen wurden in der fetalen Leber, Niere, Milz und Lunge sowie in der Plazenta nachgewiesen. Inwieweit die plazentäre Expression von P-Glykoprotein und dessen Bindungsaffinität zu den unterschiedlichen Anthrazyklinen beim Übertritt dieser Substanzen in den fetalen Kreislauf eine Rolle spielt, ist nicht völlig geklärt.

Beim Einsatz von Anthrazyklinen in der Schwangerschaft ist Doxorubicin den anderen Anthrazyklinantibiotika Daunorubicin, Epirubicin (und vor allem dem Idarubicin) stets vorzuziehen!!

Bezüglich der pegylierten- und nicht-pegylierten-liposomalen Anthrazykline ist die Datenlage äußerst spärlich. Aufgrund der großen Molekülgröße kann spekuliert werden, dass die Plazentagängigkeit dieser Substanzen noch wesentlich geringer ist, als für das reine Doxorubicin. Andererseits kann nicht abgeschätzt werden inwiefern liposomale Medikamente die plazentären Strombahnen alterieren können.

Wir können von einem Fall berichten, bei dem eine Patientin wegen eines Angiosarkoms der Brust, zwischen der 19. und 29. SSW, mit 3 Zyklen pegyliertem liposomalem Anthrazyklin (Caelyx®) in Kombination mit Ifosfamid behandelt wurde. Drei Wochen nach dem ersten Zyklus fiel eine signifikante intrauterine Wachstumsretardierung auf, die sich nach dem 3. Zyklus erheblich aggravierte (Kindesgröße deutlich unter der 5er Perzentile). Zusätzliche CTG-Veränderungen und ein pathologischer Doppler-Flow führten zu einer Beendigung der Gravidität durch Sectio (Kind 650 g, ohne erkennbare Missbildungen). Aus ungeklärter Ursache verstarb das Kind nach 3 Monaten.

4. Vinca-Alkaloide

Vincristin und Vinblastin: Durch ihre hohe Plasmaprotein-Bindung wird den Vinca-Alkaloiden eine geringe Plazentagängigkeit und somit eine geringere Teratogenität zugesprochen. Septum- und Skelettdefekte wurden bei einer von 29 im 1. Trimenon exponierten Schwangerschaft beschrieben. Verabreichungen zu einem späteren Zeitpunkt (111 Fälle, meist in Kombination mit mehreren anderen Zytostatika) führten zu IUGR (8%), Frühgeburtlichkeit (6%), IUFT (2%), Tod in der Neonatalperiode (2%) und Präklampsie (2%).

5. Taxane

Paclitaxel: Im Tierversuch zeigt diese Substanz in nahezu allen Spezies eine überaus hohe Letalität, jedoch ohne dass es zu erkennbaren Malformationen kommt. Diese Erkenntnisse sind möglicherweise nicht auf den Menschen übertragbar, da es in den wenigen in der Literatur berichteten Fällen (meist in Kombination mit Platinen) nach dem 1. Trimenon weder zu Malformationen noch zu IUFT oder Entwicklungsstörungen in den ersten Lebensjahren der in utero exponierten Kinder gekommen ist. Die hohe Konzentration von P-Glycoprotein in der menschlichen Plazenta scheint den Transfer von Paclitaxel zum Feten wenigstens teilweise zu verhindern. Wir können von einem Fall berichten, bei dem 3 Zyklen Paclitaxel und Carboplatin zwischen der 25. SSW und der 36. SSW verabreicht wurden, und ein gesundes normalgewichtiges Kind per sectionem entbunden wurde. Alle Fallberichte beziehen sich auf Verabreichungen nach der 15. SSW darunter auch einen Fall einer wöchentlichen Paclitaxel-Exposition ohne Risikosteigerung für das Ungeborene.

Docetaxel: Zum Einsatz dieses Taxans gibt es lediglich einen Fallbericht aus dem Jahr 2000, mit Expositionen als Monotherapeutikum in dreiwöchentlichen Abständen nach dem 1. Trimenon bis zur 30. SSW, ohne nennenswerte Komplikationen oder Schädigungen des Kindes.

6. Platine

Cisplatin: Bis dato sind 29 Fälle einer in utero Exposition ab der 15. SSW publiziert, bei 17% (n = 5) kam es zu schwerwiegenden Nebenwirkungen wie IUGR, IUFT, Taubheit durch Hörnerv-Schädigungen und Ventrikulomegalie.

Carboplatin: Aus den 4 publizierten Fällen, darunter einer aus unserer Abteilung, ergibt sich derzeit kein Hinweis auf eine erhöhte fetale und neonatale Komplikationsrate oder ein erhöhtes Missbildungsrisiko. Natürlich reicht die Datenlage nicht aus, um eine Empfehlung zu Gunsten von Carboplatin als Alternative zum Cisplatin abzugeben.

Oxaliplatin: Für diese Substanz gibt es keinen Bericht über einen Einsatz in der Schwangerschaft.

Pharmakokinetische Aspekte in der Schwangerschaft

Aufgrund der physiologischen Veränderungen im Rahmen einer normalen Schwangerschaft muss mit gravierenden pharmakokinetischen Unterschieden im Vergleich zu Nicht-Schwangeren gerechnet werden. Es liegen jedoch keine pharmakokinetischen Studien bezüglich Verteilungsvolumen, Halbwertzeiten und Konzentrationskurven in der Schwangerschaft vor, und die Berechnungen der Dosierung richten sich in aller Regel, allenfalls unter Berücksichtigung der

Gewichtszunahme, auf die Körperoberfläche. Die Zunahme des Blutvolumens, der renalen Clearance und der hepatischen Metabolisierung, die zu einer geringeren Effektivdosis führen können, werden ebenso wenig berücksichtigt wie die Abnahme des Plasmaalbumins, die mit höheren Konzentrationen an freiem Zytostatikum verbunden ist.

Timing der Entbindung

Die Entbindung sollte nicht in der Periode des zu erwartenden Nadirs des weißen Blutbildes bei der Mutter stattfinden (meist 7.–18. Tag nach dem letzten Zyklus). Nach der 35 SSW sollte kein weiterer Chemotherapie Zyklus mehr verabreicht werden. Erstens wird die Wahrscheinlichkeit eines spontanen Wehenbeginns größer und zweitens kann mit der Reife des Kindes gerechnet und eine zusätzliche toxische Belastung vermieden werden. Es ist zu empfehlen, den Entbindungszeitpunkt so zu planen, dass 3 Wochen zwischen der Verabreichung des letzten Chemotherapie Zyklus und der Geburt liegen. Während dieser Zeit können die Zytostatika und ihre Metaboliten über die Plazenta eliminiert werden. Die Einhaltung dieses Zeitrahmens ist umso wichtiger bei Frühgeburten, bei denen aufgrund unreifer Metabolisierungswege in Leber und Niere sonst mit einem wesentlich schlechteren Outcome zu rechnen ist.

Ganz prinzipiell soll iatrogene Frühgeburtlichkeit nach Zytostatika-Exposition vermieden werden. Bei spontanen Frühgeburtsbestrebungen, ohne sonstige pathologische sonografische und klinische Befunde, ist für die frühe posttherapeutische Phase eine konsequente Tokolyse angezeigt.

Stillen unter Chemotherapie

Stillen unter Chemotherapie ist **kontraindiziert!**

Systemische Behandlung einiger wichtiger Tumorentitäten in der Schwangerschaft

a) Mammakarzinom

Die Chemotherapie der Wahl nach dem 1. Trimenon ist nach heutigen Erkenntnissen die Kombination **Doxorubicin und Cyclophosphamid**. Für diese Kombination wurden allerdings zwei Fälle von periventrikulärer Leukomalazie bei Gaben im 3. Trimenon beschrieben. Es konnte jedoch nicht geklärt werden, ob diese Befunde durch fetale Thrombozytopenien unter Therapie oder durch Gefäßschädigungen oder aufgrund freier Radikale durch hypoxische Geschehnisse anderer Genese bedingt sind.
Bei der Hinzugabe eines dritten Partners z.B. 5-Fluorouracil ist auf eine ausgewogene Risiko-Nutzen Abwägung hinzuweisen.
Aufgrund der belegten Wirksamkeit haben die **Taxane** heute Eingang in die adjuvanten Therapiekonzepte des Mammakarzinoms gefunden. Aufgrund der spärlichen Datenlage kann eine Kombination von Paclitaxel und Doxorubicin nicht bedenkenlos empfohlen werden, es könnte sich allerdings bei dieser Kombination um eine wirksame Zukunftsoption handeln.
Aus fetaler Sicht ist Doxorubicin stets dem Epirubicin und den anderen Anthrazyklinen vorzuziehen.
Methotrexat sollte nach dem aktuellen Kenntnisstand wenigstens in der ersten Hälfte der Schwangerschaft beim Mammakarzinom nicht mehr gegeben werden.

Die Gabe einer endokrinen **Tamoxifen-Therapie** während der Gravidität ist nicht zu rechtfertigen. Expositionen über die gesamte Schwangerschaftsdauer haben zu einer oculo-auriculo-vertebralen Dysplasie, dem Goldenhar-Syndrom geführt. Des Weiteren ist aus der Literatur ein Fall mit einer partiellen Virilisierung bei einem weiblichen Fetus bekannt.

Bezüglich des Einsatzes von **Trastuzumab** gibt es drei Berichte von teils kurzfristigen akzidentellen aber auch therapeutischen Expositionen. Als einzige bisher beobachtete Nebenwirkung ist das Auftreten einer *Ahydramnie* bekannt, wobei es nach Absetzen der Trastuzumab-Therapie in der 20. SSW zu einer Normalisierung der Fruchtwassermenge in der 32. SSW kam. Obwohl es bei schwangeren Affen zu keinen Missbildungen unter der Therapie mit diesem recombinanten humanisierten Antikörper kam, weiß man dass dem Her-2/*Neu*-Rezeptor eine wesentliche Bedeutung in der embryonalen Entwicklung zukommt und dass es bei Her-2/*Neu* knockout Mäusen zu fatalen kardialen und neuralen Fehlentwicklungen kommt. Somit kann derzeit keine Therapie mit Trastuzumab in der Schwangerschaft empfohlen werden.

b) Ovarialkarzinom

Der Erfahrungswert von Cisplatin-Gaben in der Gravidität ist wesentlich größer als der von Carboplatin. Obwohl feststeht, dass die Gefahr von Thrombozytopenien bei Carboplatin höher ist als bei anderen Platinen, und durch die geringe Bindungsaffinität zu den Plasmaproteinen anzunehmen ist, dass die fetale Dosisbelastung höher ist als bei Cisplatin, ist die Diskussion zu dieser Frage Cisplatin oder Carboplatin in der Schwangerschaft, nicht abgeschlossen. Die Therapie des in der Schwangerschaft aufgetretenen Ovarialkarzinoms mit der Dreierkombination Cisplatin, Etoposid und Bleomycin war und ist teilweise noch eine stark verbreitete Option. Dennoch ist diese Kombination nicht frei von teils schwerwiegenden Komplikationen. Berichtet werden das Auftreten von Ventrikulomegalie, Taubheit sowie etoposid-bedingte Alopezie und Myelosuppression. Es gibt keine Daten, ob eine fetale Etoposid-Exposition mit einem gehäuften Auftreten von Leukämien als Spätfolge, wie sie im Erwachsenenalter bekannt ist, vergesellschaftet ist. Es bleibt zu diskutieren, ob diese Dreierkombination in der Schwangerschaft nicht der Therapie von Keimzell- und Keimstrang-Stromazell-Tumoren vorbehalten bleiben soll, und die Behandlung des Ovarialkarzinoms mittels Cisplatin-Monotherapie oder aber auch, wie in dem von uns geschilderten Fall, mit Carboplatin-Paclitaxel bestritten werden kann.

c) Akute Leukämien

Der Fetus ist durch die Grunderkrankung selbst außerordentlichen Gefahren ausgesetzt. Die Diagnose akute Leukämie verlangt meist einen Therapiebeginn ohne jegliche Verzögerung, unabhängig vom Gestationsalter der Schwangerschaft. Dies impliziert, dass häufig auch während Schwangerschaften zum Zeitpunkt der fetalen Organogenese behandelt werden muss.
Zur Anwendung kommen in aller Regel Kombinationen von 4 oder 5 Zytostatika. Wenn irgendwie möglich, sollten die Kombinationen im 1. Trimenon weder Cytarabin noch Tioguanin enthalten. Aufgrund der hohen fetalen Kardiotoxizität sollte während der gesamten Schwangerschaft auf Idarubicin verzichtet werden. Kombinationen mit Vincristin, Mercaptopurin, Doxorubicin bzw. Daunorubicin, Cyclophosphamid, Prednison und Methotrexat gelten auch im 1. Trimenon als *relativ (!)* sicher. In einer retrospektiven Analyse von 152 exponierten Schwangerschaften mit unterschiedlichen Kombinationen von Vincristin, Daunorubicin, Asparaginase, Mercapropurin und Cyclophosphamid wurden in 6% Missbildungen, 7% IUFT, 8% IUGR und in 2% Tod in der Neonatalperiode festgestellt.

d) Chronische Leukämien

Busulfan und Hydroxycarbamid gelten als relativ sicher während der Schwangerschaft. Weiters können Mercaptopurin, Doxorubicin und Vincristin bei der chronischen Leukämie zum Einsatz kommen. Für das Cytarabin und Tioguanin gilt das oben gesagte.

e) Lymphome

Beim Hodgkin Lymphom gilt das ABVD-Schema (Doxorubicin, Bleomycin, Vinblastin und Dacarbazin) als relativ sicher.
35 Non-Hodgkin Patientinnen wurden in der Gravidität (11 davon im 1. Trimenon) mit einer Kombination von Doxorubicin, Cyclophosphamid und Vincristin behandelt, ohne dass Malformationen oder schwerwiegende Komplikationen auftraten.

Besondere Risiken für die Schwangere unter Chemotherapie

Bei Bleomycin Therapie ist besonders an die pulmonale Toxizität dieser Substanz zu denken. Da die pulmonale Situation durch Sauerstoffeinatmung wesentlich verschlechtert wird, sollte vor allem unter der Geburt auf eine Sauerstoffmaskenatmung verzichtet werden!

Aufgrund der geschwächten Immunlage in der Schwangerschaft können Neutropenien für die Schwangere und für das Ungeborene zu lebensbedrohlichen Infekten führen. Hämatopoietische Wachstumsfaktoren wie G-CSF aber auch Erythropoetin können in der Schwangerschaft verabreicht werden. Das gilt auch für die 5-HT3 Antagonisten in der antiemetischen Therapie.

Zusammenfassung und wichtige Grundsätze

- Aufgrund des hohen Missbildungsrisikos sollte, wenn immer möglich, eine Chemotherapie im *1. Trimenon* vermieden werden:
  Falls nicht zu umgehen, sind den Anthrazyklinen (Doxorubicin und Daunorubicin) und den Vinca-Alkaloiden der Vorzug zu geben. Es sollte immer die Option einer Monotherapie, gefolgt von einer Polychemotherapie nach der 12. Woche, als Alternativ-Strategie diskutiert werden.
- Im 2. und 3. Trimenon: Missbildungen selten; vordergründig: IUFT, IUGR und Myelosuppression.
- Substanzen mit *niedrigem Molekulargewicht* und *hoher Fettlöslichkeit* sollten möglichst nicht zum Einsatz kommen.
- Prinzipiell sollten immer jene Substanzen oder Kombinationen zum Einsatz kommen, für die die meiste Erfahrung vorliegt.
- Es gibt keinen plausiblen Grund für eine prinzipielle Dosis-Reduktion von Zytostatika in der Schwangerschaft.
- Frühgeburtlichkeit sowie Entbindungen kurz nach Gabe eines Chemotherapie-Zyklus sollten möglichst vermieden werden.
- Auf gute interdisziplinäre Kooperation zwischen Onkologen, Geburtshelfern, Perinatologen und Neonatologen ist mit Nachdruck hinzuweisen.

Fertilitätserhaltung bei jungen Frauen unter Polychemotherapie

Die jüngsten Fortschritte im Management von malignen Erkrankungen haben zu einer deutlichen Verbesserung der Langzeitprognosen und Heilungschancen geführt. Dadurch müssen die therapiebedingten Langzeit-Nebenwirkungen und irreversiblen Organschädigungen unter völlig neuen Gesichtspunkten betrachtet werden. Unter diesem Aspekt ist auch der unter Chemotherapie stattfindende beschleunigte Verlust an Primordialfollikeln im Ovar bei jungen Frauen zu sehen. Der hieraus resultierende Funktionsverlust führt zur primären Ovarialinsuffizienz, d.h. Infertilität und hormonelle Defizienz mit den bekannten klimakterischen Beschwerden, die häufig mit einer starken Beeinträchtigung sowohl der Lebensqualität als auch des sexuellen Wohlbefindens einhergehen.

Überdies stellt die Erhaltung der Fortpflanzungsfähigkeit, immer und ganz besonders für Menschen in Krisensituationen, ein intuitives Stück Hoffnung und eine individuelle Möglichkeit zur Gestaltung von Zukunftsperspektiven dar. Beide sind unerlässliche Partner für die psychische Stabilität von Menschen unter Therapie im Kampf gegen die Tumorerkrankung.

Neben all dem Gesagten haben aber auch die Fortschritte und die neuen Erkenntnisse in der Reproduktionsmedizin den Stellenwert der Fertilitätserhaltung bei jungen Frauen unter zytostatischer Behandlung entscheidend verändert.

Die unterschiedlichen Disziplinen, die junge Frauen wegen maligner Erkrankungen behandeln, sind somit aufgerufen, auch der Nebenwirkung *Infertilität* angemessene Bedeutung zu schenken und diesen Patientinnen alle zur Verfügung stehenden Optionen zum Erhalt der Fertilität anzubieten.

1. Gonadotoxische Zytostatika

Die Anzahl der Primordialfollikel nimmt kontinuierlich mit dem Alter ab. Die Wahrscheinlichkeit dass es unter einer zytostatischen Therapie zu einer primären Ovarialinsuffizienz kommt, ist umgekehrt proportional zur Anzahl der noch in der Ovarialrinde vorhandenen Primordialfollikel. Somit führen 6 Zyklen CMF bei 35–40% der Frauen unter 40 Jahren und bei 80–95% der über 40-Jährigen zu einer permanenten Amenorrhoe. Neben dem Alter der Patientin sind folgende Faktoren für einen permanenten gonadotoxischen Effekt verantwortlich:

- Art des Zytotostatikums
- Dosierung
- Therapiedauer (Anzahl der Zyklen)
- Applikationsform
- Kombination mit Radiotherapie

Eine besonders hohe Gonadotoxizität wird den Zytostatika der **Alkylantiengruppe** zugeschrieben. Diese führen höchstwahrscheinlich zu einer Schädigung der Prägranulosazellen im Primordialfollikel. Es muss angenommen werden, dass der zytotoxische Effekt dieser Substanzen im Ovar *nicht nur proliferierende sondern auch ruhende Zellen* betrifft!

Nachfolgend sind die wichtigsten Zytostatika mit nachgewiesener gonadotoxischer Wirkung aufgelistet:

- Cisplatin
- Procarbazin
- Vinblastin
- Cytarabin
- Cyclophosphamid ⎫
- Ifosfamid ⎪
- Chlorambucil ⎪
- Carmustin (BCNU) ⎬ **Alkylantien**
- Lomustin (CCNU) ⎪
- Melphalan ⎪
- Busulphan ⎭

Bezüglich der Dosierung sei darauf hingewiesen, dass nach Applikation von Hochdosis-Schemata, etwa zur Konditionierung vor einer Knochenmarkstransplantation, nicht mit einer Wiederaufnahme der Ovarialfunktion gerechnet werden kann; insbesonders wenn Cyclophosphamid- und Busulphanhaltige Schemata zum Einsatz kommen. Die Gonadotoxizität soll bei Melphalangestützten Kombinationen etwas geringer sein.

Bei spontaner Erholung der Ovarialfunktion mit Wiederauftreten einer Menses muss jedoch, besonders nach Alkylantientherapie, aber auch bei den anderen genannten gonadotoxischen Substanzen mit Oligomenorrhoen und vor allem mit einer vorzeitigen Menopause (Klimakterium praecox) gerechnet werden.

> Eine spontane Wiederaufnahme der ovariellen Aktivität ist bei Amenorrhoen, die länger als ein Jahr nach Abschluss der Therapie persistieren, nur mehr selten zu erwarten.

2. Verfügbare Optionen zur Vermeidung der Infertilität

a) GnRH Analoga

Die wiederholte Gabe von GnRH-Agonisten (Goserelin 3,5 mg) führt über eine Down-Regulation von GnRH-Rezeptoren in der Adenohypophyse zu präpupertalen LH- und FSH-Serumwerten und somit zur reversiblen Ruhigstellung der Ovarien. Nach der ersten subkutanen Injektion dieser GnRH-Agonisten kommt es während 14 Tagen jedoch zu einer initialen Stimulierung der FSH- und LH-Freisetzung aus der Hypophyse (*Flare-up Effekt*). Es ist theoretisch anzunehmen, dass eine während diesem Zeitfenster durchgeführte Chemotherapie zu einer Zunahme von Follikelatresien führt. Es ist derzeit aber nicht völlig geklärt, ob sich dies negativ auf den gesamten follikelschonenden Effekt auswirkt. Derzeit muss empfohlen werden, den 14-tägigen Flare-up Effekt vor Beginn der geplanten Chemotherapie abzuwarten. Andererseits kann diese verstärkte initiale Freisetzung von gonadotropen Hormonen durch die zusätzliche Gabe eines *oralen Kontrazeptivums* vermieden werden.

Bezüglich der Effektivität von GnRH-Agonisten zum Schutz der Ovarfunktion unter Chemotherapie gibt es bislang keine prospektiv randomisierten Studien. Aufgrund der erheblich differierenden Ergebnisse der vorliegenden Beobachtungsstudien, scheint die Effektivität von GnRH-Analoga jedoch sehr stark von der Art und Zusammensetzung der verabreichten Chemotherapie sowie von der Dosierung der gonadotoxischen Einzelsubstanz(en) abzuhängen. Die vorliegenden Daten weisen darauf hin, dass ein Fertilitätsschutz im Rahmen konventioneller Chemotherapien durch Goserelin möglicherweise gewährleistet werden kann, jedoch nicht bei Patientinnen, die einer ablativen Hochdosis-Therapie unterzogen werden.

b) Orale Kontrazeptiva

Die Grundidee, die Ovarien durch die Gabe von oralen Ovulationshemmern (Kombinationspräparate) vor dem toxischen Effekt einer Chemotherapie zu schützen entspricht in etwa der für die GnRH-Agonisten. In einer Studie mit allerdings geringer Patientenanzahl konnte gezeigt werden, dass 50 mg Ethinyloestradiol in Kombination mit 2,5 mg Norethisteronazetat oder 250 mg Levonorgestrel einen effektiven Ovarialschutz unter dem MVPP Schema bieten. Diese Ergebnisse wurden durch prä- und posttherapeutische Ovarialbiopsien histologisch bestätigt. Ob der mittels Ovulationshemmer zu erreichende Schutz auch für andere Schemata oder gar für Hochdosis-Therapien ausreicht, ist jedoch mehr als fraglich.

3. Kryokonservierung von Oozyten, Embryos oder Ovarialgewebe

a) Oozyten

Konservierung von unbefruchteten Oozyten, die zu einem späteren Zeitpunkt befruchtet werden, führen aufgrund der großen Empfindlichkeit gegenüber dem Einfrieren und Auftauen selten zu Schwangerschaften (Rate: 1–2%). Zudem besteht noch die Gefahr von aneuploiden Schwangerschaftsprodukten.

b) Embryos

Die künstliche Befruchtung mit kryokonservierten Embryonen hat eine Erfolgsrate von ca. 20% und ist gängige Praxis in der Reproduktionsmedizin. Allerdings sind einer in vitro Fertilisierung vor einer geplanten Chemotherapie Grenzen gesetzt. Vom onkologischen Gesichtspunkt ist eine Verzögerung der systemischen Therapie um 4–6 Wochen aufgrund der notwendigen hormonellen Stimulationstherapie nicht vertretbar, und bei hormonsensiblen Tumoren mitunter kontraindiziert. Des Weiteren steht nicht immer ein Partner zur Verfügung, der bereit ist, eine langfristige Verpflichtung einzugehen.

c) Ovarialgewebe

Die Kryokonservierung von Ovarialgewebe stellt derzeit die beste Alternative zum Erhalt der Fortpflanzungsfähigkeit dar. Im Idealfall sollten wenigstens 3.500 Primordialfollikel, anhand der laparoskopisch durchgeführten Biopsien (5–6 Biopsate) aus der Rinde des Ovars, gewonnen werden. Die Gewebsentnahme kann ohne größeren Zeitverlust vor einer geplanten Chemotherapie durchgeführt werden. Des Weiteren sind Primordialfollikel weit weniger empfindlich gegenüber den Prozeduren der Kryokonservierung als unbefruchtete Oozyten. Die vor einer gewünschten Schwangerschaft durchgeführte Reimplantation kann entweder orthotop am Ovar, mit der theoretischen Möglichkeit einer natürlichen Konzeption, oder aber auch subcutan, z.B. am Unterarm, erfolgen.

Als größter Nachteil dieser Methode wird besonders bei malignen hämatologischen Erkrankungen die Möglichkeit einer Rückführung von malignen Zellen in den Organismus der Empfängerin gesehen. Auch können keine genauen Angaben über die Langlebigkeit des reimplantierten Ovarialgewebes gemacht werden. Bisher wurden laut Literatur drei erfolgreich ausgetragene Schwangerschaften anhand dieses Vorgehens ermöglicht. Es ist zu erwarten, dass in den kommenden Jahren dieses Verfahren durch stetigen Erkenntnisgewinn und durch Zunahme der Expertise weitgehend verbessert wird. Große Hoffnungen werden derzeit in die in vitro Reifung von Primordialfollikeln aus Biopsaten mit nachfolgender in vitro Fertilisierung gesetzt. Andere Versuche fokussieren die Möglichkeit einer Heterotransplantation mit nachfolgender Follikelreifung in immunodefizienten SCID Mäusen. Hier muss allerdings auf die Gefahr der Übertragung von tierischen Pathogenen auf den Menschen hingewiesen werden.

> Die Kryokonservierung von Embryonen, Oozyten oder auch Ovarialgewebe sollte spezialisierten Reproduktionszentren mit ausreichender Expertise und mit einem verlässlichen und gesicherten Tissue- und Data-Banking vorbehalten bleiben.

4. Spezifische Gesichtspunkte zu verschiedenen Tumorentitäten

Die Auswahl der hier berücksichtigten Tumorentitäten richtet sich vor allem nach der Häufigkeit ihres Auftretens im reproduktionsfähigen Alter.

a) Mammakarzinom

Rund 80% aller Mammakarzinome gelten als hormonsensitiv. Allerdings ist die Rate an Hormonrezeptor positiven Tumoren in der Altersgruppe < 40 Jahren mit ca. 45–50% wesentlich geringer. Besteht bei Patientinnen mit hormonsensitiven Mammakarzinom die Indikation zur adjuvanten Chemotherapie, wird neben der zytotoxischen Wirkung, die medikamentöse ovarielle Ablation als zusätzlicher therapeutischer Effekt angesehen. Daraus ergibt sich die Frage, ob es aus onkologischer Sicht zweckmäßig ist, die ovarielle Funktion unter Chemotherapie zu erhalten, ohne die Prognose dieser Patientinnen zu kompromittieren. Eine rezente Studie hat die Wertigkeit der Langzeit-Amenorrhoe für das Überleben neuerlich bestätigen können. Dieser Umstand muss in die Entscheidung bei der Wahl fertilitätserhaltender Maßnahmen einfließen. Somit kann eine, auf die Dauer der Chemotherapie begrenzte, Applikation von Goserelin derzeit nicht bedenkenlos favorisiert werden. Bislang besteht jedoch keine gesicherte Kenntnis über die notwendige Dauer einer ovariellen Ablation und dem maximalen Überlebensbenefit. Die derzeitige Datenlage weist darauf hin, dass eine Ausschaltung der Ovarialfunktion mittels GnRH-Analoga über 2–3 Jahre ausreicht, um eine Ebenbürtigkeit zum CMF-Schema zu erreichen. Allerdings muss hervorgehoben werden, dass das CMF-Schema heute durch wirksamere Kombinationen, vor allem bei prämenopausalen Frauen abgelöst wurde. Bezüglich der medikamentösen Ovarprotektion wäre demnach die Option, bei Hormonrezeptor-Positivität die GnRH-Analoga Gabe vor einer geplanten Chemotherapie zu beginnen und diese dann über 3 Jahre fortzuführen, denkbar. Andererseits kann eine negative Auswirkung auf den zytotoxischen Effekt bei einer simultanen Gabe von Chemotherapie und GnRH-Analoga, wie sie für das Tamoxifen bekannt ist, nicht ausgeschlossen werden. Bis dementsprechende Studien vorliegen, sollte sich die medikamentöse Ovarprotektion auf Patientinnen mit Hormonrezeptor-negativen Tumoren beschränken. Das gleiche gilt auch für ovarielle Stimulationen mit Gonadotropinen vor geplanter Chemotherapie zum Zweck einer in vitro Fertilisierung von Oozyten, die sich, abgesehen vom Zeitverlust auch über eine hormonellen Effekt negativ auf das Tumorgeschehen auswirken können. Als beste Option bietet sich bei Hormonrezeptor-Positivität die Kryokonservierung von Ovarialgewebe an. Bezüglich des frühest möglichen Zeitpunktes einer Schwangerschaft nach Mammakarzinom gilt die 2 Jahresfrist nach Beendigung der Chemotherapie. Diese Frist gründet nicht auf einem negativen Einfluss einer frühzeitigen Schwangerschaft auf die Prognose, sondern auf der hohen Inzidenz von Rezidiven in den ersten beiden Jahren nach durchgeführter Therapie. Bei hormonsensiblen Mammakarzinomen ist zudem noch zu bedenken, dass während der 5-jährigen adjuvanten Tamoxifentherapie eine Schwangerschaft vermieden werden soll.

b) Leukämien und Lymphome

Circa 22% der Leukämien, 65% der Hodgkin und 15% der non Hodgkin Lymphome werden vor dem 45. Lebensjahr diagnostiziert. Neben den zur Therapie eingesetzten Polychemotherapien kann bei Lymphompatientinnen auch eine Radiatio, wenn Eierstöcke und Uterus im Strahlenfeld liegen, die Fertilität beeinträchtigen. Die älteren Schemata mit Procarbazin, Vincristin und Cyclophosphamid waren wesentlich stärker gonadotoxisch als heute übliche Kombinationen, bei denen Doxorubicin, Bleomycin, Dacarbazin, Vinblastin, Methotrexat und Mitoxantron zum Einsatz kommen.
Vorliegende Studien zu den GnRH Analoga sind eher kontroversiell, was die Ergebnisse bezüglich der Fertilitätserhaltung angeht. Unter Hochdosis-Bedingungen ist jedenfalls in der Mehrzahl der Fälle nicht mit einer erfolgreichen Fertilitätserhaltung zu rechnen. Bei jungen Frauen sollte in jedem Fall eine Kryokonservierung von Ovarialgewebe zusammen mit einer GnRH Therapie durchgeführt werden.

c) Maligne Ovarialtumoren

Bösartige Keimzelltumoren, wie das Dysgerminom, das unreife Teratom und der Dottersacktumor können häufig fertilitätserhaltend operiert werden. Auf eine Biopsie aus dem kontralateralen Ovar sollte bei makroskopischer Unauffälligkeit verzichtet werden. Die gängige Chemotherapie besteht aus einer Kombination von Bleomycin, Etoposid und Cisplatin über 4 Zyklen, die kaum einen Einfluss auf die Fertilität haben. Langzeit-Beobachtungen zeigen normale menstruelle Zyklen und ausgetragene Schwangerschaften.

Das Ovarialkarzinom in den Frühstadien Ia und Ic kann bei dringendem Kinderwunsch auch fertilitätserhaltend operiert werden, wobei auch hier nur bei makroskopischen Veränderungen der Oberfläche des kontralateralen Ovars eine Biopsie zu rechtfertigen ist. Bei Hochrisikopatientinnen im Stadum Ia sowie im Stadium Ic wird man um die Prognose nicht zu verschlechtern, auf eine Chemotherapie (Carboplatin + Paclitaxel oder Docetaxel) nicht verzichten können. Die Gonadotoxizität dieser Kombinationen scheint nicht allzu groß zu sein, da nach Behandlung mehrere ausgetragene Schwangerschaften bekannt sind. Gegen eine zusätzliche Abschirmung des verbleibenden Ovars mittels GnRH Analoga gibt es aus onkologischer Sicht keine Einwände.
Die Entfernung des gesamten inneren Genitales wird nach erfülltem Kinderwunsch empfohlen.

5. Generelle Empfehlungen

- Obwohl **nach** durchgeführten Chemotherapien keine Zunahme von kongenitalen Missbildungen oder Schwangerschaftskomplikationen laut heutigem Kenntnisstand zu erwarten ist, wird generell ein Intervall von mindestens 6 Monaten zwischen dem Therapieende und dem Eintreten einer Schwangerschaft empfohlen.

- Die Entscheidung über den Schwangerschaftszeitpunkt muss anhand der Empfehlungen für die einzelnen Tumorentitäten (siehe Mammakarzinom) getroffen werden.

- Andererseits sollte bei einer spontanen Wiederkehr der Ovarialfunktion der Zeitpunkt einer Schwangerschaft aufgrund der hohen Wahrscheinlichkeit eines Klimakterium-praecox nicht allzu lange hinausgezögert werden.

- Aufgrund des Fehlens von prospektiv randomisierten Studien betreffend des medikamentösen Schutzes der Ovarien und der nicht sichergestellten Erfolge der Kryo-Konservierung von Ovarialgewebe, empfiehlt es sich derzeit stets eine Doppelstrategie mittels GnRH Behandlung und Einfrieren von Ovarialgewebe durchzuführen.

- Reimplantationen von kryo-konserviertem Ovarialgewebe sollten nicht zu Zwecken der hormonellen Substitution, sondern erst kurz vor einer geplanten Stimulationstherapie bei Kinderwunsch durchgeführt werden, da keine genauen Kenntnisse zur Überlebensdauer der Implantate vorliegen.

- Bezüglich der Aufklärung und Einwilligungserklärung scheint es auf Grund der Krisensituation, in der sich die meisten Patientinnen befinden, ratsam, die Einwilligung vorerst auf die Entnahme und die Kryokonservierung zu beschränken, und erst bei manifestem Kinderwunsch, in einer zweiten Phase die Patientin im Detail mit der Problematik der Reimplantation zu konfrontieren. So können, auch bei einer Reimplantation nach Jahren, neue Erkenntnisse und neu entwickelte Verfahren in den Entscheidungsprozess einfließen.

Weiterführende Literatur

Bartl R, Von Tresckow E, Bartl Ch (2006) Bisphosphonat-Manual. Springer, Berlin Heidelberg

Berger P, Engelhardt R, Mertelsmann R (1997) Das rote Buch – Hämatologie und Internistische Onkologie. Ecomed, Landsberg/Lech

Bohlius J, Weingart O, Trelle S, Engert A (2006) Cancer-related anemia and recombinant human erythropoietin – an updated overview. Nature Clinical Oncology 3 (3): 152–164

Cardonick E, Lacobucci A (2004) Use of chemotherapy during human pregnancy. The Lancet Oncology 5: 283–291

Confino-Cohen R, Fishman A, Altaras M, Goldberg A (2005) Successful Carboplatin desensitization in patients with proven Carboplatin allergy. Cancer 104: 640–643

Hassadia A, Gillespie A, Tidy J, Everard RGN J, Wells M, Coleman R, Hancock B (2005) Placental site trophoblastic tumour: clinical features and management. Gynecologic Oncology 99: 603–607

Jones R, Ryan M, Frielander M (2003) Carboplatin hypersensitivity reactions: re-treatment with Cisplatin densitisation. Gynecologic Oncology 89: 112–115

Kimberly K (2002) Chemotherapy and Pregnancy. Clin Obstet Gynecol 45: 153–164

Lee CW, Matulonis U, Castells M (2004) Carboplatin hypersensitivity: a 6-h 12-step protocol effective in 35 desensitizations in patients with gynaecological malignancies and mast cell/IgE-mediated reactions. Gynecologic Oncology 95: 370–376

Lipscomb G, Givens V, Meyer N, Bran D (2005) Comparison of multidose and single-dose methotrexate protocols for the treatment of ectopic pregnancy. Am J Obstet Gynecol 192: 1844–1848

Mader I, Fürst-Weger P, Mader R, Semenitz E, Terkola R, Wassertheurer S (2002) Paravasation von Zytostatika. Springer, Wien New York

Mattle V, Behringer K, Engert A, Wildt L (2005) Female fertility after cytotoxic therapy-protection of ovarian function during chemotherapy of malignant and non-malignant diseases. Eur J Haematol 66: 77–82

Merimsky O, Le Cesne A (1998) Soft tissue and bone sarcomas in association with pregnancy. Acta Oncologica 37: 721–727

Micha J, Goldstein B, Birk C, Rettenmaier M, Brown J (2006) Abraxane in the treatment of ovarian cancer: the absence of hypersensitivity reactions. Gynecol Oncol 100: 437–438

Murray H, Baakdah H, Bardell T, Tulandi T (2005) Diagnosis and treatment of ectopic pregnancy. CMAJ. Oct. 11; 173 (8): 905–912

Olson K, Hellie C, Pienta K (2005) Osteonecrosis of jaw in patient with hormone-refractory prostate cancer treated with zoledronic acid, PDF (86 K). Urology 66: 658–661

Petru E, Jonat W, Fink D, Köchli O (2005) Praxisbuch Gynäkologische Onkologie. Springer Medizin, Heidelberg

Schäffler A, Menche N, Bazlen U, Kommerell T (1998) Pflege HEUTE – Lehrbuch und Atlas für Pflegeberufe. Gustav Fischer, Stuttgart Jena Lübeck Ulm

Schmoll H-J, Höffken K, Possinger K (Hrsg) (1996) Kompendium Internistische Onkologie – Teil 1, 2. Aufl. Springer Medizin, Berlin Heidelberg New York

Schmoll H-J, Höffken K. Possinger K (Hrsg) (1997) Kompendium Internistische Onkologie – Teil 2, 2. Aufl. Springer, Berlin Heidelberg New York

Shorbagi A, Aksoy S, Kilickap S, Güler N (2005) Successful salvage therapy of resistant gestational trophoplastic diseas with ifosfamide and Paclitaxel. Gynecol Oncol 97: 722–723

Simon B, Joi Lee S, Hart Partridge A, Runowicz CD (2005) Preserving fertility after cancer. A Cancer J Clinicians 55: 211–228

Sachverzeichnis

Abraxane 56
ABVD-Schema 260
Abzwick-Syndrom 22
Aciclovir 175
Actinomycin D 118 f, 245 ff
Adenokarzinom der Zervix 162
Adjuvante Therapie 4, 209
Adriblastin 15, 68, 73 ff, 80 f, 105, 134 ff, 146 f, 189
Agaffin 180
Ahydramnie 258
Akute Emesis 43
Akute Leukämie 259
Akutes cholinerges Syndrom 13, 193
Alkylantien 1, 253, 262
Allopurinol 16, 187
Alopezie 12 ff, 62, 114, 116, 183, 186 ff, 194 ff, 218, 239, 245, 259
Ältere Patienten 7
Amenorrhoe 213, 261 f
Aminoglykosid 16, 174, 187
Ampho-Moronal 181
Anämie 14, 187, 196, 203, 251
Ananaseiswürfel 53, 181
Anaphylaktischer Schock 55
Anastrozol 207, 209 f
ANE-Syndrom 17, 42 f, 50, 54
Angina pectoris 194
Angiosarkom 110, 131
Anorexie 44, 63, 192, 251
Anticholinergika 46
Antiemese 11 f, 42, 49, 50, 179, 180, 186 f
Antiemetische Substanz 50
Antihistaminika 29, 46 ff, 52 f, 59 f
Antikoagulantien 15
Antizipatorische Emesis 43
Anxiolytika 43
Apoptose 1
Appetitanreger 53
Aprepitant 47
Aranesp 203
Aredia 223, 226
Arimidex 209
Aromasin 209

Aromatasehemmer 207, 209 f, 212
Aspergillus species 170
Aszites 173
Avastin 220
AV-Block 195
Azolantimycotica 17

Bactrim 175
Bepanthen 181
Berodual 55
Bevacizumab 220 f
Bisphosphonat 225 f
Blasenmole 241 f, 244
Bleomycin 1, 46, 62 f, 69, 71, 159 f, 186 f, 194, 248, 253, 259 f, 266
Bondronat 222 ff, 227
Bronchospasmus 55, 194
Budesonid 13, 193
Busulfan 28, 46, 254, 259
Butyrophenone 46 f, 52

Caelyx 12, 26, 36 f, 62, 106 ff, 196, 255
Calvert Formel 67
Calziumfolinat 180, 193
Candida species 170
Cannabinoid 54
Capecitabine 12, 15, 180, 198
Carboplatin 12, 15, 37, 43, 45, 58, 62 f, 66 f, 77 ff, 103, 151, 162 f, 186, 256, 259, 266
Cefpirom 174
Cefrom 174
Chatelut Formel 67
Chloramphenicol 16
Chorionkarzinom 153, 159, 241 f
Chronische Leukämie 259
Cimetidin 16
Ciproxin 13, 193
Cisplatin 12, 16, 28, 34 ff, 45, 49, 58 f, 62 f, 66, 69, 73 ff, 82 f, 85 f, 88 f, 91 f, 94 ff, 139, 144, 146, 157, 159, 186, 191, 193 ff, 231, 233, 235, 237, 248, 250, 256, 259, 262, 266
Clodronat 223
Clostridium difficile 170

Cockroft-Gault Formel 66
Compliance 7
Coronarspasmen 190
CPT-11 192
Creatinin-Clearance 6, 10, 66 f, 69, 73, 77 f, 82, 85, 88, 91, 94, 96, 110, 118, 121, 123, 134, 144, 146, 148 f, 151, 153, 157, 159, 162, 224, 227
Cyclophosphamid 14, 16, 37, 43, 45, 61 ff, 68, 73 ff, 80 f, 91 ff, 98 f, 117 ff, 126 ff, 138, 167, 186 f, 189, 247, 250, 253, 258 ff, 262, 266
Cymevene 175
Cytarabin 45 f, 253 f, 259, 262

Dacarbazin 29, 45, 253, 260, 266
Dactarin 181
Daunoblastin 188
Daunorubicin 28 f, 36, 60, 62 f, 188, 254 f, 259 f
Desensibilisierung 58
Diabetes mellitus 112, 136, 155, 195, 216
Diarrhoe 6, 9, 12 f, 15 ff, 63, 188, 190 ff, 198, 219, 224
Diazepam 52, 112, 136, 156, 191, 195
Dibondrin 48, 55 ff, 100 f, 103, 115, 121, 123, 131, 144, 148 f, 151, 153, 162, 234, 236
Diclofenac 11, 79, 109, 124, 130, 132 f, 143, 145, 148, 150, 152, 155, 163, 191, 219
Digoxin 16, 44
Dimenhydrinat 52
Dipidolor 57
DMSO 33 f, 36 ff, 68, 72, 75 f, 81, 84, 87, 89, 93, 95, 97, 105, 109, 112, 117, 120, 122, 124, 127, 129, 136, 138, 147, 158, 160, 163, 167
DMSO-Salbe 107, 109, 112, 196
Docetaxel 12, 16, 29, 46, 60, 62 f, 100 f, 103, 115, 121, 131, 188, 222, 256, 266
Domperidon 48 f
Doppelte Vorbereitung 57
Dosisanpassung 186, 188 f, 198
Dosisreduktion 177, 190, 200, 204, 220, 224, 227
Doxorubicin 12, 15 f, 28 f, 35 f, 45 f, 62 f, 68, 73, 105, 108, 114 f, 134, 146, 189 f, 219, 248, 253 ff, 258 ff, 266

Dysästhesie 194
Dyspnoe 11, 55 f, 201

Echokardiografie 6, 10, 68, 73, 80, 105 f, 108, 110, 114 f, 117, 121, 123, 126, 128, 134, 138, 146, 162, 167
E. coli 170
Ektope Schwangerschaft 238
Eloxantin 14, 139 f, 142, 144, 194
EMACO 118, 246 f
Embryos 251, 263, 264
Emla-Creme 20
Enantone 213
Endokrin aktive Tumore 161
Endometriumkarzinom 73, 101, 105, 146, 148 f, 162, 164, 165, 207, 209, 215
Endoxan 14, 68, 73 f, 80, 91 f, 98, 117 f, 126, 128, 138, 167, 187
Entbindung 257
Enzephalopathie 13, 112, 136, 155, 191
Epiphora 12
Epirubicin 11, 28, 45, 60, 62 f, 117, 121 ff, 126 f, 162 f, 189, 219, 254 f, 258
Epoetin 203 ff
Erypo 11, 203
Erysipel 17, 41
Erythromycin 16
Erythropoietine 203
Etoposid 29, 37, 46, 61 ff, 118 ff, 125, 157 ff, 186, 190, 247 ff, 259, 266
Exemestan 207, 209 f
Exsikkose 44, 226
Extrapyramidalmotorische Störung 50

Farmitrexat 193
Farmorubicin 189
Faslodex 207
Fatigue 13, 51, 53, 180
Febrile Neutropenie 169, 201
Femara 209
Ferritin 204
Fertilitätserhaltung 183, 261, 266
Fibrinolyse 23
Fieber 17, 23 f, 62, 71, 79, 109, 114, 116, 130, 132 f, 143, 160, 171 ff, 177, 183, 186, 190 ff, 201, 205, 219, 224, 237
Filgrastim 200 ff, 237
Flare-up Effekt 263
Fluoroblastin 190

Flush 11, 55 ff
Folinsäure 15, 87, 88, 90, 120, 140 f, 180, 190, 245, 247, 249
Folsäure-Mangel 204
Forti-Fresh 53
Frühgeburtlichkeit 252, 255, 257, 260
5-FU 16, 37, 62 f, 86 ff, 98, 126 ff, 140 f, 180, 187, 190, 193
Fulvestrant 207, 211

Gabapentin 11, 195
Gancyclovir 175
G-CSF 177, 200 ff, 260
Gemcitabine 13, 46, 62 f, 78, 108, 130 f, 133, 142, 191, 231
Gemzar 13, 37, 78 f, 108 f, 130 ff, 142 f, 191
Gering emetogene Chemo 49
Gesichts-Flush 52 f
Gestationale Trophoblasttumore 241
Gewacalm 70, 74, 82, 85, 91, 94, 146, 159, 235
Gewebsnekrotisierend 28, 68, 71, 75 f, 81, 84, 87, 89, 93, 95, 97, 105, 117, 120, 122, 124, 127, 129, 136, 138, 145, 147 f, 150, 152, 155, 158, 160, 163, 166 f
Gewebsreizend 27 f, 79, 100, 102, 104, 107, 109, 112, 114, 116, 120, 122, 125, 130, 132 f, 139, 141, 143, 145, 158, 160
Gewebsschädigend 27, 68, 71, 75, 81, 93, 99, 112, 117, 120, 127, 129, 136, 155, 160, 167
Glandomed 181
GnRH-Analoga 206, 213 f, 263, 265
Goldenhar-Syndrom 258
Gonadotoxische Zytostatika 261
Gonadotoxizität 262, 266
Goserelin 206, 213, 262 f, 265
Granisetron 47, 50
Granulozytopenie 16, 170, 172
Gripper-Nadel 235 f

Haldol 48 f, 52, 112, 136, 156
Hämoglobin 6, 204
Hämoglobin-Wert 203 ff
Hämorrhagische Zystitis 13 f, 181, 187, 191
Hand-Fuß-Syndrom 6, 12, 190
Harnalkalisierung 14, 110, 112, 136, 155

Hartlapp-Schema 134
Hauttest 59
Heparinlog 20 ff, 24 f, 235 f
Hepatotoxizität 13
Herceptin 217 ff
Herpes 6, 181
Herviros 181
Hirnödem 44
Hochdosis-Therapie 5, 263
Hochemetogene Chemo 48
Holoxan 13, 110 f, 134 ff, 153 ff, 191
Hormonelle Nebenwirkung 183
Hormonrezeptor 265
HPL 241, 250
5-HT_3-Antagonist 43, 47 ff, 180
Humanalbumin 13, 112, 136, 155, 166, 191
Humanes plazentares Laktogen 241
Hyaloronidase 33 ff, 37 ff, 71, 81, 120, 124, 145, 148, 150, 152, 155, 163, 166 f
Hycamtin 14, 94, 164 f, 195
Hyperhydration 12
Hyperkalzämie 44, 211, 222, 226
Hypersensitivitätsreaktion 11, 58, 195
Hypertension 56, 205
Hypokalziämie 225
Hypomagnäsiämie 225

Ibandronat 222 ff, 227
Idarubicin 28, 45, 254 f, 259
Ifosfamid 13, 16, 37, 45, 62 f, 110 ff, 134 ff, 153, 155 f, 181, 187, 191 f, 249, 255, 262
Ileus 44, 72
In vitro Fertilisierung 264 f
Infektanfälligkeit 11
Infektionsmanifestation 173
Infektionsprophylaxe 169, 183
Insulin 193
Intrauteriner Fruchttod (IUFT) 252 ff, 259 f
Invasive Mole 241 f
Irinotecan 13, 16, 37, 45, 62 f, 192
Isolation 177
Itroconazol 174
IUFT 252 ff, 259 f
IUGR 251 ff, 259 f

Jelliffe Formel 66, 67

Kalte Sepsis 171, 173
Kalziumgluconat 139, 141, 143, 145, 194
Kardiotoxizität 11, 15, 188 ff, 196, 218 f, 221, 254, 259
Karnofsky-Status 6, 191
Katheterembolisation 19, 24
Katheterfragmentierung 24
Kinderwunsch 266, 267
Klarzelliges Endometriumkarzinom 151
Klimakterisches Syndrom 210
Klimakterium praecox 262
Knochenmarksdepression 62, 182
Koagulasenegative Staphylokokken 170
Koffeinkarenz 95, 164 f
Kompartment-Syndrom 40
Konjunktivitis 190, 239
Körperoberfläche 66 f, 257
Kortikosteroid 48 ff
Kortisonprophylaxe 12
Kryokonservierung 263 ff
Kurative Therapie 4

Laevolac 180
Laryngospasmus 55
Laxanzien 16, 194
Leberinsuffizienz 44
Legionellen 173
Leiomyosarkom 105, 131, 134
Letrozol 207, 209 f
Leucovorin 239
Leuprorelin 213
Linksventrikuläre Auswurffraktion 188
Liposomales Doxorubicin 46, 196
Lokale Therapie 4
Lokoregionäre Therapie 2, 4
Loperamid 13, 16, 193
Low-dose metronomische Therapie 5
Lungenfibrose 186
Lyell-Syndrom 193
Lymphom 260

MAC Schema 247
Magnesiumsulfat 139, 141, 143, 145, 194
Makrohämaturie 182
Maligner Müller'scher Mischtumor 131, 134, 162
Mammakarzinom 68, 82, 98, 100 f, 114 f, 117, 121, 123, 126, 128, 130, 138, 148 f, 166 f, 206, 209, 213, 215, 217, 218, 222, 258, 265, 267
Mastzelldepolarisation 56
Medroxyprogesteronacetat 207, 215 f
Melkfett 12, 196
Menstruation 183
Mercaptopurin 46, 253, 259
Meritene 53
Mesna 13 f, 112 f, 136 f, 156, 187, 192
Methotrexat 1, 15, 45 f, 98, 118, 191, 238 f, 245 ff, 249, 253, 258 f, 266
Methylenblau 13, 112, 136, 156, 191
Metoclopramid 43, 46 ff
Metronidazol 16, 44
Miltefosin 4, 193 f
Miltex 4, 193
Missbildungen 251, 253 ff, 258 ff, 267
Missbildungsrisiko 256
Mitoxantron 28, 34, 36, 45, 128, 138, 167, 195, 266
Moderat emetogene Chemo 49
Modifizierte Jelliffe Formel 66
Motilium 48 f, 52, 54, 180
Movicol 180
MTX 16, 37, 61 ff, 98 f, 118 ff, 187, 193, 245, 247
Mucor species 170
Mukositis 12, 17, 63, 173, 180, 189 f, 193, 201
Mukositisprophylaxe 178
Multidimensionales Geriatrisches Assessment 7
Mundhygiene 225
Mundpflege 179
Mycoplasmen 173
Mycostatin 181
Myelotoxizität 16, 196, 218, 237
Myocet 62, 114 ff, 196

NaBic-Infusion 111, 136, 154
Nabilone 54
N-Acetyl-cystein 139, 141, 143, 145
National Cancer Center Network 9
Natriumbicarbonat 36
Natriumthiosulfat 36
Nekrosepotential 28, 39
Nekrosewahrscheinlichkeit 27
Neoadjuvante Therapie 5
NeoRecormon 203

Sachverzeichnis

Nephrotoxizität 12, 14, 16, 186 f, 191 f, 224
Neulasta 11, 17, 177, 200 ff
Neupogen 11, 17, 116, 119, 122, 132, 177, 200 ff
Neuroendokrin 157
Neuroendokrines kleinzelliges Zervixkarzinom 80
Neuroleptika 46 ff, 52 f
Neurotoxizität 11 f, 14, 187, 194
Nierenversagen 186, 191, 224
Novantron 128 f, 138, 167, 195
Npl. Vaginae 69
NSAR 16, 187, 193

Obstipation 14, 44, 51, 53, 81, 120, 167, 180, 194
Odansetron 47
Oncovin 80, 118, 120, 167, 194
Onycholysis 12
Oozyten 263 ff
Orale Kontrazeptiva 263
Orale Zytostatika 179
Ösophagitis 189, 224
Ostac 223
Osteoklastenaktivität 223
Osteolysen 222
Osteoporose 206 f, 210, 214, 222
Östrogenrezeptor 206, 211
Ototoxizität 186 f
Ovarialinsuffizienz 261
Ovarialkarzinom 25, 77 f, 82, 91, 101, 103, 106, 108, 114, 125, 130, 133, 139, 142, 144, 149, 151, 164 f, 208, 221, 230, 259, 266
Ovarprotektion 213, 265
Ovastat 14, 62, 133, 196
Oxaliplatin 14, 28, 37, 45, 58 f, 62, 139 ff, 194, 256

Paclitaxel 11, 17, 28, 35, 46, 56, 62 f, 123, 144, 148 f, 151, 153, 162, 188, 195, 222, 231, 233 f, 236, 249, 256, 258, 266
Palanosetron 47
Palliative Therapie 4
Palliativsituation 101, 149, 204, 215
Palmo-Plantar-Erythem 106, 108, 110
Pamidronat 223, 226

Paracetamol 71, 79, 109, 130, 132 f, 143, 160, 191, 219, 224
Paravasat 14 f, 17, 20, 23 f, 30, 32, 38 f, 68, 71, 75 ff, 79, 81, 84, 87, 89 f, 93, 95, 97, 99 f, 102, 104 f, 107, 109, 112, 114, 116 f, 120, 122, 124 f, 127 ff, 132 f, 136, 138 f, 141, 143, 145, 147 f, 150, 152, 155, 158, 160, 163 ff, 187 ff, 194 f
Paravasate-Set 32, 39
Patienteninformation bei Leukozytopenie 184
Pegfilgrastim 200 ff, 237
Pegyliertes liposomales Doxorubicin 106, 108, 110, 196
Penicilline 16
Performance Status 8, 200
Perückenrezept 11, 114, 116
Phenytoin 15 f
Photosensibilisierung 190, 193
Pilzserologie 172
Piperacillin 174
Placental Site Trophoblastic Tumor 241
Platinol 12, 69 ff, 74, 76, 82, 84 f, 87 ff, 91, 93 ff, 146 f, 157 ff, 186
Plazentagängigkeit 251, 255
Pleuraerguss 12, 173
Pneumonie 173
Pneumothorax 24, 186
Polyneuropathie 139, 141, 143, 145, 195, 237
Polyurethan-Katheter 232
Port-Ausbau 25
Port-Heparinlösung 21
Port-Implantation 24, 232
Port-Sepsis 18, 24
Port-System 6, 11, 17, 18, 21, 25, 31, 41, 68, 73, 74, 80, 105, 117, 121, 123, 134, 146, 162
PPE 12, 17, 62, 106, 108, 110, 196, 198
Prägranulosazellen 262
Prävention von Paravasaten 31
Procalcitonin 171 f, 177
Progesteronrezeptoren (PR) 206
Prostaglandin F_2-Alpha 182
Pruritus 29, 55, 193
Pseudomonas 170
Pseudozysten 237
PSTT 241, 242, 250
Pulmonale Toxizität 186, 260

Pulmonalembolie 6
Pure Red cell Aplasia 205

Radiatio 31, 41, 266
Radiochemotherapie 5
Raynaud-Syndrom 186 f
Recall-Phänomen 188 f, 193
Refluxösophagitis 226
Renale Toxizität 63
Reproduktionsmedizin 261, 264
Rezidivsituation 5, 207, 231
RhesoGam 238

Salizylate 16
Sarkom 110
Schluckstörung 226
Schutzausrüstung 2
Schutzmaßnahmen 2
Schwangerschaft 211, 226, 243 f, 249 ff, 258 ff, 264 ff
Sedierung 52 f
Serotonin 43, 45, 47
Serum HCG 238 f, 242, 249
Sialin 181
Single-Shot AB 25
Solu-Dacortin 55, 57 f, 159, 161, 235
Soor 181
Spülkatheter 182
Sputum 173
Stillen 257
Stomatitis 6, 12 f, 15, 17, 63, 120, 173, 180, 193, 196, 198, 239, 245
Stomatitisprophylaxe 15, 87, 90, 128, 141
Strahlentherapie 4, 43, 85, 87, 90, 169, 171, 189, 202
Stuhlkultur 173
Stuhlregulation 14, 69, 72, 80 f, 118, 166 f
Substituierte Benzamide 46 f, 53
Sulfonamide 16
Sulfonylharnstoffe 16
Suprarenin 59, 60

Tamoxifen 4, 206 f, 209 ff, 265
Tavor 43, 48, 52
Taxol 11, 37, 57 f, 123 f, 144 f, 148 ff, 162 f, 195
Taxotere 12, 37, 57, 100 ff, 115 f, 121 f, 131 f, 188
Tazobactam 174

Tazonam 174
Teratogenität 251, 255
Tetrazykline 16
Therapeutischer Index 4
Therapiedauer 177, 212, 246, 249, 261
Third-Space-Phänomen 12, 188 f
Thrombopenie 12 ff, 77, 79, 182 f, 196
Thrombose 18, 22, 24, 31, 205
Thrombozytopenie 185, 211
Tioguanin 253, 259
Tokolyse 257
Topotecan 14, 37, 46, 62, 94 f, 164 f, 195, 231
Transferrin 204
Trastuzumab 217 ff, 258
Treosulfan 14, 29, 62 f, 133, 196
Trockene Kälte 33
Trockene Wärme 33
Tropisetron 47, 50, 53

Überempfindlichkeit 29, 211
Ulzera 16 f, 173, 189, 191, 193, 226
Urämie 44
Urbason 51, 57
Uromitexan 13, 80, 111, 134 f, 154 f, 181 f, 192, 249
Urosin 187
Urotoxizität 13, 187, 191
Urticaria 29, 55, 60

Valium 52
Vancomycin 16, 25, 174
Venenirritation 166
Venenspasmus 30
Vepesid 118, 125, 157, 159, 190
Versiegelung 20 ff
Verzögerte Emesis 43
Vinca-Alkaloide 255
Vincristin 28, 35, 46, 80 f, 118 f, 167, 186, 194, 247, 255, 259 f, 266
Virusserologie 173
Vitamin B12-Mangel 204
Vollnarkose 240
Vomexa 52
VP-16 62, 190
Vulvakarzinom 69

Wachstumsfaktoren 9, 11 f, 17, 33, 37, 177, 200, 260

Wachstumsretardierung 251, 255
Wright Formel 66

Xeloda 12, 15, 198
Xylocain 181

Zahnstatus 225
Zantac 57, 58, 60, 70 f, 74 f, 77 f, 82 f, 85, 88 f, 91, 93 ff, 100 f, 103, 106, 108, 111, 115, 121, 123, 126, 128, 131, 133, 135, 139 f, 142, 144, 146, 148 f, 151, 153, 155, 157, 159, 162, 164 f, 234 ff
ZNS-Toxizität 13, 191

Zoladex 213
Zoledronat 222 f, 227
Zometa 223, 227
Zovirax 175, 181
Zubereitungsort 2
Zyrtec 57
Zystitis 63, 112, 136, 156, 173, 182, 187, 192, 196
Zytostatika 1 ff, 5, 8, 27 ff, 32, 35, 37, 40 f, 43, 45, 55, 65 f, 74, 92, 154, 171, 179, 182 f, 218, 222, 230, 231, 233, 237, 246, 251, 255, 257, 259 f, 262
Zytostatikaabfälle 2

SpringerMedizin

Eckhard Beubler

Kompendium der medikamentösen Schmerztherapie

Wirkungen, Nungen und Kombinationsmöglichkeiten

Unter Mitarbeit von Roland Kunz und Jürgen Sorge.
Dritte, überarbeitete und erweiterte Auflage.
2006. IX, 121 Seiten. Mit zahlreichen Abbildungen.
Broschiert EUR 22,–, sFr 37,50
ISBN-10 3-211-25224-X
ISBN-13 978-3-211-25224-6

Schmerz kann Leben retten. Ohne Schmerz würden wichtige Warnsignale überhört und Krankheiten zu spät behandelt werden. Hat er jedoch seine Warnfunktion erfüllt, ist er ohne Wert und kann das Leben unerträglich machen. Für den Patienten ist der Zustand qualvoll, für seine Genesung oft kontraproduktiv. Schmerzfreiheit hingegen fördert die Genesung.

Die 3. Auflage beschreibt die wichtigsten Prinzipien der medikamentösen Schmerztherapie. Aus aktuellem Anlass wurde die Bewertung der Substanzgruppe der COX-2 Hemmer vollständig überarbeitet. Zudem wurde das Buch mit einem Kapitel über spezielle Schmerzformen, wie Durchbruchsschmerzen bei bestehender Schmerztherapie, sowie mit einem Beitrag über neue Arzneiformen zur Schmerztherapie, wie das Matrix-Fentanyl-Pflaster, ein Lidocainpflaster und topisch wirksame Opioide in Form von Gelen für die lokale Therapie ergänzt. Neu sind auch Strategien gegen neuropathische Schmerzen mit Pregabalin, sowie die Darstellung gefährlicher Wechselwirkungen mit anderen Arzneimitteln

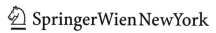

P.O. Box 89, Sachsenplatz 4–6, 1201 Wien, Österreich, Fax +43.1.330 24 26, books@springer.at, **springer.at**
Haberstraße 7, 69126 Heidelberg, Deutschland, Fax +49.6221.345-4229, SDC-bookorder@springer.com, springer.com
P.O. Box 2485, Secaucus, NJ 07096-2485, USA, Fax +1.201.348-4505, service@springer-ny.com, springer.com
Preisänderungen und Irrtümer vorbehalten.

SpringerMedizin

Franz Fischl, Andreas Feiertag

Wirtschaftsfaktor Brustkrebs

Werden Frauen und ihre Ängste instrumentalisiert?

2005. XVII, 179 Seiten.
Broschiert **EUR 19,80**, sFr 34,–
ISBN-10 3-211-23594-9
ISBN-13 978-3-211-23594-2

Die Angst vor Brustkrebs ist berechtigt, da es sich um die häufigste Krebserkrankung der Frau handelt. Manchmal wird diese Angst gezielt geschürt, das Risiko bewusst übertrieben. Wer aber sollte Interesse haben, diese Furcht auszunutzen? Welche Folgen hat das für Frau und Gesellschaft?

Dieses Buch beschreibt nicht nur einen Körperteil, der als Krankheitsort für Betroffene, Angehörige, Ärzte und Pharmaindustrie unterschiedliche Bedeutung gewinnen kann. Es skizziert die Brust auch als Symbol, das in der Geschichte einem großen Wandel unterworfen war: von ernährender Drüse über Weiblichkeit, Sexualität, Unabhängigkeit und Politikum bis zum Therapieobjekt, umsatzträchtigem Gewebe und Mittel geschlechtlicher Diskriminierung. Die Autoren diskutieren anhand jüngster Daten in leicht verständlicher Sprache Chancen und Grenzen der Früherkennung, Sinn und Unsinn von Behandlungen, Wahrheit und Lüge von Statistiken, Nutzen und Risken von Hormonen sowie gewährte und verweigerte Entscheidungsfreiheiten für die Frau.

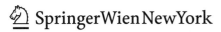

SpringerWienNewYork

P.O. Box 89, Sachsenplatz 4–6, 1201 Wien, Österreich, Fax +43.1.330 24 26, books@springer.at, **springer.at**
Haberstraße 7, 69126 Heidelberg, Deutschland, Fax +49.6221.345-4229, SDC-bookorder@springer.com, springer.com
P.O. Box 2485, Secaucus, NJ 07096-2485, USA, Fax +1.201.348-4505, service@springer-ny.com, springer.com
Preisänderungen und Irrtümer vorbehalten.

SpringerMedizin

Maria Hengstberger

Gynäkologie von Frau zu Frau

Fragen, Antworten und Ratschläge

2005. X, 114 Seiten. 84 farbige Abbildungen.
Broschiert **EUR 14,90**, sFr 25,50
ISBN-10 3-211-28802-3
ISBN-13 978-3-211-28802-3

Aus Fragen vieler Patientinnen hat die erfahrene Frauenärztin Maria Hengstberger ein leicht verständliches Buch verfasst. Sie geht dabei auf die häufigsten gynäkologischen Probleme ein, mit denen sie in der täglichen Praxis konfrontiert ist.

Durch bildhafte Erklärungen, einfache Fragebögen und hilfreiche Vorschläge ist ein gynäkologischer Ratgeber entstanden, der von Frau zu Frau und aus der Praxis für die Praxis geschrieben wurde. Es geht hier zum Beispiel um die wiederkehrende Scheidenpilzinfektion, die viel diskutierte Hormontherapie sowie um natürliche Familienplanung. Sie widmet sich aber auch anderen Gesundheitsthemen, wie etwa der Bewältigung von Stresssituationen.

Die aktive Brustkrebsvorsorge ist der Autorin ein besonderes Anliegen. Das von ihr entwickelte Modell „Schutzhaus gegen Krankheit und Krebs" hilft jeder Frau die Zusammenhänge zwischen Seele und Körper bewusster zu erkennen und aktiv Vorsorge zu betreiben. Ein Praxisbuch für jede Frau, da kaum ein Thema nicht angesprochen wird!

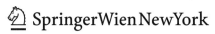

P.O. Box 89, Sachsenplatz 4–6, 1201 Wien, Österreich, Fax +43.1.330 24 26, books@springer.at, **springer.at**
Haberstraße 7, 69126 Heidelberg, Deutschland, Fax +49.6221.345-4229, SDC-bookorder@springer.com, springer.com
P.O. Box 2485, Secaucus, NJ 07096-2485, USA, Fax +1.201.348-4505, service@springer-ny.com, springer.com
Preisänderungen und Irrtümer vorbehalten.

SpringerMedizin

Ines Mader, Patrizia R. Fürst-Weger,
Robert M. Mader, Elisabeth I. Semenitz,
Sabine M. Wassertheurer

Paravasation von Zytostatika

Ein Kompendium für Prävention und Therapie

2., vollständig überarbeitete und erweiterte Auflage.
2006. XIII, 375 Seiten. 4 Abbildungen in Farbe. Mit CD-ROM und 5 Beilagen.
Gebunden **EUR 49,80**, sFr 85,–
ISBN-10 3-211-25225-8
ISBN-13 978-3-211-25225-3

Paravasation von Zytostatika kann zu schwerwiegenden Zwischen- und Notfällen bei der Tumortherapie führen. Das überarbeitete Kompendium hilft die jeweilige Situation rasch und sicher einzuschätzen. Im allgemeinen Teil werden umfassend die Themen Prädisposition, Prävention, Schädigungstyp, allgemeine Maßnahmen im Umgang mit Paravasaten, spezifische Antidota und Dokumentation behandelt.

In der 2. Auflage wurde die wissenschaftliche Information des allgemeinen Teils und der Substanzen auf den aktuellen Stand gebracht. Der substanzspezifische Teil enthält detaillierte Handlungsanleitungen für über 50 Zytostatika, um gezielt Maßnahmen einzuleiten. Vordrucke für ein Paravasate-Set, Übersichtstabellen, Dokumentationsbögen und Patientenaufklärungen sowie eine CD-ROM mit Schulungsteil liegen zur Unterstützung für die klinische Praxis bei. Das Buch ist aus dem Konsens einer interdisziplinären Arbeitsgruppe entstanden, die sämtliche publizierte Literatur gesammelt und systematisch ausgewertet hat.

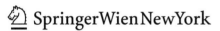

P.O. Box 89, Sachsenplatz 4–6, 1201 Wien, Österreich, Fax +43.1.330 24 26, books@springer.at, **springer.at**
Haberstraße 7, 69126 Heidelberg, Deutschland, Fax +49.6221.345-4229, SDC-bookorder@springer.com, springer.com
P.O. Box 2485, Secaucus, NJ 07096-2485, USA, Fax +1.201.348-4505, service@springer-ny.com, springer.com
Preisänderungen und Irrtümer vorbehalten.

Springer und Umwelt

ALS INTERNATIONALER WISSENSCHAFTLICHER VERLAG sind wir uns unserer besonderen Verpflichtung der Umwelt gegenüber bewusst und beziehen umweltorientierte Grundsätze in Unternehmensentscheidungen mit ein.

VON UNSEREN GESCHÄFTSPARTNERN (DRUCKEREIEN, Papierfabriken, Verpackungsherstellern usw.) verlangen wir, dass sie sowohl beim Herstellungsprozess selbst als auch beim Einsatz der zur Verwendung kommenden Materialien ökologische Gesichtspunkte berücksichtigen.

DAS FÜR DIESES BUCH VERWENDETE PAPIER IST AUS chlorfrei hergestelltem Zellstoff gefertigt und im pH-Wert neutral.

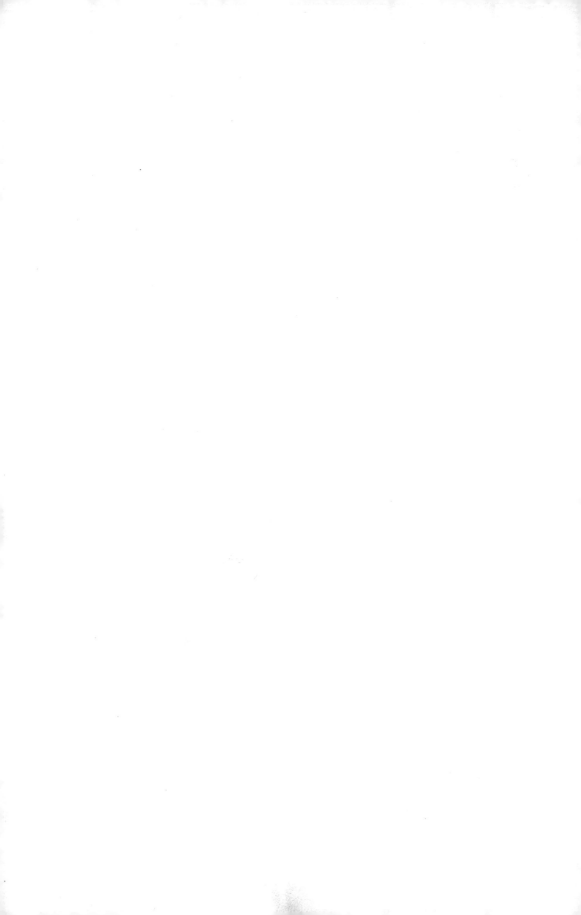